格段にうまくいく！
日常診療実践の手技とコツ

総合的に診療を行う医師のための臨床テクニック

Standards and Tips for Daily Clinical Practice

[監修]
名郷直樹
（東京北社会保険病院臨床研修センター）

[編集]
小谷和彦
（自治医科大学臨床検査医学）

朝井靖彦
（市立敦賀病院皮膚科）

南郷栄秀
（東京北社会保険病院総合診療科）

尾藤誠司
（東京医療センター臨床疫学研究室）

児玉貴光
（聖マリアンナ医科大学救急医学）

謹告

　本書に記載されている診断法・治療法に関しては，発行時点における最新の情報に基づき，正確を期するよう，著者ならびに出版社はそれぞれ最善の努力を払っております．しかし，医学，医療の進歩により，記載された内容が正確かつ完全ではなくなる場合もございます．

　したがって，実際の診断法・治療法で，熟知していない，あるいは汎用されていない新薬をはじめとする医薬品の使用，検査の実施および判読にあたっては，まず医薬品添付文書や機器および試薬の説明書で確認され，また診療技術に関しては十分考慮されたうえで，常に細心の注意を払われるようお願いいたします．

　本書記載の診断法・治療法・医薬品・検査法・疾患への適応などが，その後の医学研究ならびに医療の進歩により本書発行後に変更された場合，その診断法・治療法・医薬品・検査法・疾患への適応などによる不測の事故に対して，著者ならびに出版社はその責を負いかねますのでご了承ください．

監修の序

　個々の臨床医がカバーする守備範囲は，広げだしたらきりがない．きりがないので専門分野に絞って研修するようになった．専門医の登場である．専門領域の研修に特化することで，高いレベルの医療技術を身に付け，それが近年の医療の進歩にとって大きな役割を果たしてきたことは間違いない．しかし，そのように守備範囲を限定する専門医ばかりになって，問題も生じ始めた．花粉症もちで，膝や肩が痛くて，血圧が高く，胃潰瘍のある人は，耳鼻科と整形外科と循環器科と消化器科を受診しなければならなくなったり，病院の救急体制も，その日の当直医によって受け入れる患者を選別しなければならない不都合が生じた．

　そのような背景の下，2004年より初期臨床研修制度がスタートした．初期臨床研修の理念は，以下のように定められている．

　「臨床研修は，医師が，医師としての人格をかん養し，将来専門とする分野にかかわらず，医学及び医療の果たすべき社会的役割を認識しつつ，一般的な診療において頻繁に関わる負傷又は疾病に適切に対応できるよう，基本的な診療能力を身に付けることのできるものでなければならない」

　本書が対象にした事項も，まさにこのような理念に沿って選ばれたものである．本書は，初期研修から後期研修，さらには生涯研修を行う中で，「一般的な診療において頻繁に関わる負傷又は疾病に適切に対応できる」ようになるための本である．その道は容易ではないが，今やすべての医師に求められている．それは個々の医師がどう考えるかとは別に，社会の一定のニーズとして，受け入れ，トレーニングしなければならない．自分のやりたいことのみを行うというような医師は，一部のスーパースペシャリスト以外，これからの世の中では生き残っていけないだろう．

　生涯にわたって学習をし続けるすべての医師に対し，本書を勧めたい．できる限り患者のニーズを引き受け，幅広い臨床問題に立ち向かう医師が，少しでも増えることを祈って．

2011年3月

名郷直樹

編集の序

　昨今，医師の成長を支援する仕組みづくりが盛んに議論されるようになりました．この潮流の中で，初期研修向けの書籍や雑誌は数多く出版されてきています．他方で，細分化された専門医を対象とした書籍も揃ってきています．しかし，われわれが研修医を経て育ってきた時代を振り返ってみると，幅広い診療を行う環境（例えば中小規模の病院や開業医療施設）で独り立ちしようとするポストレジデント向けの出版物は必ずしも多くない印象がありましたし，特に幅広い診療向けという点では，この情況は依然として同様であるように感じています．勢い，専門医向けの書籍を何冊も購入して，必要なところのみをいわばつまみ読むようにして診療を組み立てていかざるを得ません．

　そこで，今回，多様な診療能力を求められる設定下でのポストレジデントが，困難に出くわしたらとりあえず手に取って参考にできるような技術を編んだ書籍を刊行することになりました．"ポストレジデント向け"と書名には示していませんが，主な読者対象は卒後10年目までのポストレジデントクラスの皆さんです．この意味では，現場志向に徹した企画と言っても過言ではなく，また，従来では一冊にとても同居し得ないような守備範囲の構成になっていると思います．本書では，ジェネラリストマインドの養成に携わっている執筆陣が，幅広い診療現場で研鑽中の若手医師を念頭に置いて，現場でのコツやアドバイスを一冊に凝集するように努めています．相応のメッセージが伝われば幸いに思います．

　一方で，これは新たな試みの面も持っています．本書のブラッシュアップのためにも，読後の御意見・御感想を頂けますとまた幸いです．

2011年3月

編者を代表して
小谷和彦

格段にうまくいく！
日常診療実践の手技とコツ
総合的に診療を行う医師のための臨床テクニック
Standards and Tips for Daily Clinical Practice

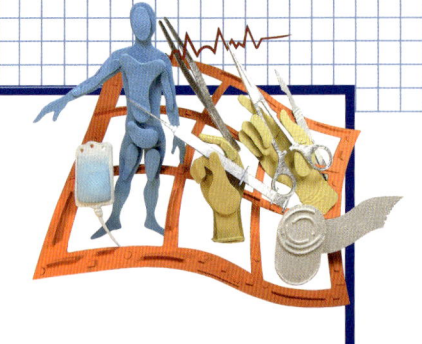

contents

監修の序 .... 名郷直樹

編集の序 .... 小谷和彦

第1章　日常診療における実践手技とコツ

01. 胸腔穿刺 .... 梅屋　崇　16
1. 穿刺とドレナージの手技／2. 薬物注入

02. 腹腔穿刺 .... 岡田　悟　20
1. 腹腔穿刺の適応／2. 腹腔穿刺の禁忌／3. 腹腔穿刺の準備／4. 腹腔穿刺の手技

03. ダグラス窩穿刺 .... 新井　昇　25
1. 目的・適応／2. ダグラス窩穿刺の禁忌／3. ダグラス窩穿刺の準備／4. ダグラス窩穿刺の手技／5. 穿刺液からの診断／6. ダグラス窩穿刺の合併症

04. 腰椎穿刺 .... 岡田　悟　29
1. 腰椎穿刺の適応／2. 腰椎穿刺の禁忌／3. 腰椎穿刺の準備／4. 腰椎穿刺の手技／5. 腰椎穿刺の合併症

05. 骨髄穿刺 .... 篠木敏彦　34
1. 骨髄穿刺の適応と禁忌／2. 骨髄穿刺の準備／3. 骨髄穿刺の手順／4. 骨髄穿刺の合併症

06. 心嚢穿刺 .... 児玉貴光，朝井靖彦，小谷和彦　38
1. 心タンポナーデ／2. 心嚢穿刺の適応／3. 心嚢穿刺の禁忌／4. 心嚢穿刺の準備／5. 心嚢穿刺の手技／6. 心嚢穿刺の合併症

contents

07. 中心静脈圧 ·········· 越後谷良介　43
1. 中心静脈圧モニタリングの適応／2. 中心静脈圧の測定法／3. 中心静脈圧測定時のエラー／4. 中心静脈圧の解釈

08. 救急でのエコー：FAST ·········· 児玉貴光，朝井靖彦，小谷和彦　48
1. 外傷におけるショック／2. ショックの診断手段／3. FASTの位置付け／4. FASTの手技／5. 腹腔内出血量の評価／6. FASTの精度と限界／7. FASTを利用した腹部外傷の治療戦略

09. 心肺蘇生・胸骨圧迫・AED ·········· 福井　謙　57
1. BLS総論／2. 心肺停止患者発見から胸骨圧迫，人工呼吸までの流れ／3. AEDについて

10. 血管穿刺がうまくいかない場合のトラブルシューティング
〜中心静脈穿刺 ·········· 南郷栄秀　61
1. Landmark法（変法）による内頸静脈穿刺でのトラブルシューティング／2. Landmark法（変法）による大腿静脈穿刺でのトラブルシューティング

11. 血管穿刺がうまくいかない場合のトラブルシューティング
〜末梢静脈穿刺・動脈採血 ·········· 南郷栄秀　66
1. 末梢静脈穿刺（採血，血管確保）／2. 動脈採血

12. ACLS ·········· 田中　拓　74
1. 手技／2. 心停止（VF/無脈性VT・PEA・心静止）／3. VF/無脈性VTの治療／4. 除細動の手順／5. PEA・心静止

13. 頸部保護 ·········· 越後谷良介　80
1. 疫学／2. 病院前救護における頸椎および脊椎保護／3. 脊椎・脊髄損傷を疑うべき受傷機転／4. 頸椎カラー装着のポイント

14. 気管挿管と人工呼吸管理 ·········· 石川淳哉　84
1. 気管挿管の方法／2. 気管挿管のための薬剤／3. 人工呼吸器管理

15. 摂食・嚥下障害と誤嚥の対応 ·········· 梅屋　崇，古賀昭貴　92
1. 摂食・嚥下のプロセス／2. 摂食・嚥下のスクリーニング／3. ベッドサイドでできる簡便な嚥下評価法／4. その他の嚥下機能評価法／5. 誤嚥を予防するための嚥下訓練法／6. 嚥下障害の患者に好ましい摂食体位

16. 吸引器の使い方 ·········· 根本隆章，児玉貴光，松田隆秀　98
1. はじめに／2. 吸引器による喀痰採取が必要な状況／3. 喀痰採取するときに準備するもの／4. 吸引器による喀痰採取の方法／5. 気管内吸引により起こりうる合併症

17. CSII .... 西澤　誠　*102*
　1. CSIIとは／2. CSIIの利点・欠点／3. CSIIの適応／4. CSIIの導入手順／5. インスリンポンプの装着／6. 導入後の管理／7. おわりに

18. 導尿・バルーンカテーテル挿入に基づく治療 .... 田中　拓　*107*
　1. 適応・禁忌／2. 準備／3. 手技／4. 合併症

19. 急性血液浄化療法：CHDF .... 松井勝臣　*111*
　1. 持続血液濾過透析：CHDFとは？〜原理・使用器具と設定条件〜／2. CHDFは常に24時間行うものなの？〜持続療法と間欠療法の違い〜／3. 各種アラームと対処方法／4. おわりに

20. 慢性期透析療法：維持透析，吸着療法 .... 松井勝臣　*117*
　1. 末期腎不全の透析療法／2. 吸着療法／3. おわりに

21. 胃管・イレウス管挿入と治療 .... 高垣伸匡　*123*
　1. 適応／2. 挿入方法について／3. 治療について

22. S-Bチューブ挿入と治療 .... 前田重信　*128*
　1. 食道静脈瘤破裂，胃噴門部静脈瘤破裂の治療／2. S-Bチューブの適応／3. S-Bチューブ挿入前の気管挿管／4. S-Bチューブの挿入方法／5. S-Bチューブの合併症と予防

23. 出血性胃潰瘍のマネジメント .... 高垣伸匡　*133*
　1. 内視鏡的止血術の習得について／2. レジデントに求められること／3. 出血性胃潰瘍〜求められるスキル／4. 診断／5. 治療／6. NEJMのレビューより／7. リスクスコアから学ぼう／8. 内視鏡的止血手技

24. 外来小外科（創処置，小手術） .... 池田和隆　*141*
　1. 新鮮外傷の処置／2. 外来小手術

25. 局所麻酔（浸潤麻酔，伝達麻酔） .... 入江　仁　*148*
　1. 局所麻酔に用いる薬剤と特性／2. 浸潤麻酔の実際／3. 伝達麻酔

26. 救急外来小外科処置（縫合・止血） .... 小倉憲一　*153*
　1. 縫合に使用する道具の知識／2. 縫合する部位の解剖学的理解／3. 創縫合

27. シーネ固定とギプス固定 .... 片山　繁　*162*
　1. 四肢外傷疾患で，整形外科医にすぐ相談し，治療を依頼した方がよい症例／2. シーネ，ギプスを施行する前に行いたいこと／3. 固定材料／4. 骨折，捻挫の固定法〜原則骨折した部分の上下2関節を固定する／5. シーネ，ギプスを施行後行うこと／6. シーネ，ギプス固定における合併症／7. おわりに

contents

28. 鼻血への対応 .... 石川浩太郎 *168*
   1. 解剖と原因部位／2. 疫学と原因／3. 症状と診断／4. 治療法／5. おわりに

29. 褥瘡の処置・スキンケア .... 中村敏弘 *173*
   1. 褥瘡治癒の過程と深達度の関係／2. 被覆材／3. 実施の処置／4. スキンケア／
   5. おわりに

第2章 治療マネジメントの実際とコツ

01. 皮内反応と対応 .... 大橋博樹 *180*
   1. 薬剤投与前に行うこと／2. 投与時に気をつけること／3. アナフィラキシー出
   現時の対応／4. 現在行われている皮膚反応試験

02. ショック時の全身管理 .... 越後谷良介 *184*
   1. ショックの認知／2. ショックの分類／3. ショックの初期対応／4. 原因検索の
   鍵／5. 各ショックに対する対応

03. 輸液・輸注 .... 吉田　徹，若竹春明，柴垣有吾 *191*
   1. 脱水の分類／2. 投与輸液による体内分布の違い／3. 輸液療法の実際／4. 敗血
   症における輸液療法（early gold direct therapy：EGDT）／5. 外傷症例での
   輸液療法

04. 酸素投与と用手換気（ジャクソンリース回路を中心に） .... 石川淳哉 *199*
   1. 酸素投与／2. ジャクソンリース回路とバッグマスク（バッグバルブマスク：
   BVM）／3. ピークフロー（peak expiratory flow rate：PEFR）の測定

05. 在宅酸素療法 .... 髙橋秀徳 *206*
   1. 在宅酸素療法の適応と臨床的意義／2. 在宅酸素療法導入の実際／3. 在宅酸素
   療法の継続管理

06. NPPV（非侵襲的陽圧換気療法） .... 福井　謙 *211*
   1. NPPVの有用性／2. 侵襲的陽圧換気療法（気管挿管，気管切開）との比較／
   3. 一般的な適応，禁忌，合併症／4. 予後不良因子と許容限界／5. NPPVを導入
   する／6. NPPV治療器の設定を調整する／7. その後の経過とNPPVが効果的で
   ない場合の検討項目／8. 実際の現場でどうか

07. 不安定な頻脈・徐脈 .... 橘　直人，児玉貴光 *218*
   1. 不安定な症状・徴候とは／2. 不安定な頻脈に対するアプローチ／3. 不安定な
   徐脈に対するアプローチ

08. 急性薬物中毒と対応 ･･･ 新井　薫　222
　1. 急性期のマネジメント／2. 回復以後の対処

09. 感染管理 ･･･････････････････････････････････ 根本隆章，児玉貴光，松田隆秀　227
　1. 院内サーベイランス／2. 標準予防策／3. 消毒方法／4. 医療従事者に必要な予防接種について／5. 防護具について

10. 薬物血中濃度の決め方 ･･ 吉村　章　232
　1. TDM（治療薬物モニタリング）の概要／2. TDMの適応／3. 採血における留意点／4. 薬物投与の実際（抗菌薬を例に）

11. ステロイド・パルス療法 ･･････････････････････････････････････ 中屋孝清　236
　1. ステロイド・パルス療法／2. 遷延するARDSに対するステロイド療法／3. 専門医から見た患者を紹介するタイミング／4. ステロイド・パルス療法で効果がない場合の次の一手／5. 症例

12. 抗癌剤治療（CVポートシステムを中心に） ････････････････････ 常塚宣男　241
　1. CVポートシステム／2. 留置後の使用方法，マネジメント／3. 合併症と対策

13. がん疼痛の評価と治療 ･･･ 山本　亮　246
　1. がん疼痛の評価／2. がん疼痛の治療／3. オピオイドの選択／4. オピオイドの開始方法とタイトレーション

14. 予防接種 ･･･ 北川貢嗣　250
　1. 予防接種の種類／2. ワクチン接種に向けて／3. ワクチン接種の実際／4. 現場のコツ／5. 副反応やミスが起きたら／6. ワクチンに対する質問に答える

15. 地域連携 ･･･ 伊東　剛　259
　1. プライマリ・ケア機能を担う診療所と高度専門医療を行う病院／2. 9分野（4疾患5事業）別の連携モデル／3. 地域連携クリニカルパス ―がん地域連携パスの例―／4. 特に強調したい情報

16. クリニカルパスの作成と活用 ････････････････････････････････ 藤原紳祐　263
　1. クリニカルパスとは／2. クリニカルパスの適応疾患／3. クリニカルパスの作成と運用／4. 地域連携クリニカルパスとは／5. クリニカルパス導入により期待される効果／6. クリニカルパス運用の中での注意点

17. チーム医療 ･･･ 高橋俊介　267
　1. チームとは／2. 効果的な蘇生チームダイナミクス／3. コンサルテーション／4. コミュニケーション／5. コーチングとティーチング／6. フィードバック／7. おわりに

18. 栄養指導 .... 北川貢嗣 *273*
1. 栄養療法および投与経路のアルゴリズム／2. 急性期の成人重症患者に対する栄養療法／3. 対象のカテゴリー別の栄養指導

19. 患者教育 .... 小谷和彦 *282*
1. はじめに／2. 基本的事項／3. 考慮すべきアプローチ技法／4. 考慮すべき教材や教室スタイルの工夫／5. 考慮すべきあれこれ／6. おわりに

20. EBMの活用〜その場の1分，その日の5分 .... 名郷直樹 *289*
1. EBMの5つのステップ／2. その場の1分／3. その日の5分／4. EBM型抄読会／5. 実際の患者に

索　引 *294*

執筆者一覧

■ 監　修

名郷　直樹	NAGO Naoki	東京北社会保険病院臨床研修センター

■ 編　集

小谷　和彦	KOTANI Kazuhiko	自治医科大学臨床検査医学
朝井　靖彦	ASAI Yasuhiko	市立敦賀病院皮膚科
南郷　栄秀	NANGO Eishu	東京北社会保険病院総合診療科
尾藤　誠司	BITO Seiji	東京医療センター臨床疫学研究室
児玉　貴光	KODAMA Takamitsu	聖マリアンナ医科大学救急医学

■ 執筆者（執筆順）

名郷　直樹	NAGO Naoki	東京北社会保険病院臨床研修センター
小谷　和彦	KOTANI Kazuhiko	自治医科大学臨床検査医学
梅屋　崇	UMEYA Takashi	東京北社会保険病院総合診療科
岡田　悟	OKADA Satoru	東京北社会保険病院総合診療科
新井　昇	ARAI Noboru	かみいち総合病院産婦人科
篠木　敏彦	SHINOKI Toshihiko	鈴鹿中央総合病院小児科
児玉　貴光	KODAMA Takamitsu	聖マリアンナ医科大学救急医学
朝井　靖彦	ASAI Yasuhiko	市立敦賀病院皮膚科
越後谷良介	ECHIGOYA Ryosuke	医療法人社団健育会西伊豆病院
福井　謙	FUKUI Ken	東京北社会保険病院総合診療科
南郷　栄秀	NANGO Eishu	東京北社会保険病院総合診療科
田中　拓	TANAKA Taku	聖マリアンナ医科大学救急医学
石川　淳哉	ISHIKAWA Junya	横須賀共済病院救急科
古賀　昭貴	KOGA Akitaka	東京北社会保険病院リハビリテーション室言語聴覚士
根本　隆章	NEMOTO Takaaki	聖マリアンナ医科大学総合診療内科
松田　隆秀	MATSUDA Takahide	聖マリアンナ医科大学総合診療内科
西澤　誠	NISHIZAWA Makoto	金沢医科大学糖尿病内分泌内科
松井　勝臣	MATSUI Katsuomi	聖マリアンナ医科大学腎臓・高血圧内科
高垣　伸匡	TAKAGAKI Nobumasa	日本バプテスト病院総合内科
前田　重信	MAEDA Shigenobu	福井県立病院救命救急センター
池田　和隆	IKEDA Kazutaka	浅ノ川総合病院形成外科
入江　仁	IRIE Jin	聖マリアンナ医科大学救急医学 （津軽保健生活協同組合健生病院救急集中治療部）

小倉　憲一	OGURA Ken-ichi	金沢医科大学救急医学
片山　　繁	KATAYAMA Shigeru	東京北社会保険病院救急総合診療部
石川浩太郎	ISHIKAWA Kotaro	自治医科大学耳鼻咽喉科学
中村　敏弘	NAKAMURA Toshihiro	あいクリニック平尾
大橋　博樹	OHASHI Hiroki	多摩ファミリークリニック
吉田　　徹	YOSHIDA Toru	聖マリアンナ医科大学救急医学
若竹　春明	WAKATAKE Haruaki	聖マリアンナ医科大学救急医学
柴垣　有吾	SHIBAGAKI Yugo	聖マリアンナ医科大学腎臓・高血圧内科
髙橋　秀徳	TAKAHASHI Hidenori	済生会宇都宮病院呼吸器内科
橘　　直人	TACHIBANA Naoto	愛媛県立中央病院救急診療部
新井　　薫	ARAI Karoru	国立精神・神経医療研究センター病院精神科
吉村　　章	YOSHIMURA Akio	自治医科大学附属病院感染制御部
中屋　孝清	NAKAYA Takakiyo	自治医科大学内科学講座呼吸器内科学部門
常塚　宣男	TSUNEZUKA Yoshio	石川県立中央病院呼吸器外科
山本　　亮	YAMAMOTO Ryo	佐久総合病院総合診療科・緩和ケアチーム
北川　貢嗣	KITAGAWA Koji	甲賀市立信楽中央病院総合診療科
伊東　　剛	ITO Takeshi	済生会宇都宮病院総合内科
藤原　紳祐	FUJIWARA Shinsuke	嬉野医療センター救急科
高橋　俊介	TAKAHASHI Shunsuke	川崎市立川崎病院救急科

第1章

日常診療における実践手技とコツ

第1章 日常診療における実践手技とコツ

01 胸腔穿刺

梅屋 崇

> 胸腔穿刺は胸腔内の液体または気体を吸引する手技である．気胸，血胸，食道破裂，悪性胸水，膿胸においては，トロッカー・カテーテル（トロッカー）が適応となる．吸引する物質と量によって用いる器具と手技が異なるが，目的にあった方法を適切に施行することが重要である．

◆ 1．穿刺とドレナージの手技

1 合併症

胸腔穿刺では，疼痛，咳，局所感染を合併することがあり，稀に気胸，血胸，腹腔臓器穿刺，空気塞栓，再膨張性肺水腫などが起こりうる[1]．トロッカーでは，肋間動脈損傷に伴う出血や血胸と胸腔・腹腔臓器損傷，脈管損傷，神経痛，皮下気腫，胸腔内外の感染や再膨張性肺水腫が合併しうる[2]．

2 禁忌

高度の出血傾向は禁忌である．また，感染や帯状疱疹などの皮疹がある部位の皮膚は穿刺・切開しない．

3 使用する器材

1）穿刺針・カテーテルを除いた準備すべき器材

消毒薬［ポビドンヨード（イソジン®）］，局所麻酔薬［1％リドカイン（キシロカイン®）］，シリンジ，23G注射針，ドレープ，滅菌ガーゼ，（三方活栓，排液管，排液瓶やチェストドレーンバック，結束機，縫合糸，持針器，縫合針，鑷子，ケリー鉗子）

2）穿刺針とカテーテルの選択

- 検体採取目的：21～23G注射針
- 排液目的：20G留置針-8Frアスピレーション・チューブ
- 持続ドレナージ：14～24Frトロッカー

➡ⓐ

4 施行場所

診察室・処置室・ベッドサイドなどで施行する．トロッカー挿入も同様であるが，緊急時を除きX線透視室で行うとカテーテルを好ましい位置に誘導することができる．

ⓐ 疼痛を伴う処置を行う場合は硫酸アトロピンやエピネフリンなどの救急薬剤の用意が必須である．施行前後の観察も欠かしてはいけない．

5 体　位

①胸水の穿刺・排液目的では坐位，②脱気目的では患側を上にした半仰臥位で行う．

6 ガイド

胸水の穿刺・排液を行う際には，超音波を利用すると安全かつ簡便である．エコーフリースペースを十分確保できる体位と穿刺部位を選ぶ．10 mm以上の深さを維持できればよい[3]．

7 穿刺部位

左右を誤ってはならない．肋間動脈・静脈・神経が肋骨下を走行するため，すべての穿刺は**肋骨の直上**で行う．胸水は，背部が前面より貯留しやすく穿刺に向く．

カテーテルを留置，固定すると，背臥位で疼痛を生じるため前腋下線から中腋下線の間を選択する．脱気を目的とする際には，第3～5肋間の前腋下線から中腋下線までの範囲が適切である（図1）[4] ➡ ⓑ

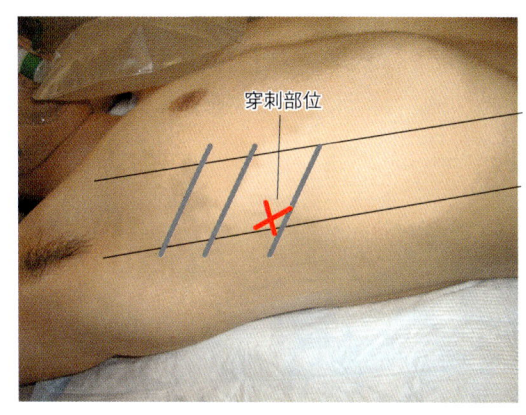

図1 穿刺部位の決定

8 消　毒

穿刺部位は消毒し，清潔操作を行う．

9 局所麻酔

1％リドカイン 10～20 mLを用いて麻酔する．胸膜を穿刺・貫通する際に最も痛みを伴うため，皮膚下，骨膜周囲とともに壁側胸膜周囲の麻酔を十分に行う．この際，気体や液体を吸引できる深さが，本穿刺の目安となる．

10 胸腔穿刺

定めた部位を穿刺し，検体を採取する．ドレナージを行う際は，留置針またはアスピレーション・チューブを留置し排液する．➡ ⓒⓓ

ⓑ 自然気胸の臓側胸膜の破綻は肺尖に多く，カテーテルを肺尖に留置することは物理的なドレナージに有効である．よって市販の気胸セットは鎖骨中線上の前胸部から挿入する．治癒後の創が目立つことと大胸筋の損傷に注意が必要である．

ⓒ 点滴セットを用いると絞りで滴下速度を調節することができる．

ⓓ 短時間で行う胸水排液は1,000～1,500 mLまでとする[3,4]．1,000 mLを推奨する．

11 トロッカー挿入

1) 皮膚切開
定めた部位を肋骨に沿って 2 cm 切開する．

2) 皮下組織の剥離
ケリー鉗子を用いて，皮下組織を剥離する．疼痛があれば適宜麻酔を追加する．壁側胸膜まで剥離し貫通する．

3) カテーテル挿入
図2 のようにカテーテル尾部を右手掌で押さえ，挿入する深さを左手指で固定して挿入時の臓器損傷を防ぐ．　→ⓔ

カテーテル先端が胸腔に入ったら，内筒をカテーテル内に引き，(透視下に) 先端を望ましい方向に向け，外筒を進める．脱気目的では肺尖へ，排液目的では背部肺底へ向け，適切な長さを挿入し内筒を抜いてクランプする．

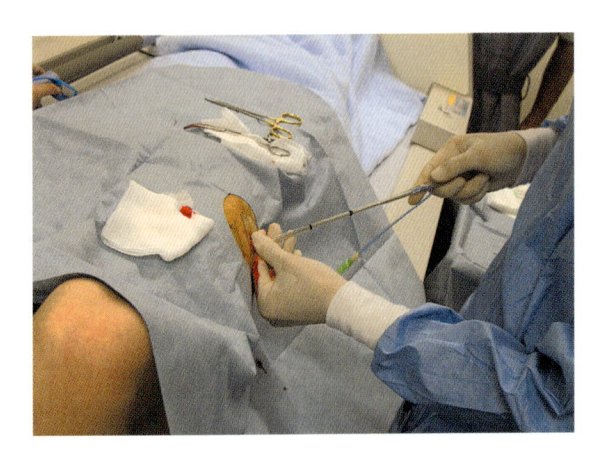

図2 カテーテルの挿入

4) チェストドレーンバック装着
カテーテルを固定する前にドレーンバックにつなぎ，クランプを外して胸水の流出または水封部のリークと**呼吸性変動を確認**する．胸水による管の閉塞や肺の拡張不良の場合を除き，呼吸性変動があれば胸腔内フリースペースにカテーテルが存在する．

5) 縫合, 固定
皮膚とカテーテルを縫合固定する．**カテーテルとドレーンバックの接続と管の体表への固定も大変重要である．**　→ⓕⓖ

接続部はケーブルタイなどの結束機を用いて確実に固定する．自然抜去を予防するため，管は粘着力の強いテープで体幹へ複数箇所固定する．

6) 位置確認
胸部単純X線写真でカテーテルの向きと深さを確認する．**カテーテルの側孔がすべて胸腔内にあることを確認する**[2]．　→ⓗ

ⓔ ケリーで設けたトンネルと直線的なカテーテルは屈曲が異なるため注意を要する．挿入困難の際は麻酔に用いた針で試験穿刺を行う．

ⓕ カテーテル挿入時に創にマットレス縫合を行い，その糸でカテーテルを固定．抜去の際に縫合する手法が紹介されている[4]．カテーテル抜去時の縫合閉鎖が容易になる．

ⓖ 皮下気腫は，複数のカテーテルを要する患者や長期間ドレナージを行った患者に多いが，カテーテルを（側穴を含めて）適切な位置に挿入固定することと，管を閉塞させないことが皮下気腫の合併をさけるコツである[5]．

ⓗ カテーテルが深すぎる場合は，引き抜き再度固定するが，浅い場合には再挿入が必要である．感染予防のため，押し込んではならない．

12 カテーテル抜去

気胸では，最後にリークが確認されてから12時間以上経過しており，肺の拡張が得られ呼吸が安定している状態，胸水では，1日200mL以下の漿液性の排液であり，肺が拡張している状態が抜去の適応である[2]．

固定を外した後，呼気で息を止めカテーテルを抜去する．胸腔内に大気を吸引しないように創を指で閉鎖し，すばやく縫合閉鎖する．48時間以降はシャワー浴も可能である．

◆ 2．薬物注入

胸腔内に注入する薬剤には，OK-432（ピシバニール®）を代表とした胸膜癒着のための薬剤がある．注入の際は，ダブル・ルーメンのカテーテルを用い，大気や細菌を胸腔内に注入しないように配慮する．

注入後はクランプを行い，頻回な体位交換にて胸腔全体に薬液を拡げる．その後クランプを解除し，水封もしくは$-20\,cmH_2O$までの陰圧で吸引を行う．胸膜炎が惹起され，疼痛や発熱を認めるが対症的処置にて数日で軽快する．

> ⓘ 難治性もしくは再発性気胸に対しては，盲目的に癒着術を行うより，胸腔鏡下囊胞切除術を併用した癒着術が好ましい．

<文献>

1) Todd, W. et al.：Thoracentesis. NEJM, 355（15）：e16, 2006
2) Shelly, P. Dev et al.：Chest-Tube Insertion. NEJM, 357（15）：e15, 2007
3) Light, R. W.：Pleural effusion. NEJM, 346（25）：1971-1977, 2002
4) Scott, K. et al.：Chest tubes indications, technique, management and complications. Chest, 91（2）：258-264, 1987
5) Jones, P.M., Hewer, R.D., Wolfenden, H.D. et al.：Subcutaneous emphysema associated with chest tube drainage. Respirology, 6：87-89, 2001

チェストドレーンバックの構造と管理 の予備知識

多くは，3ボトルシステム（図3）を採用しており，1番目のボトルに排液，2番目で水封，持続吸引することで3番目の水位で定めた陰圧となる．水封部の呼吸性変動消失は，①フリーの気腔がない，②カテーテル閉塞，③水封されていない場合，である．自然気胸の治癒過程は，水封部にリークがある → リークは止まるが呼吸性変動がある → 肺が拡張し呼吸性変動消失，の順に観察される．

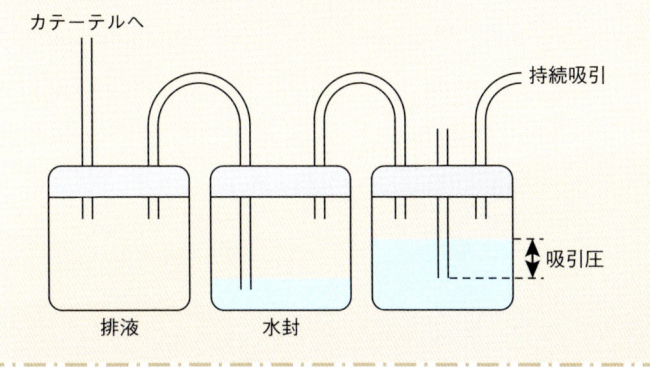

図3 3ボトルシステム
（文献4より改変）

第1章 日常診療における実践手技とコツ

02 腹腔穿刺

岡田 悟

腹腔穿刺は患者の腹水の原因を検索する診断的な側面とともに，腹水貯留からの症状緩和，抗癌剤・抗生物質注入などの治療的な側面もあり，一般内科医にとっては必須の手技である．

◆1．腹腔穿刺の適応

・腹水の原因検索　➡ⓐ
・腹水排液による呼吸困難，胸腹部不快感，食欲低下の改善
・抗癌剤・抗生物質など薬剤の注入

ⓐ <腹水の原因とその頻度[1]>	
肝硬変	81%
癌	10%
心不全	3%
結核	2%
透析	1%
膵臓疾患	1%
その他	2%

◆2．腹腔穿刺の禁忌

・DICなどで出血傾向がある患者
・患者が非協力的な場合
・穿刺部位が感染している場合
・著明な消化管拡張があり，消化管穿孔の可能性が高い場合
・（相対的禁忌として）妊婦

◆3．腹腔穿刺の準備

□腹部超音波装置　　□消毒薬（ポビドンヨードなど）
□マスク　　　　　　□滅菌手袋　　□穴あき滅菌ドレープ
□局所麻酔用具（23G注射針，10 mL注射器，1％キシロカイン®
　5〜10 mL）
□滅菌ガーゼ　　　　□絆創膏

[診断用]
□16G前後の側孔付きテフロン針（ハッピーキャス®など）
□検体採取用20〜50 mLシリンジ　　□腹水検体スピッツ
　□（細菌培養を提出する必要があれば）血液培養ボトル1セット
[排液用]
□16G前後の側孔付きテフロン針（ハッピーキャス®など）

☐三方活栓　　　　　　☐50 mLシリンジ
☐クレンメ付き輸液ルート　☐排液用かめ

4. 腹腔穿刺の手技

1 体位をつくる
❶ 仰臥位になってもらい，ベッドの高さを手技がしやすい位置に調節する．腹水量が少ない場合などは半坐位になってもらい，腹水を下腹部に移動させる
❷ 排液を行う場合は1〜3時間かかる場合もあるため，患者が長時間の処置に耐えられる姿勢をとってもらう

2 穿刺部位の確認（図1）
❸ 臍から2 cm下方の正中線上か，左下腹部で腹直筋外側（逆McBurney点：左上前腸骨棘と臍を結ぶ線の外側1/3の点）が血管損傷を避けやすい．そのため，超音波を用いて上述の部位を中心に，腹水の貯留が多く，かつ腹腔内に腹部臓器までの十分なスペースがある部位とする

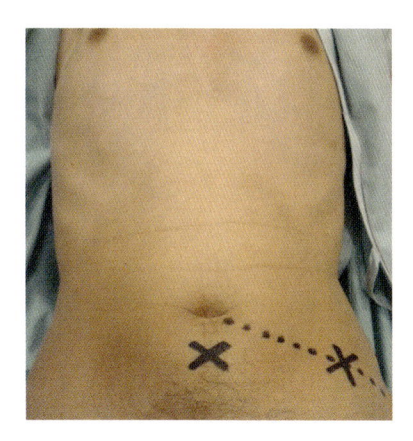

図1 穿刺部位（×印を中心に）

❹ 穿刺部位を決めたら消毒後もわかるように，爪やマジックなどで印をつける　→ ⓑ

3 消毒・局所麻酔
❺ 穿刺する点を中心に，円を描くようにポビドンヨードで消毒する
❻ マスクや滅菌手袋をつけ，穴あき滅菌ドレープをかぶせる
❼ 穿刺部位に局所麻酔薬を2〜3 mL皮下注射する．効果が出るまで1〜2分間浸潤させる　→ ⓒ

4 試験穿刺
❽ 局所麻酔で使用した注射器を腹壁に対して垂直に刺入し，陰圧をかけながら針を進める．このとき図2のように，利き手で持続的に陰圧がかけられるようにシリンジを持ち，針が一

ⓑ ・手術痕は腹腔内で腹部臓器の癒着や，側副血行路が発達していることがあり，穿刺してはいけない．
・マジックで穿刺点に印をつける場合は，塗料が体内に入らないように，上下左右に4点マーキングし，その点を結ぶ線の交点が穿刺点になるようにする．

ⓒ 麻酔薬注入時にも1回陰圧をかけ，血液の逆流がなく，麻酔薬が血管内に入らないことを確かめる．

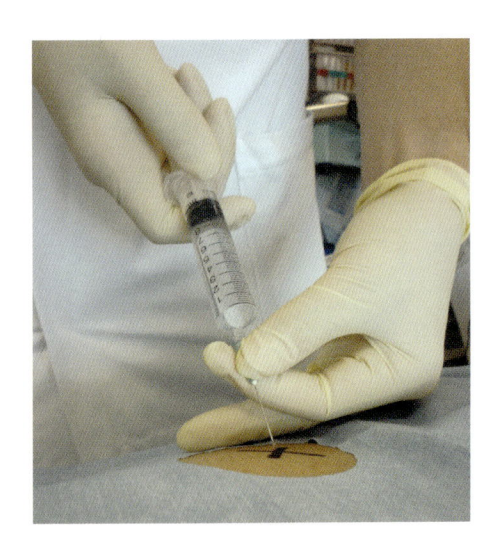

図2 試験穿刺時の注射器の持ち方

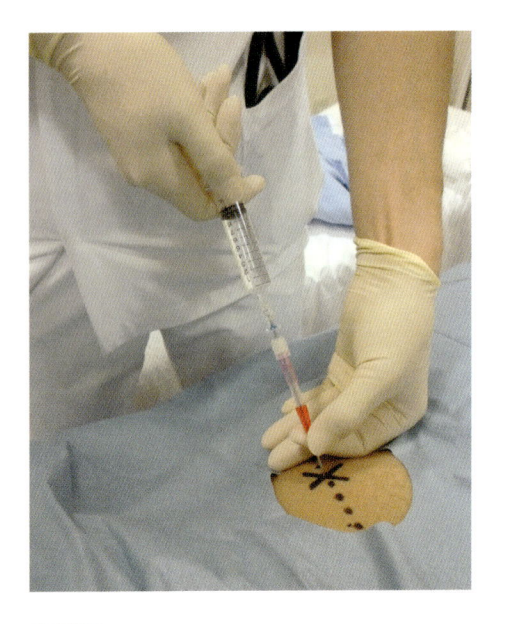

図3 本穿刺での針・シリンジの持ち方

度に深く入りすぎないように逆の手で針ないしは針の根元（色が付いている部分）を把持し，中指，薬指，小指を患者の腹壁に押しつけて固定しながら穿刺する．腹水が逆流したら腹腔内に針が到達した証拠なので，陰圧をかけながら逆流がなくなるところまで針を引き戻す．逆流がなくなったところが壁側腹膜なので，その位置で1 mL程度麻酔薬を注入する　→ⓓ

5 本穿刺

❾ 局所麻酔の針を16G前後の側孔付きテフロン針（ハッピーキャス®など）につけ替えて，先程の穿刺点から挿入する（**図3**）　→ⓔ

❿ 試験穿刺と同様に陰圧をかけながら針を進め，腹水が逆流したらさらに針を5 mm進める．そこで穿刺針の外筒をしっかりと固定したまま内針を抜去し，検体採取用の50 mLまたは30 mLのシリンジをつけ必要量を吸引する　→ⓕ

⓫ 腹水を排液する場合は，穿刺針の外筒に三方活栓を介して輸液ルートを接続する

⓬ 輸液ルートは**図4**のように排液用かめに固定する

⓭ 穿刺針が抜けないように適宜テープで固定し，クレンメで1 L/時間以下の速度で排液できるように調節する　→ⓖ

6 腹水穿刺後

⓮ 必要があれば抗癌剤や抗生物質などの薬剤を注入する

⓯ 穿刺針を抜去し，穿刺点に絆創膏を貼る

ⓓ
・腹腔内に達したときの針の深さを覚えておくことで，次の本穿刺の深さの目安になる．具体的には，腹水の逆流があった時点で，針が腹壁から出ている部分を，シリンジを把持していない方の手の指でつまんでから抜去すると，どれくらいの長さが皮下に入っていたかわかるので，本穿刺の際に穿刺の深さを予想できる．

・Z-tract法[2]：手技後の腹水漏出予防のテクニック．穿刺する前に，注射器を持っていない手で皮膚を1～2 cm下方に引っ張りながら穿刺をする．穿刺後に皮膚を元に戻すことで，腹膜・筋肉の穿刺孔と皮膚の穿刺孔がずれ，腹水漏出を予防できると考えられている．

ⓔ このとき試験穿刺でわかった腹腔内までの距離を意識し，腹壁に固定する手の指で針をつまんでおくと，針を進めすぎて腹部臓器を損傷するのを予防できる（**図3**）．

⓰ もし腹水が漏出してくる場合はガーゼによる圧迫固定をする

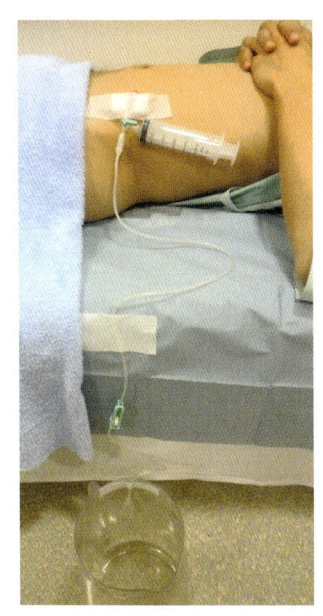

表1　腹腔穿刺の合併症[3)4)]

〈一般的には安全である〉

腹腔穿刺の合併症・頻度	
穿刺部位からの腹水漏出	5％
小腸穿孔	0.4％
カテーテル先端の遺残	0.4％
感染	0.2％
循環不全をきたす重篤な出血 →ⓗ	0.19〜1％

図4　穿刺点から排液用かめまでの接続・固定

トラブルシューティング①
排液中に排液が止まった場合

1. 輸液チューブが屈曲していれば解除する
2. 三方活栓にシリンジを接続して吸引し，逆流があれば三方活栓から排液かめまでの経路に閉塞があるため，適宜閉塞部位を解除，部品の交換をする
3. シリンジの吸引で逆流がなければ，挿入されている外筒の向きを変えてみる
4. 患者の体位変換をしたり，穿刺の対側の腹部を圧迫する
5. 吸引しながら外筒を少し引き抜き，逆流があればそこで再固定する
6. 4の方法でも逆流がない場合は外筒を抜去し，手技をはじめからやりなおす

〈補足〉
腹腔穿刺は比較的安全に行うことができるため，流出がなくなったときに無理をしてあれこれ試す必要はない．一度抜去して再穿刺する方が，結果的に短時間で処置を終わらせられることも多い．その場合，同じ穿刺点から穿刺した方が，処置後の腹水の漏出を最小にできる．

トラブルシューティング②
排液中の血圧低下

治療として腹水の排液を行う場合，急激に排液を行うと循環不全になることがある．したがって，腹腔穿刺前後（施行中も間歇的に測定することが望ましい）には，血圧をモニターしておくべきである．これを防ぐには一般的に排液速度を1L/時間までとし，トータル量は2〜3Lまでとする[6)]．もし肝硬変による腹水などで5L以上排液をする場合には，1Lにつき8〜10gのアルブミンを投与することが推奨されている[7)]．

ⓕ
- 腹水が逆流してから5 mm針を進めるのは，穿刺針の内針と外筒の長さに差があるからである．例えばハッピーキャス®なら内針が外筒よりも約3 mm長い．そのため，腹水が逆流した時点では外筒は腹腔内に達しておらず，内針抜去後に腹水が逆流しないことも多い．
- 内針を抜く時点から以降は，外筒を奥に押し込むように意識して固定しておくのがポイントである．特に，検体採取などでシリンジを引いているときなどは，自然に外筒が抜けてきてしまうので注意すべきである．
- 検体で細菌培養を提出する場合は，感染予防のため手袋（未滅菌でよい）をはめた助手が検体の入ったシリンジを受け取ったら，そのままベッドサイドで速やかに嫌気性→好気性の順で，血液培養ボトルにそれぞれ10 mLずつ注入する．

ⓖ 腹水が流出しなくなった場合や，速度が遅い場合には，三方活栓に50 mLのシリンジを接続することで腹水の流出確認やポンピングができる．

ⓗ 循環不全をきたすような重篤な出血のリスクは治療的な腹腔排液が診断的な腹腔穿刺よりも有意に高かった[4)]．また血小板数，PT-INR，Child-Pugh分類は関係なかった[4)5)]．

<文献>

1) Runyon, B.A., Montano, A.A., Akriviadis, E.A. : The serum-ascites albumin gradient is superior to the exudate-transudate concept in the differential diagnosis of ascites. Ann. Intern. Med., 117 (3) : 215-220, 1992
2) Wong, C.L., Holroyd-Leduc, J., Thorpe, K.E. et al. : Does this patient have bacterial peritonitis or portal hypertension? How do I perform a paracentesis and analyze the results? JAMA, 299 (10) : 1166-1178, 2008
3) Pache, I., Bilodeau, M. : Severe haemorrhage following abdominal paracentesis for ascites in patients with liver disease. Aliment. Pharmacol. Ther., 21 (5) : 525-529, 2005
4) De Gottardi, A., Thévenot, T., Spahr, L. : Risk of complications after abdominal paracentesis in cirrhotic patients: a prospective study. Clin. Gastroenterol Hepatol.,7 (8) : 906-909, 2009
5) Grabau, C.M., Crago, S.F., Hoff, L.K. et al. : Performance standards for therapeutic abdominal paracentesis. Hepatology, 40 (2) : 484-488, 2004
6) 中川勇人:腹腔穿刺法. medicina, 45 (13) : 115-117, 2008
7) Runyon, B.A. : Management of adult patients with ascites due to cirrhosis. Hepatology, 39 (3) : 841-856, 2004

第1章 日常診療における実践手技とコツ

03 ダグラス窩穿刺

新井　昇

腹腔内に貯留した液体（漿液・膿汁・血液など）を採取することで診断に役立つことは多い．女性では，腹腔の最低部・最深部にあたるダグラス窩（→ⓐ）が後腟円蓋と接しており，この部位を穿刺すると貯留液を得ることができる．産婦人科領域では，子宮外妊娠時の腹腔内出血の有無や腹水細胞診などの目的で実施されてきた．近年，経腟超音波・CTなどの画像機器の発達で必ず行う検査とは言えないが，液体採取が診断に有用な場合は行っている．

◆ 1．目的・適応

- 腹腔内出血や腹水の有無，性状を確認する
- 子宮外妊娠・卵巣出血などの鑑別のため，腹腔内出血の有無，性状を確認する
- 腹水細胞診，生化学検査
- ダグラス窩膿瘍のドレナージ（治療目的）

◆ 2．ダグラス窩穿刺の禁忌

- ダグラス窩に広汎な腸管の癒着，陥入がある場合
    → 腸管損傷の恐れ
- 腫瘍病変が占拠している場合
    → がんの場合，腹腔内へ波及する恐れ
- 性交未経験者は腟腔の展開が難しいため，相対的禁忌である

◆ 3．ダグラス窩穿刺の準備

特殊な器具の準備は必要なく，通常外来・病棟での内診に必要な物品のみである．
- 腟鏡：桜井氏腟鏡（**図1A**），ジモン氏腟鏡（**図1B**），クスコ氏腟鏡でもよいが，やや大型のもの（**図1C**）
- 子宮鉗子：マルチン単鈎鉗子（**図2A**），ミュゾー双鈎鉗子（**図2B**）→ 子宮腟部後唇を保持する
- 穿刺針：21G前後のカテラン針
- 注射器：10～20mL．内容量により選択する

ⓐ ダグラス窩：1730年J. Douglas により著書「A Description of the Peritoneum」に初めて記載された．cul-de-sacとも呼ばれ，女性においては後腟円蓋と腟壁・腹膜のみと接しているので腹腔内貯留液の穿刺，後腟壁開腹術，ドレナージのルートとして利用されている．

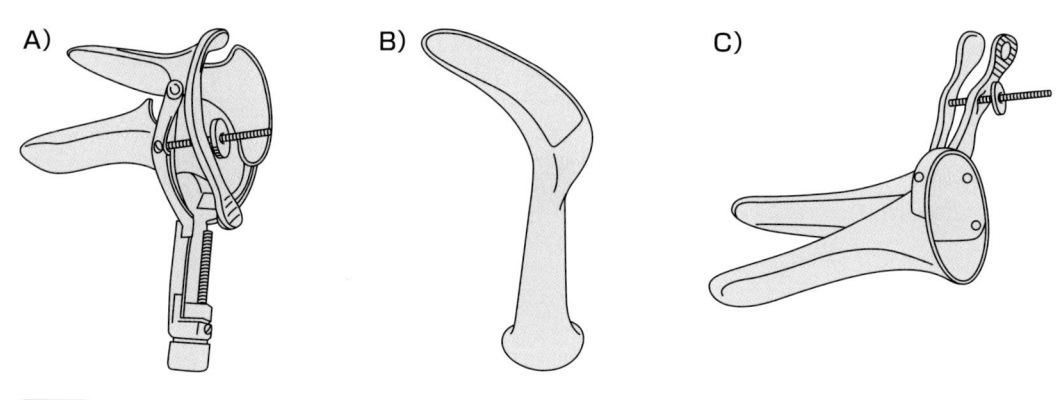

図1 腟鏡
A）桜井氏腟鏡，B）ジモン氏腟鏡，C）クスコ氏腟鏡

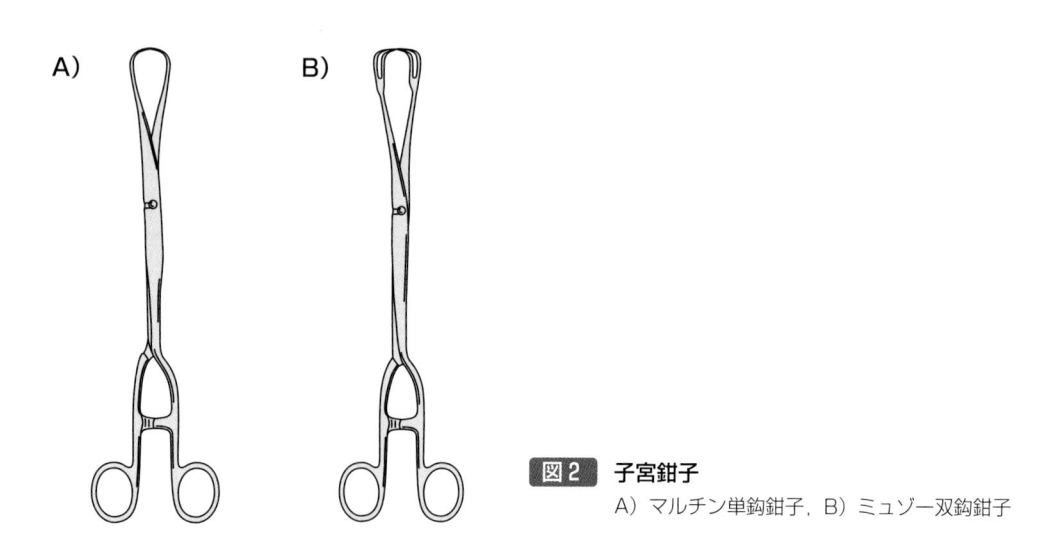

図2 子宮鉗子
A）マルチン単鉤鉗子，B）ミュゾー双鉤鉗子

◆ 4．ダグラス窩穿刺の手技

❶ 産婦人科内診台で載石位をとり，やや上体を起こすようにする
❷ 内診により，疼痛の有無・位置，子宮の位置，腫瘤の有無を確認
❸ 経腟超音波を用い，液体貯留状況・量を確認
❹ 腟鏡を用いて腟腔を展開
❺ 腟腔内をイソジン®にて洗浄
❻ 子宮腟部後唇を子宮鉗子で把持，上方手前に牽引し後腟円蓋部を露出展開
❼ 注射器にカテラン針を装着し，後腟円蓋正中部で子宮腟部腟壁移行部から1〜2cm後方を腟に平行に2〜3cm穿刺する（図3）
❽ 腟壁と腹膜を通過し，ダグラス窩に入ると急に抵抗がなくなる ➡ ⓑ
❾ 注射器に陰圧をかけながら液体が吸引されるのを確認し，引き抜く

ⓑ 穿刺の深さは3〜5cmくらいにとどめる．深く刺入しすぎると腸管損傷，後腹膜まで到達する恐れが出る．
穿刺が左右に偏ると子宮動静脈分枝などの血管損傷の危険が生じる．

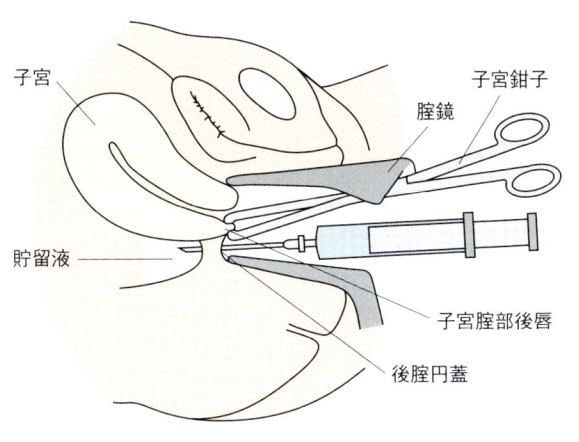

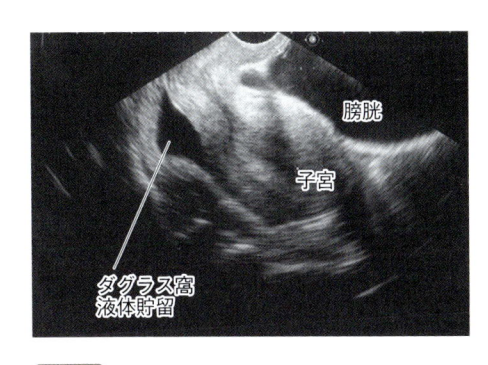

図3 ダグラス窩穿刺

図4 超音波像
ダグラス窩に液体貯留を認める

❿ 針が抜けた後は，穿刺部の出血がないかを確認し，洗浄，腟鏡を抜去する

◆ 5．穿刺液からの診断

　血液が吸引された場合は，**表1**を参考に，腹腔内出血か血管穿刺かを区別する．

　漿液性吸引物の場合は，生化学的方法により炎症性浸出液か漏出液かの鑑別を行う．炎症性の場合は，細菌学的検索を行い，培養・細菌同定・薬剤感受性テストを行う．腫瘍性腹水の場合は，細

表1 穿刺液（血液）の鑑別

	腹腔貯留血液	循環血液
色	暗赤色	鮮紅色
凝固性	放置しても凝固せずに流動性	放置すると凝固する
小凝固片	綿花に吹き付けたり白色磁性皿上で存在を認める	認めない
顕微鏡的所見	赤血球の変形，凝集を認める	
赤沈速度	著しく遅い	正常
吸引容易度	容易に数mL吸引可能	1〜2 mL以上は不能
2回穿刺	2回とも同様吸引可能	方向を変えた穿刺では不能
同時に採取した末梢血との比較		
血色素	末梢血より高い	ほぼ同じ
赤血球数	〃	〃
白血球数	発熱がない限り少ない	〃
蛋白含有	低い	〃

表2 腹腔穿刺液の性状と疾患

穿刺液の性状		主な腹部救急疾患
膿性	無臭	上部消化管穿孔,非穿孔性虫垂炎,腸間膜リンパ節炎,卵管留膿腫,ダグラス窩膿瘍
	便臭	下部消化管穿孔・外傷性破裂,穿孔性虫垂炎
胆汁性		十二指腸潰瘍穿孔,胆嚢穿孔,外傷性十二指腸破裂
血性		急性膵炎,腸間膜血栓症,絞扼性イレウス,後腹膜出血,卵巣嚢腫破裂,骨盤内感染,初期の子宮外妊娠
血液		肝がん破裂,子宮外妊娠流産(暗赤褐色/鮮紅色),卵巣出血(陳旧性:暗赤褐色/新鮮例:鮮紅色),子宮内出血の卵管逆流(鮮紅色),腹部大動脈破裂,脾破裂,外傷性肝破裂,腸間膜破裂,血管損傷
チョコレート色・淡緑色		卵巣嚢腫破裂
淡黄色		肝硬変,がん性腹膜炎による腹水,単純性イレウス

胞学的検索が必要であり,遠心分離・沈査の塗抹標本を作成する.
　膿汁の場合は,細菌培養・同定・感受性テストを行う.
　一般的には,穿刺液の性状にて**表2**のように理解する.
　何も吸引できない場合は,
・貯留液がない
・貯留液はあるが,癒着や腫瘍により閉塞している
・誤穿刺
と,考える.➡ⓒ

◆ 6.ダグラス窩穿刺の合併症

① 損傷による出血:腹腔内出血は安静を保ち,バイタルサインの経過を観察する.穿刺部位の出血は圧迫止血する
② 感染:洗浄不十分と頻回穿刺による.抗生物質を投与する

<文献>

・深谷孝夫:研修医のための必修知識B.産婦人科検査法10.穿刺診.日産婦誌,53(6):N108-N109,2001
・深谷孝夫,山本寄人:1)ダグラス窩穿刺(11.穿刺診,c.婦人科検査法,研修コーナー).日産婦誌,59(6):N149-N150,2007
・浜田雄行:ダグラス窩穿刺.『ベッドサイドの研修医ノート』,pp213-214,診断と治療社,1993
・小川重雄:子宮外妊娠.『救急マニュアル 第2版』,pp810-811,医学書院,1991
・岩崎寛和:穿刺検査法.『現代産科婦人科学大系』,7A pp635,中山書店,1972
・ダグラス窩穿刺.『プリンシプル産科婦人科学2』(坂元正一,水野正彦,武谷雄二,監修),pp322-323,メジカルレビュー,2005
・澤田益臣,谷澤 修:ダグラス窩穿刺.『救急処置の基本手技 第3版』,pp281-285,永井書店,1997

ⓒ 近年超音波などの画像検査が有用なので吸引できないことは少ないと思われる.経腟超音波で貯留液が確認できているのに,吸引できない場合は,経腹超音波を使用してガイドするか,経腟超音波のガイド穿刺アダプターを使用する.

第1章 日常診療における実践手技とコツ

04 腰椎穿刺

岡田 悟

> 救急の現場における髄膜炎，くも膜下出血の診断や，脱髄疾患などの神経領域疾患の診断において，腰椎穿刺による髄液検査は必須である．総合医，一般内科医としてこの手技を習得することは重要である．

◆1．腰椎穿刺の適応

- 髄膜炎・脳炎が疑われるとき
- 病歴上くも膜下出血が強く疑われるが，頭部CTで否定できないとき
- 脱髄疾患などの神経領域疾患を診断するとき
- 脊椎くも膜下麻酔をするとき

◆2．腰椎穿刺の禁忌

- 頭蓋内に占拠性病変などがあり，頭蓋内圧が亢進しているとき
- 穿刺部位に感染創があるとき
- （相対的禁忌として）臨床的な出血傾向

腰椎穿刺前に頭部CTは必要か？

髄膜炎が疑われた患者で

- 60歳以上
- 免疫不全状態
- 中枢神経疾患の既往（占拠性病変，脳梗塞，感染）
- 1週間以内の痙攣
- 神経学的な症状〔意識障害，2つの質問（月と年齢）に答えられない，2つの指示（開閉眼，離握手）に従えない，注視麻痺，視野障害，顔面麻痺，上肢運動麻痺，下肢運動麻痺，言語障害〕

という所見が一つでもある場合の，頭部CTでの頭蓋内病変に対する診断特性は，感度94%，特異度54%，陽性尤度比2.04，陰性尤度比0.12だった[1]．この結果から，髄膜炎が疑われる患者で上記の所見が一つも当てはまらなければ，頭部CTは必須ではないとも考えられる．

◆ 3. 腰椎穿刺の準備

- ☐ 消毒薬（ポビドンヨードなど）　　☐ マスク
- ☐ 滅菌手袋　　☐ 穴あき滅菌ドレープ
- ☐ 局所麻酔用具（23G注射針，10 mL注射器，1％キシロカイン®　5〜10 mL）
- ☐ 22G腰椎穿刺針　　☐ 髄液検査用スピッツ　　☐ 絆創膏
- （必要時）☐ 腰椎麻酔薬と注入用注射器
- ☐ 圧測定管と三方活栓

◆ 4. 腰椎穿刺の手技

■1 体位をつくる：これが成功への鍵（図1）

❶ ベッドに側臥位になり，両下肢は胸に引き寄せるように曲げてもらう．首も少し屈曲させ，ちょうど臍を見るように背中を丸めてもらう．ベッドの端から10 cm程度離れてもらうと，背中の手前に物品を置くことができ便利である

❷ 患者の両肩と腸骨はベッドに垂直になるようにしてもらう（図1）　➡ⓐ

❸ ベッドの高さを自分の手技のやりやすい位置に調節する

■2 穿刺部位の確認

❹ 両腸骨稜の上端を結んだJacoby（ヤコビー）線上にL4の棘突起，またはL4-L5棘突起間を触れる．通常L4-L5棘突起間の中央から穿刺する

❺ 穿刺部位を決めたら消毒後もわかるように，爪やマジックなどで印をつける

■3 消毒・局所麻酔

❻ 穿刺する点を中心に，円を描くようにポビドンヨードで消毒する．マスクや滅菌手袋をつけ，穴あき滅菌ドレープをかぶせる

❼ 先程印をつけた場所をもう一度触診で確認し，穿刺部位に局所麻酔薬を2〜3 mL皮下注射する．効果が出るまで1〜2分

ⓐ 図1Bのように両肩と腸骨がベッドに対して垂直になっておらず，脊柱が彎曲してしまうために穿刺に失敗する例が多い．このような場合は枕の高さを調整したり，タオルを足の間に挟むなどをして垂直になるように努める．

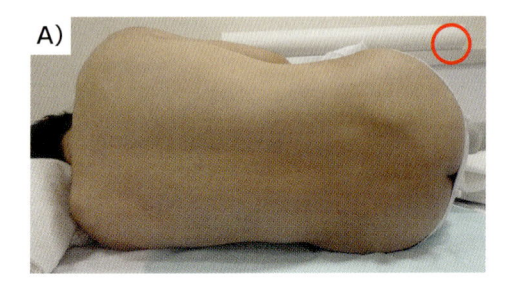

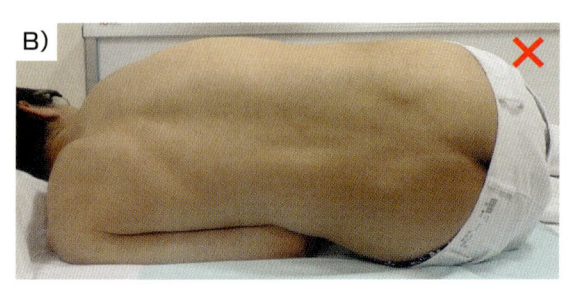

図1 A）理想的な体位，B）両肩・腸骨が斜めにずれて脊柱が彎曲している体位

浸潤させる．痛点は皮膚を貫通するところと髄膜を貫通するところだけなので，ルーチンではそれ以上の麻酔は必要ない．穿刺中も患者が痛がらない限り追加の麻酔も不要である

4 穿刺

❽ 22Gの腰椎穿刺針のベベル（針の切り口）を上向きにし，先程の穿刺点から臍の方向に穿刺する．

このとき，麻酔や滅菌ドレープをかぶせたり，局所麻酔をしたりしている間に体位が少しずつ変わっていることもあるので，穿刺点が左右のどちらにもずれていないことを再確認することが重要である（3～4mmずれているだけで穿刺に失敗することがある）．正しく正中に穿刺するために，目線を穿刺点の高さに合わせて再度確認する．最初に付けた印は信じてはいけない．特に肥満患者では，母指で脂肪を左右に押し分けて，母指の中央で確実に棘突起を触れ，それを指標にして，正中に穿刺する．また，一度針先が皮下に入った後は，穿刺針の方向が体の矢状面からずれないようにする

❾ 穿刺針を2cmほど進め，針が棘間靱帯に刺さると針を把持しなくても，針が固定される

❿ その後図2のように針を把持し，そのまま針を進めると通常は皮膚刺入部から3～5cm程度の深さで硬膜を貫き，目標のくも膜下腔に入った瞬間に抵抗がなくなる ➡ ⓑ

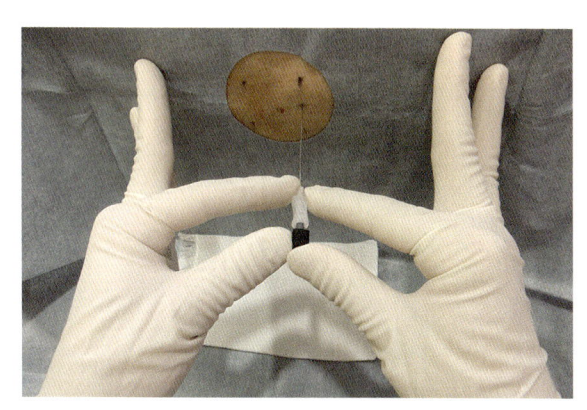

図2 両母指・示指で穿刺針を固定し，他の指で被検者の体を支え，垂直な角度を保つ

⓫ そこで穿刺針の内針を抜くと，外筒から髄液が流出してくる
⓬ 髄液が流出しない場合は，内針を再挿入して1～2mm穿刺針を進め，そこで再び内針を抜き，髄液が流出しないかを確認する．この手順を繰り返していく
⓭ 皮膚刺入部から3cm程度の深さまで針を進めても抵抗の消失を感じられない場合は，いったん内針を抜き，髄液の流出が

ⓑ 内針を再挿入するときには反対側の手で外筒を支えないこと．外筒を支えた状態で再挿入しようとすると，誤って内針で外筒を把持している自分の手を刺してしまう危険がある．

ないことを確認してから，上記のように1〜2mmずつ針を進めていく

5 髄液検体の採取
- ⓮ 髄液圧を測定する場合には，ここで外筒に三方活栓を介して圧測定管を接続する．圧測定管の中を髄液が上昇していき，止まったところが髄液圧である
- ⓯ 検体を採取し終わったら，穿刺針を速やかに抜去し，絆創膏を貼って手技を終える

6 腰椎穿刺後
Strausらによる腰椎穿刺の方法に関するシステマティックレビュー[3]によると，腰椎穿刺後頭痛の予防のための安静や点滴は，有効性が証明されていないので必要ない．

◆ 5．腰椎穿刺の合併症

合併症を**表1**に示す．

表1 腰椎穿刺の合併症・頻度[2)3)]

腰椎穿刺後頭痛	22〜60%
背部痛	25〜40%
その他（脳ヘルニア，頭蓋内硬膜下出血，脊髄硬膜外出血，感染）	まれ

トラブルシューティング① 骨にあたる場合
① 体位と穿刺角度をもう一度確認する（これが最も大きな要因）．特に，針を進めている間に背中を押してしまい，次第に腹臥位に傾いていくことが多い
② 角度をやや頭側に向け再穿刺する（棘突起が平行四辺形になっているので，棘間が斜めになっている）
③ 頭側か尾側に1棘突起間ずらして穿刺する
④ 傍正中法：高齢者では棘間靭帯の骨化が強く，正中からの穿刺ができない場合がある．このときは棘突起間の中央から5mm外側（文献には1cmと書かれているが，3〜5mm離す程度で十分である），1cm尾側を穿刺点として，頭側かつやや正中に向けて椎間孔への穿刺を試みる[4)]
⑤ 他の医師に交代する
⑥ 座位で試みる（特に肥満者で脊椎のラインが明瞭になってわかりやすくなる）

トラブルシューティング②
穿刺時に下肢にしびれを訴える場合
どちらかの下肢に痛みが放散するときは，穿刺針が正中ではなく，痛みがあった方の外側にずれて神経根に当たったことを意味する．これが起こったら速やかに穿刺針を抜き，患者の体位・穿刺角度を確認してから再挿入する．

04 腰椎穿刺

<文献>

1) Hasbun, R., Abrahams, J., Jekel, J. et al. : Computed tomography of the head before lumbar puncture in adults with suspected meningitis. N. Engl. J. Med., 345（24）: 1727-1733, 2001
2) Ruff, R.L., Dougherty, J. H. Jr. : Complications of lumbar puncture followed by anticoagulation. Stroke, 12（6）: 879-881, 1981
3) Straus, S. E., Thorpe, K. E., Holroyd-Leduc, J. : How Do I Perform a Lumbar Puncture and Analyze the Results to Diagnose Bacterial Meningitis？ JAMA, 296（16）: 2012-2022, 2006
4) 西山美鈴 : 『麻酔科レジデントマニュアル（第2版）』, ライフリサーチ・プレス, 2000
5) Ahmed, S.V., Jayawarna, C., Jude, E. : Post lumbar puncture headache : diagnosis and management. Postgrad. Med. J., 82（973）: 713-716, 2006

腰椎穿刺後頭痛の予防[5] の予備知識

〈腰椎穿刺後頭痛に関係すること〉

①腰椎穿刺針の太さ：細い針の方が頭痛は起こりづらい．
　しかし診断的な腰椎穿刺では，22Gよりも細い針ではコシが弱くなるので針を進めにくくなる上，髄液の流出速度が遅いため，現実的でない．また，髄膜を貫いた感触も感じにくい．くも膜下麻酔やミエログラフィではさらに細い針でも支障はない．

②穿刺針のベベル（針の切り口）の向き：穿刺針を進める際には，ベベルが上方（つまり，患者からすると側方）を向くように挿入する．こうすると針が切る方向が髄膜線維と並行になるので，穿刺針が髄膜線維の間を分けるように入っていくことになり，必要以上に髄膜を切らずに済む．ベベルを横に向かせていると，髄膜の線維と直行し，線維を切ることになるので，抜去後に髄液が漏出して，腰椎穿刺後頭痛を誘発することになる．硬膜の線維は縦走しているため，これに並行になるようにベベルは上向きに挿入すると頭痛は起こりづらい．

③腰椎穿刺針のデザイン：atraumatic needle（ペンシルポイントタイプ）の方が頭痛を起こしづらいが，常備していない施設が多い． ➡ ⓒ

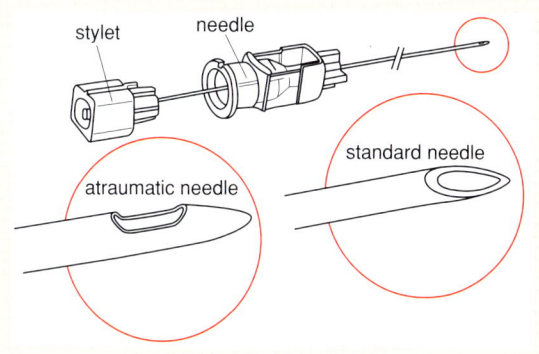

ⓒ atraumatic needle（ペンシルポイントタイプ）：通常の穿刺針（図3の右側）と違い，図3の左側のように針先端が盲端で側孔が開いているタイプの腰椎穿刺針である．先端が硬膜の組織を押し分けるように前進するため，硬膜の損傷が小さい．

図3　通常穿刺針（右）とatraumatic needle（左）の違い（文献3より引用）

④髄液検体採取後，外筒抜去前の内針の再挿入：atraumatic needleではこれを行うことでさらに頭痛が少なくなる．

〈腰椎穿刺後頭痛に関係しないこと〉

髄液検体採取量，検査後の臥床時間，補液，検査時の姿勢，髄液圧，髄液の性状

第1章 日常診療における実践手技とコツ

05 骨髄穿刺

篠木敏彦

骨髄穿刺は白血病などの造血器疾患の診断や治療に必須の検査である．また，悪性腫瘍の転移の有無，骨髄炎における起因菌の同定のためにも必要である．さらに，発熱や関節痛を伴うリウマチ性疾患においても，白血病などの除外のために骨髄穿刺が行われる．手技は比較的容易であるが，患者に苦痛を与える検査であるため，上級医のもと，十分なインフォームドコンセントを得たうえで行いたい．

◆1．骨髄穿刺の適応と禁忌

1 適　応
- 造血器疾患の診断や治療経過の把握
- 悪性腫瘍の転移の有無
- 骨髄炎における起因菌の同定

2 禁　忌
- 血友病とその類似疾患
- 高度の凝固異常

　血小板減少は禁忌ではないが，十分に注意をして行う．
　DIC（diffuse intravascular coagulopathy：広汎性血管内凝固障害）は基本的に禁忌であるが，急性前骨髄性白血病に伴う場合は，有益性が危険性を上回ると判断されるときのみ行ってもよい．→ⓐ

◆2．骨髄穿刺の準備

- 消毒液と消毒セット
- 骨髄穿刺針（図1）
- 滅菌手袋
- 検体採取用注射器（10 mLを数本，ディスポーザブルのものがよい）
- 穴あき滅菌覆布
- 局所麻酔薬：リドカイン（キシロカイン®）
- 麻酔用注射器（5 mL）と注射針2本（薬剤採取用の18 Gと，穿刺用の23 G）

ⓐ 小児の特発性血小板減少性紫斑病では診断のための骨髄検査は不要とされる[1]．ステロイドを使用するときには骨髄検査を行う．
若年性特発性関節炎や全身性エリテマトーデスなどのリウマチ性疾患のなかには，白血病と鑑別が必要な場合がある．治療にはステロイドや免疫抑制薬が使用されるため，骨髄検査を行って白血病を否定した方がよい．

ストッパー＋内筒＋外筒

ストッパー

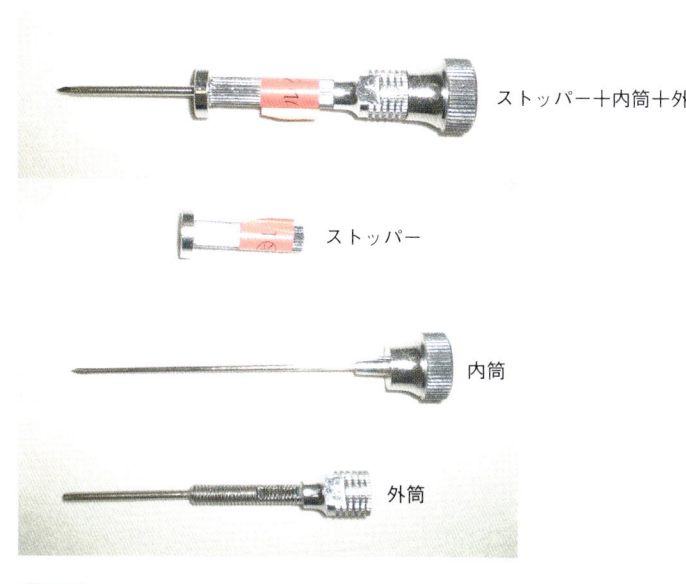

内筒

外筒

図1　小宮式骨髄穿刺針

◆ 3．骨髄穿刺の手順

❶ 上前腸骨棘，後腸骨稜から穿刺部位を選ぶ（図2）．なお，胸骨第2肋間は死亡例も認められるため原則禁忌である →ⓑ
❷ イソジン®などの消毒液で十分かつ広範囲に消毒し，滅菌手袋をつけ，穴あき滅菌覆布をかける
❸ 検体採取用注射器を用意する．細胞マーカーや遺伝子検査などを提出する場合は，注射器内に少量（0.2～0.5 mL）のヘパリンを加え，内壁を濡らしておく
❹ 穿刺部位の麻酔を行う．皮下，皮内と麻酔を進めていき，骨膜に当たると注入に抵抗を感じる．骨膜の十分な麻酔を行い（→ⓒ），麻酔薬が浸潤するまでしばらく待つ．十分に麻酔されたら，針を骨膜に刺しても痛みを感じなくなる．骨膜に当たったときの針の深さを覚えておく
❺ 骨髄穿刺針のストッパーを，皮膚から骨膜までの距離（麻酔時の針の深さ）に2～4 mmを加えた位置にセットする
❻ 利き手と反対の手で穿刺部位の固定を行い，穿刺針を図3のように内筒が抜けないように持ち穿刺する（→ⓓ）．骨膜の所で強い抵抗があるが，ねじ込むようなイメージで押し進める（→ⓔ）．穿刺針がしっかりと固定されれば，骨髄内に達したと考えてよい
❼ 穿刺針の内筒を抜き取り，先端を手袋や清潔ガーゼに当ててみる．血液や髄液がついていれば骨髄に達している．ついていなければ内筒を戻し，1～2 mm進めてみる
❽ 穿刺針が骨髄内に達したら，検体採取用の注射器を接続し，一

ⓑ 2009年6月に日本血液学会より注意喚起されている．

ⓒ 骨膜下に麻酔薬を注入しドーム状の隆起を作るのが理想だが，実際には難しい．抵抗を感じながら時間をかけ少しずつ麻酔薬を注入し，内筒を押しながら外筒をゆっくりと引き上げるという操作で骨膜の十分な麻酔を試みる．
ⓓ 腸骨で行う場合，針先をできるだけ骨に垂直に当て，針先が滑らないように固定するのがコツである．
ⓔ 合併症を避けるためにも決して力任せに体重をかけてはいけない（p37,「骨髄穿刺のテクニック」）．

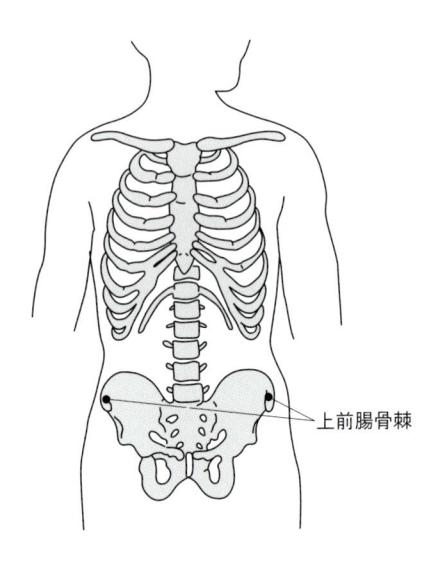

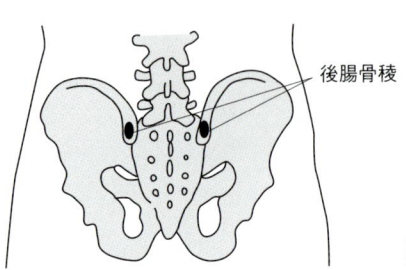

図2 穿刺部位

上前腸骨棘
後腸骨稜

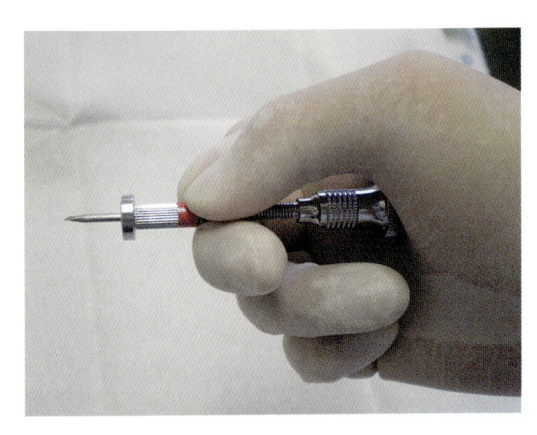

図3 穿刺針の持ち方
手掌で内筒を固定する

気に吸引する（→f）．このときに患者は強い痛みを感じるので，あらかじめ伝えておく．0.5mLほど採取できれば十分である．採取液は塗末標本用にスライドガラス，あるいは時計皿に移す（→g）．細胞マーカーなどを提出するときには，引き続きヘパリン入りの注射器で採取する

❾ 検査終了後，穿刺針を抜去し，圧迫止血を行う．止血できたのを確認後，再度消毒を行い，シルキーポア®などで保護し，1時間ほど安静にしておく →h

f 吸引をゆっくり行ったり何度もくり返し行ったりすると末梢血の混入が多くなる．

g 採取液に脂肪滴があれば骨髄が採取できたと確認できる．

h 穿刺部位に砂のうを乗せるように書いてある文献が多いが，これは止血と伴に安静目的で使用される．

◆ 4. 骨髄穿刺の合併症

- 皮下出血，血腫：特に出血傾向のある患者では十分な圧迫止血を行うことが大切である．
- 骨折：多発性骨髄炎や骨転移のある患者では骨が脆くなっており，十分な注意が必要である．

<文献>
1) 日本小児血液学会ITP委員会：小児特発性血小板減少性紫斑病 診断・治療・管理ガイドライン．日本小児科学会雑誌，108（11）：1439-1443，2004
・ 川越正平：骨髄穿刺．「レジデント臨床基本技能イラストレイテッド第2版」（小泉俊三，川越正平，川畑雅照 編），pp134-137，医学書院，2001
・ 神谷綾子，河野辰幸：骨髄穿刺．「図解基本手技」（奈良信雄 編），pp60-61，日本医事新報社，2008
・ 上田裕一：骨髄穿刺．「すぐに役立つ臨床基本手技・処置スタンダード」，pp120-125，文光堂，2006

トラブルシューティング

検体採取がうまくできない場合は，穿刺部位を変えて再挑戦するが，ドライタップが疑われる場合は早めに上級医に交代する．

骨髄穿刺 のテクニック

骨髄穿刺を正しく行うポイントは，適切なストッパーの位置を設定すること，十分な麻酔を行うこと，正しい穿刺部位を設定し正確に穿刺すること，体重をかけずに力を入れること，である．

図4 を見てほしい．穿刺部位を固定し，腕と穿刺針をまっすぐにし，重心を足にかけて穿刺している様子がよくわかる．このような体勢で，穿刺針をキリのように回しながら押し進めるとよい．

なお小児においては，静脈麻酔薬で麻酔をして行う施設が多い．われわれはまず手順❹（p35）の前にチオペンタール（ラボナール®）3～5 mg/kgを投与して導眠し，手順❻（p35）の前にケタミン塩酸塩（ケタラール®）1～2 mg/kgを投与する．

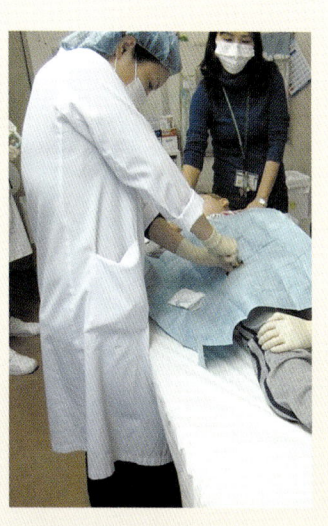

図4 骨髄穿刺の実際

第1章 日常診療における実践手技とコツ

06 心嚢穿刺

児玉貴光，朝井靖彦，小谷和彦

外傷初期診療においては，受傷後2〜3時間に適切な処置を行うことによって，防ぎえた外傷性死亡（preventable trauma death）から30〜40％の患者を救命することが可能である[1]．この処置は比較的容易な診察と手技で十分であるとされている．なかでも鈍的心臓外傷による心タンポナーデに対する心嚢穿刺は，胸部外科以外の医師にも施行可能であり，その基礎的技術を習得しておくことは重要である．

◆ 1．心タンポナーデ ➡ⓐ

外傷における心タンポナーデの多くは，心破裂の結果として発症する．心嚢内に血液もしくは空気が貯留することによって心筋の拡張障害が起こると，急激に循環虚脱に陥る．これが心タンポナーデの病態であり，**急性発症の場合には100mL未満の血液貯留でも重篤な臨床症状が出現することがある**．

・迅速かつ確実に診断するためには超音波検査が有用である．日本外傷学会が推奨する外傷初期診療コースJATEC™においては，primary surveyや経過中に呼吸・循環異常を認めた場合にはFAST（focused assessment with sonography for trauma：p48参照）をくり返すことによる精査を勧めている[2]．図1にFASTによる心タンポナーデ画像を示す

・表1に示すような臨床所見から心タンポナーデの存在を疑う．

ⓐ 心室内に血液が充満して弁が閉鎖する拡張期末期に，胸部に直達外力が働いた際に心室破裂が発生しやすい．心房破裂は上・下大静脈や肺静脈との接合部に剪断力が働くことによって発生するとされている[3]．

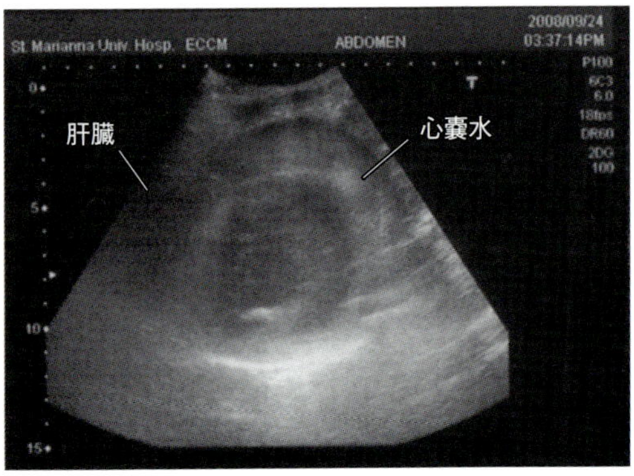

図1 FASTによる心タンポナーデ画像

表1 心タンポナーデの臨床症状

・胸痛，呼吸困難
・頻脈，頻呼吸
・Beckの三徴（頸静脈怒張，血圧低下，心音減弱）
・奇脈（自発呼吸下における収縮期血圧の10mmHg以上の低下）
・Kussmaul徴候（吸気時における頸静脈のさらなる怒張）
・脈圧の狭小化
・（症状が進行した場合の）PEA

注）PEA：pulseless electrical activity

ただし，**循環血液量が減少している場合は頸静脈怒張が認められないこともある**．また，Beckの三徴がすべて揃うのは，約10％程度と報告されている[4]
- その他，心電図において低電位，電気的交代脈（→ⓑ）が認められることもある

◆ **2．心嚢穿刺の適応**

症状のある心タンポナーデに対しては心嚢穿刺や心嚢開窓術を実施する．**循環動態が不安定であれば，原則として心嚢穿刺を第一選択とする**（→ⓒ）．
- 急速な大量出血などのために心嚢穿刺では心嚢内血液を十分にドレナージできない場合や，心タンポナーデを疑うがFASTによって心嚢液貯留が確認できない場合には，心嚢開窓術を実施するべきである．**図2**に心タンポナーデが疑われる症例に対する診断・治療のアルゴリズムについて示す

◆ **3．心嚢穿刺の禁忌**

外傷性心タンポナーデにおいては，救命目的に心嚢穿刺・心嚢開窓術を実施するため，絶対的禁忌はない．
- 心嚢穿刺において皮膚の穿刺部位から目標となる心嚢までの経路に腸管，肝臓，肺などの他臓器が存在する場合は，心嚢開窓

ⓑ 電気的交代脈：心電図におけるQRS波形が1拍ごとに大小を示す．

ⓒ 心嚢開窓術は，心嚢穿刺に比較して処置にある程度の時間と手術が可能な環境を要するからである．

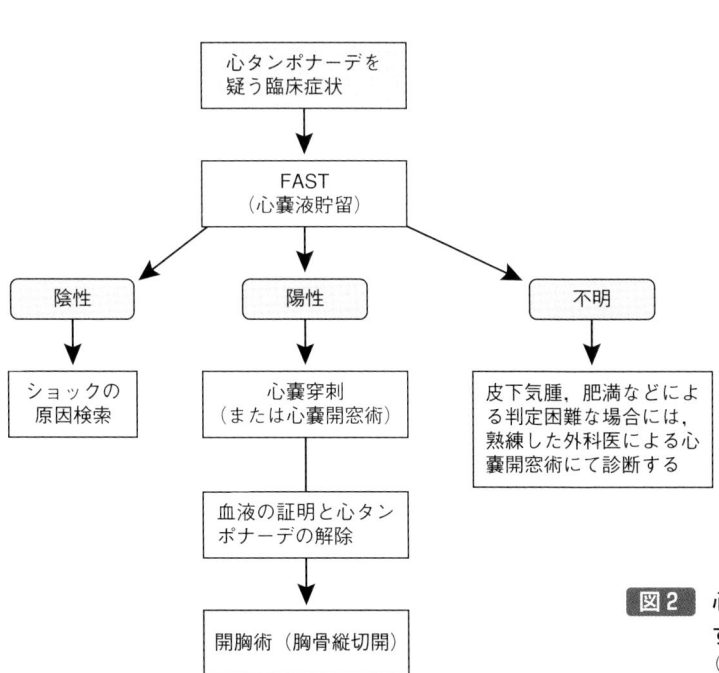

図2 心タンポナーデが疑われる症例に対する診断・治療のアルゴリズム
（文献4より改変）

術を第一選択とすべきである[5]
・ベッドサイドで超音波検査が実施できない場合も，合併症の危険が増すため心囊穿刺は相対的禁忌となる[6]

◆4．心囊穿刺の準備 ➡ⓓ

特別な物品は必要としないが，穿刺に引き続き経皮的ドレナージを行う場合は，カテーテルも準備する．
・カテーテルには，① 先端が柔らかい，② 先端付近が多孔になっている，③ ある程度のカテーテル径を有する，④ 挿入が容易，といった特性が要求される[7]

◆5．心囊穿刺の手技

❶ 処置に先立って血管確保，酸素投与を行い，心電図をはじめとした各種モニタを継続する
❷ ベストな体位は（semi-）Fowler位であるが，無理な場合は仰臥位のまま施行する
❸ 穿刺直前に超音波検査で，心囊液の貯留状態や心囊までの方向や角度，距離を再確認する
❹ 時間的に余裕がある場合は，剣状突起周辺を十分に消毒する．
❺ 穿刺にあたっては，剣状突起下穿刺法と胸骨傍穿刺法などの方法があるが，一般的には合併症の少ない前者を第一選択とする（➡ⓔ）
❻ 剣状突起と左肋骨弓の交点（Larry's point）を刺入部として，周辺に局所麻酔を行う
❼ 16〜18Gの静脈留置針を20mLの注射器に接続して，刺入部から左肩甲骨烏口突起の方向に刺入する（➡ⓕ）．この際，皮膚に対して常に35〜45度の角度を保つように注意する（図3）（➡ⓖ）

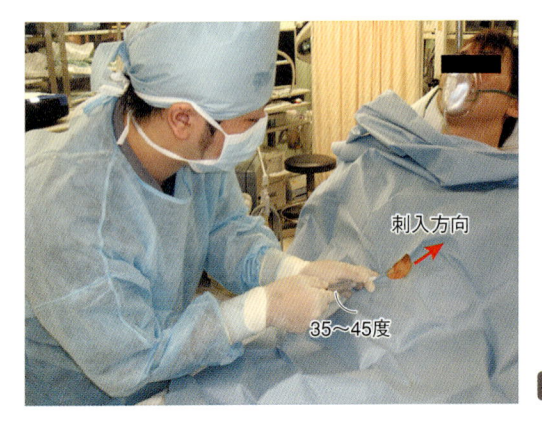

ⓓ もし手元に専用カテーテルがない場合は中心静脈用カテーテルやピッグテイル・カテーテルなどで一時的に代用することも可能である．

ⓔ 肝腫大などのため肝臓穿刺の危険が存在する場合や，剣状突起下からはecho free spaceにアプローチしにくい場合に胸骨傍穿刺法を選択する．

ⓕ ドレープを掛ける際に，刺入方向とドレープのたたみ皺を一致させておくと穿刺方向を見失いにくい[8]．

ⓖ 心筋穿刺を避けるために，穿刺針の近位にワニロクリップを取り付けて，心電図のV$_1$誘導をモニタすることも考慮する．針先が心筋に触れた場合に，モニタ上のST上昇やQRS増大・増幅，心室性期外収縮などが認められる．

図3 心囊穿刺図

❽ 刺入にあたっては陰圧をかけながら，慎重に針を進める．通常は，4〜6cmの刺入で針先が心嚢に達し，軽い抵抗を感じながら心嚢を貫く

❾ さらにわずかに針を進めると抵抗がなくなり，心嚢液を吸引することが可能となる．静脈留置針の外筒のみを進めて，内筒と注射器は抜去する．外筒に三方活栓と注射器を接続して貯留液をできるかぎり吸引する

❿ 引き続きドレナージを行う場合は，Seldinger法にてガイドワイヤーを挿入してからドレナージ・カテーテルを留置する．カテーテルはしっかりと皮膚に固定し，清潔なドレナージ・バッグを接続する

⓫ ドレナージ・バッグは心臓よりも低い位置に設置し，自然落差で排液を促す（→❽❾）

⓬ 血液が吸引された場合は，開胸手術を考慮する．**カテーテル抜去の目安は，1日の排液量が1 mL/kg以下程度とされている**

◆ 6．心嚢穿刺の合併症

主な合併症を**表2**に示す．重篤な合併症は0.5〜1％とされている[10]．

❽ 急激な排液はバイタル・サインの変動を惹起するため，注意深いモニタリングが必要である．

❾ 血腫やフィブリン塊によってカテーテル内が閉塞しやすいため，十分な観察をしながら，適宜ミルキングを行う．

表2　心嚢穿刺の合併症[9]

- 心室穿刺
- 心筋裂創・心膜裂創
- 冠動・静脈損傷
- 医原性心損傷による心タンポナーデの増悪
- 心室細動
- 肺損傷による気胸
- 医原性大血管損傷による心タンポナーデの増悪
- 食道誤穿刺とそれに引き続く縦隔炎
- 腹腔内誤穿刺とそれに引き続く腹膜炎
- （心嚢内貯留液と誤認する）腹水吸引

以上，心嚢穿刺は心タンポナーデに対する治療として，迅速かつ比較的容易に実施できる手技であると認識してほしい．

＜文献＞

1) 箕輪良行：PTLS（Primary-care Trauma Life Support）講習会コースの概略（地域医療振興協会 編）．PTLS Primary-care Trauma Life Support Syllabus. pp1-2, 地域医療振興協会, 1997
2) 第5章 胸部外傷.『改訂第3版 外傷初期診療ガイドラインJATEC™』（日本外傷学会外傷初期診療ガイドライン改訂第3版編集委員会 編），pp71-94，へるす出版，2008
3) 葛西　猛：交通事故による胸腹部外傷．救急医学，27：829-833, 2003
4) Demetriades, D. & van der Veen B. W.：Penetrating injury of the heart：Experience over two years in South Africa. J. Trauma, 23：1034-1041, 1983
5) 栗本義彦，浅井康文：心嚢穿刺・ドレナージ．救急医学，24：1270-1275, 2000
6) Markovchick, V. J.：Pericardiocentesis. Atlas of Emergency Procedures（Rosen, P. et al. eds.），pp66-67, Mosby, St.Louis, 2001
7) 高山守正：心嚢ドレナージ用カテーテル．救急医学，21：1606-1607, 1997
8) 唐川真二：心嚢ドレナージ．『生死を分ける最初の1時間実践外傷初療学救命センターでは…診療所では…』（石原　晋 編著），pp367-273, 永井書店，2000
9) American College of Surgeons Committee on Trauma：Pericardiocentesis. Advanced Trauma Life Support® for Doctors. Student Course Manual（8th ed.）pp.109, Chicago, 2008
10) 杉本勝彦 他：胸部外傷の初期診療で必要な手技（胸腔穿刺・心嚢穿刺など）．救急医学，28：543-551, 2004

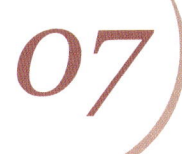

第1章 日常診療における実践手技とコツ

07 中心静脈圧

越後谷良介

> 従来，循環動態や輸液の必要性を判断するために中心静脈圧が利用されてきた．しかし近年，中心静脈圧を利用して治療方針を決定することは時代遅れ，もしくは信憑性に欠けるとの報告もある．この診断的ツールの原則・適応・限界を理解したうえで利用することが望ましいと考えられる．

中心静脈とは右房に近い上大静脈，下大静脈である．その静脈内にカテーテルの先端を留置することで，中心静脈圧を測定することができる．中心静脈圧の身体所見の関連については文献1（→ⓐ），実際の中心静脈カテーテル挿入方法に関しては文献2を参照のこと．

◆1．中心静脈圧モニタリングの適応

中心静脈圧モニタリングの適応となる病態として以下が挙げられる．

- 急性循環不全
- 大量輸血
- 低心機能患者の輸液療法
- 心タンポナーデが疑われる場合
- 重症敗血症における輸液負荷

◆2．中心静脈圧の測定法

胸腔内静脈圧のゼロ点は，第4肋間と中腋窩線の交点である．患者が仰臥位の場合に右房の高さに一致する場所である（図1）[3]．
呼吸により胸腔内圧が変動し，中心静脈圧はその影響を受けるため測定する時相が重要となる．通常，健常人では呼気の終了時に胸腔内圧がゼロ（大気圧）となるため，測定は呼気終末に行う必要がある．自発呼吸下と人工呼吸下では，中心静脈圧波形の推移が異なるため，呼気終末の同定には波形評価を必要とする[4]（図2）．

ⓐ 中心静脈圧の推定：上半身を45度起こした姿勢で，胸骨角から頸静脈の拍動が観察できる一番上のところまでの，垂直方向の距離を測定する．その値に5cmを足した値が静脈圧となる（右房と胸骨角の距離は，どの体位でも5cmとされる）[1]．

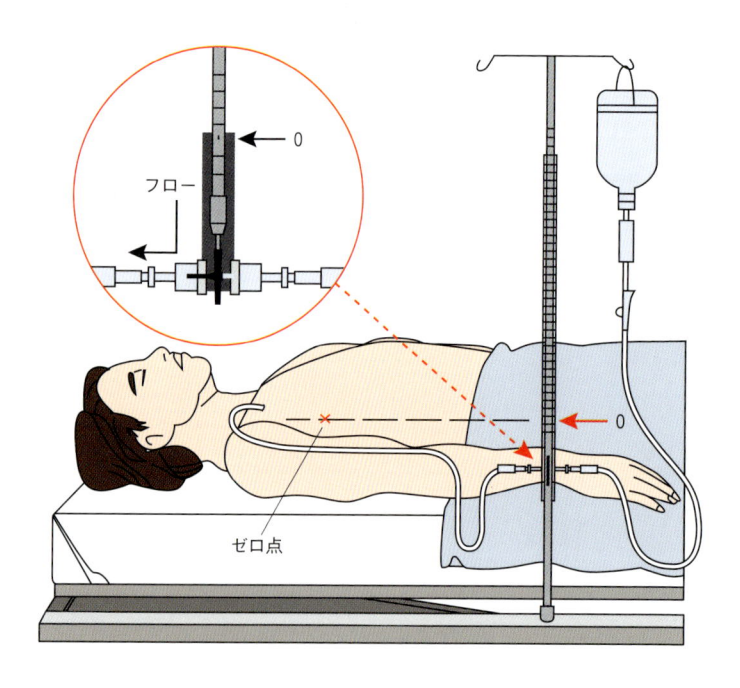

図1 中心静脈圧の測定
(文献3より引用)

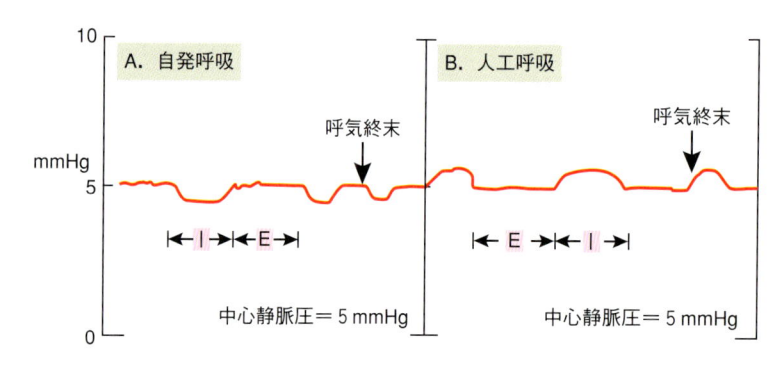

図2 吸気時（I）と呼気時（E）の中心静脈圧波形

自発呼吸下での呼吸性変動（A）では，中心静脈圧波形は胸腔内圧の低下とともに低下．
陽圧人工呼吸管理下の呼吸性変動（B）では，中心静脈圧波形は陽圧吸気の間，上昇する
(文献4より引用)

◆3．中心静脈圧測定時のエラー

　中心静脈圧を測定する際に外因性の要素が加わり測定値が誤って測定される可能性があり，以下のような項目に注意が必要である．

- 胸腔内圧の上昇（人工呼吸，緊張，咳）
- カテーテル先端の位置異常
- カテーテルの閉塞
- カテーテル内の空気
- 測定時相の誤り（呼気終末以外での測定）

◆4．中心静脈圧の解釈

　中心静脈圧の正常範囲は様々な報告がなされているが，まとめ

ると次のようになる．

> 低値：＜6 cmH$_2$O
> 正常：6〜12 cmH$_2$O
> 高値：＞12 cmH$_2$O ➡ ⓑ

ⓑ 1mmHg＝1.36cmH$_2$O

- 妊娠後期（30〜42週）では循環血漿量が多くなり，また胎児による胸腔内圧への影響もあるため，中心静脈圧は5〜8cmH$_2$O上昇するとされている
- 適切な位置（p47のコラムを参照のこと）にカテーテル先端が位置しており心肺機能が正常であれば，中心静脈圧から右室充満圧を推測することができ前負荷（拡張末期容量）を反映する
- 一般的に，中心静脈圧が低値であれば循環血漿量減少（出血・脱水など）や血管抵抗低下（敗血症，神経原性ショックなど）が考えられる
- 中心静脈圧が正常または高値の場合には，胸腔内圧や心筋コンプライアンスなどの影響を受けるため前負荷を反映するとは限らない．従って慎重な判断が必要となる．具体的には，循環血漿量は問題ないものの基礎疾患に（心機能低下を伴う）心疾患をもつ患者，もしくは心疾患は認めないものの循環血漿量が過剰な患者，といった病態が考えられる
- 中心静脈圧が異常に高値の場合，心機能低下以外に考慮すべき疾患がある．心タンポナーデ，収縮性心膜炎，肺動脈狭窄症，肺塞栓症などがそれにあたる
- 上記に加えて，中心静脈圧測定は輸液負荷に対する反応を判断する場合にも非常に重要となってくる．循環血漿量の状態が判断つかない場合，輸液負荷（fluid challenge）を行い中心静脈圧の変化を確認することで，その時点での循環血漿量の状態がわかる[5]（図3）（p47のコラムも参照）

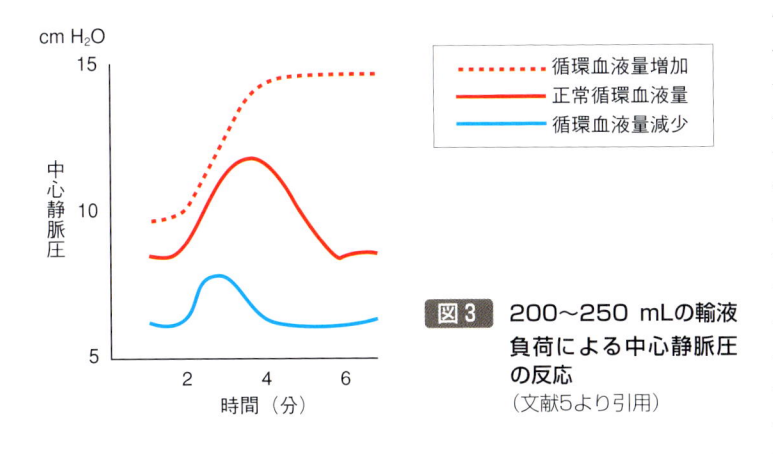

図3 200〜250 mLの輸液負荷による中心静脈圧の反応
（文献5より引用）

<文献>

1) 『みてわかる臨床力アップシリーズ　診察・検査』（名郷直樹　監修），羊土社，p31，2007
2) 『みてわかる臨床力アップシリーズ　診察・検査』（名郷直樹　監修），羊土社，pp125-129，2007
3) James R. Roberts, et al."Clinical Procedures in Emergency Medicine", SAUNDERS, 2003
4) 『FCCSプロバイダーマニュアル』（FCCS運営委員会　監修），メディカル・サイエンス・インターナショナル，2009
5) 『一目でわかるクリティカルケア』（益子邦洋　監訳），メディカル・サイエンス・インターナショナル，p4，2006
6) David, C., McGee, M.D., & Michael, K., Gould, M.D.：Preventing Complications of Central Venous Catheterization. N. Engl. J. Med., 348：1123-1133, 2003
7) 『超音波ガイド下中心静脈穿刺法マニュアル』（須加原一博　編集，徳嶺譲芳　著），総合医学社，2007
8) Orme, R. M. L'E., McSwiney, M. M. & Chamberlain-Webber, R. F. O.：Fatal cardiac tamponade as a result of a peripherally inserted central venous catheter. British Journal of Anaesthesia, 99（3）：384-388, 2007
9) Czepizak, C., O'Callaghan, J.M., Venus, B.：Evaluation of formulas for optimal positioning of central venous catheters. Chest, 107：1662-1664, 1995
10) Rivers, E. et al.：Early goal-directed therapy in the treatment of severe sepsis and septic shock. N. Engl. J. Med., 345：1368-1371, 2001

中心静脈穿刺ランドマーク法における合併症

ランドマーク法は，熟練した術者であれば短時間で手技が可能（成功率約90％）である．しかし解剖学的血管走行異常は5％程度認められるといわれており，そうした場合にはランドマーク法でのカテーテル挿入は困難となる．合併症の種類および頻度は様々であるが，熟練していない術者が手技を行う場合には後述する超音波ガイド下での中心静脈穿刺法の方が合併症は少ないとされる．主な合併症を**表1**に示す．

表1　中心静脈穿刺ランドマーク法における主な合併症

合併症	頻度（％）		
	内頸静脈	鎖骨下静脈	大腿静脈
動脈穿刺	6.3〜9.4	3.1〜4.9	9.0〜15.0
血腫	<0.1〜2.2	1.2〜2.1	3.8〜4.4
血胸	ほぼ0％	0.4〜0.6	ほぼ0％
気胸	<0.1〜0.2	1.5〜3.1	ほぼ0％
総計	6.3〜11.8	6.2〜10.7	12.8〜19.4

（文献6，表2より改変）

中心静脈カテーテル挿入のテクニック

カテーテル挿入部位は，内頸静脈・鎖骨下静脈・大腿静脈が主に使用される．以前は体表面から目視あるいは触知可能な組織（骨・筋肉・動脈）を目印として穿刺部位と穿刺方向を決定するランドマーク法が広く行われていた．しかし安全性や確実性，合併症の発生頻度などを考慮し超音波ガイド下での中心静脈穿刺が広がっている．実際の手技詳細は文献7を参照のこと．

中心静脈カテーテル先端部の位置と長さ

zone A：上大静脈下部～右心房上部
zone B：左右無名静脈の結合部位と上大静脈上部
zone C：上大静脈より末梢の左無名静脈
〔右側より挿入したカテーテル先端の至適位置〕
zone B
〔左側より挿入したカテーテル先端の至適位置〕
zone B～zone C
（zone Bでカテーテル先端が血管壁に接触すると，投与薬剤が高濃度で血管壁に接触するため炎症や穿孔を引き起こす可能性があるため）

穿刺部からどれだけカテーテルを挿入すれば，先端がよい位置になるかについて報告があるので紹介する（**表2**）[9]．身長から挿入するカテーテルの長さを決める方法である．日本人を対象にした報告ではないが，参考にはなるだろう．

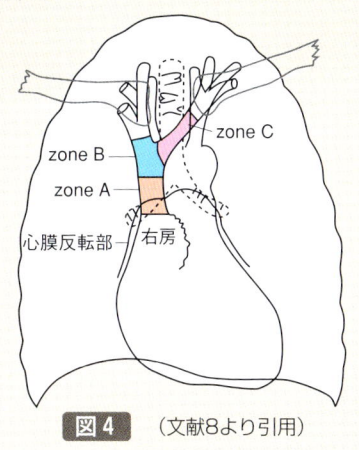

図4 （文献8より引用）

表2 中心静脈カテーテル先端部の位置と長さ（文献9より引用）

挿入部位	公式	上大静脈内（％）	右房内（％）
右鎖骨下静脈	（身長/10）− 2 cm	96	4
左鎖骨下静脈	（身長/10）＋ 2 cm	97	2
右内頸静脈	身長/10	90	10
左内頸静脈	（身長/10）＋ 4 cm	94	5

EGDT（early goal-directed therapy）

敗血症（重症敗血症や敗血症性ショックも含む）の治療目安として，2001年に，Riversらが，下記を提示した[10]．

① CVP：8～12mmHg
② MAP：65mmHg≦MAP≦90mmHg（MAP：平均動脈圧）
③ 尿量：≧0.5mL/kg/時間
④ $ScvO_2$≧70％

以上4項目を達成するためのアルゴリズムを**図5**に示す．①～④までのすべてを，ICU入室までの6時間以内に達成することを治療方針とした．

図5
重症敗血症と敗血症性ショックにおけるearly goal-directed resuscitationのプロトコール
（文献10より改変）

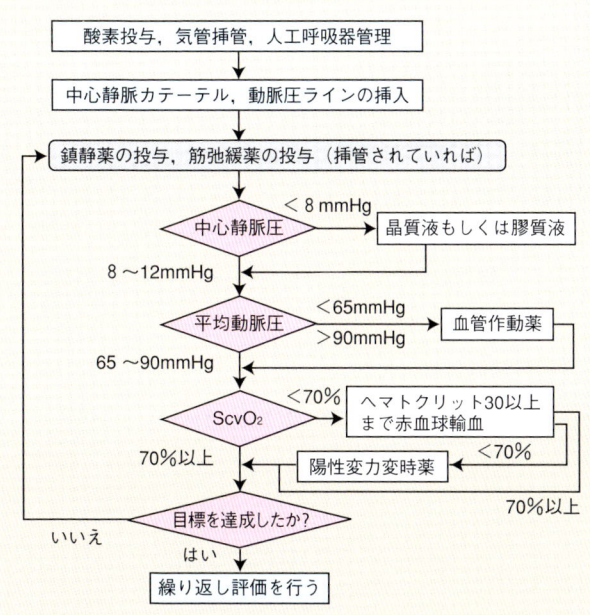

08 救急でのエコー：FAST

児玉貴光，朝井靖彦，小谷和彦

> 外傷初期診療の現場では，徴候の異常を迅速に検索して蘇生を施していく必要がある．わが国における標準的な外傷初期診療ガイドラインJATEC™ (Japan advanced trauma evaluation and care) ではprimary surveyにおけるcirculationの項目に関して，生体機能維持のために組織灌流圧低下の徴候を早期に察知すること，すなわち「ショックの存在を検索する」ことを最大の課題としている．ショックの認知のためには，意識レベル，血圧/脈拍の観察，皮膚所見など身体所見を総合的に評価することが必要であるが，救急外来で迅速に実施できるFAST (focused assessment with sonography for trauma) が有用である．

◆1．外傷におけるショック

ショックとは，「**循環の急激な変調に伴い末梢組織が必要とする血液供給ができず，組織の好気性代謝が障害されるため細胞機能が保てなくなる症候群**」と定義されている[1]．
- 外傷患者には，その程度に応じて循環障害が生じている
- 軽度の循環障害であれば生体機能の維持には影響を及ぼさないが，重度になればショックに陥る
- 30％までの血液減少（class IIのショック）では代償機能が働き，収縮期血圧は維持されるため，血圧を病態の指標とすることは危険を伴う．外傷におけるショックの90％以上は出血性ショックである[1]　➡ⓐ
- それ以外のショックとしては閉塞性ショック（心タンポナーデや緊張性気胸），心原性ショック，神経原性ショック，感染性ショックなどがあげられる

◆2．ショックの診断手段

ショックに陥るほどの出血は，視診で診断がつく活動性の外出血や開放性の長管骨骨折を除けば，体幹部の胸腔，腹腔，後腹膜腔の3部位に内出血の出血点がある（**表1**）．　➡ⓑ
- 比較的多く認められる非出血性ショックとして心タンポナーデと緊張性気胸があげられる

ⓐ 循環は，①循環血液量，②血管抵抗，③心拍出量の三要素で成立している．外傷急性期の診療では，まず「出血性ショック」と「非出血性ショック」の鑑別を行うことが重要である．

ⓑ 開放性骨折における推定出血量は，大腿骨が2,000 mL，脛骨が1,000 mL，上腕骨が500 mL程度という目安がある．

表1 ショックに陥る可能性がある体幹部

部位	病態
胸腔	**M**assive hemothorax
腹腔	**A**bdominal hemorrhage
後腹膜腔	**P**elvic fracture

出血源の検索について,それぞれの頭文字を取って「M・A・Pを探せ」と覚える

表2 ショックの検索方法

病態	診断方法
Massive hemothorax	胸部正面単純X線写真,FAST
Abdominal hemorrhage	FAST
Pelvic fracture	骨盤正面単純X線写真
Cardiac tamponade	FAST
Tension pneumothorax	身体所見

単純X線写真は,ポータブル撮影とする

表3 FASTの利点

① 迅速に実施できる	⑧ 検査に鎮静が不要である
② 検査のために場所を移動する必要がない	⑨ 妊婦や小児にも安全に実施できる
③ 非侵襲的な検査である	⑩ 患者の体位を変える必要がない
④ 患者の病態に関係なく実施できる	⑪ 他の蘇生処置の妨げになりにくい
⑤ くり返し検査を実施できる	⑫ 検査時間が短い
⑥ 処置点数が比較的に安価である	⑬ 習熟が容易である
⑦ 放射線や造影剤などが不要である	

(文献2より改変)

・診断のためには超音波検査やポータブル単純X線写真(胸部正面,骨盤正面)が有用である(**表2**)

3. FASTの位置付け

　超音波検査は侵襲がなくかつ簡便であり,ベッドサイドで実施できることから,外傷診療においては有用なモダリティとなっている(**表3**).
・「**鈍的腹部外傷におけるFAST陽性(腹腔内出血が存在する)の患者でバイタルサインが不安定である場合には開腹術を考慮すべき**」という提案はわが国から世界に向けて発信された[3] ▶︎**ⓒ**
・JATEC™においては早期に循環動態を評価するために,FASTはprimary surveyで実施することが推奨されている.それ以外にも診療中に**呼吸・循環の異常が出現した際**などには**くり返し検査を行う**ことの重要性も強調されている[1].現実的にはこの間隔は概ね30分ごとという目安が掲げられている[4].**表4**にFASTの適応について示す

ⓒ この論文によって,鈍的腹部外傷の診断における診断的腹腔洗浄法(diagnostic peritoneal lavage:DPL)の実施機会は激減した.ただし,腸管損傷の診断においてはDPLにも有用性がある.

表4　FASTのよい適応

① 循環動態が不安定なとき	④ 近接する部位に外傷が認められるとき
② 腹部所見が正確に取れないとき 　a. 頭部外傷や脊髄外傷を合併しているとき 　b. アルコールを摂取しているとき 　c. 薬物を服用しているとき 　d. 他部位に疼痛があるとき 　e. 気管挿管後	a. 下位胸郭から骨盤までに表在損傷が認められるとき 　b. シートベルト痕が認められるとき 　c. 下位肋骨骨折が認められるとき 　d. 肺挫傷，血気胸が認められるとき 　e. 骨盤骨折が認められるとき 　f. 血尿が認められるとき
③ 腹部身体所見に異常が認められたとき	⑤ 腹部外傷をきたしやすい受傷機転が認められたとき 　a. ハンドル外傷 　b. 腹部強打

（文献1より改変）

4．FASTの手技

　超音波装置をBモードに設定して，成人においては基本的に3.5 MHzのコンベックス型プローブを使用する．
- 体格のよい患者に対してはセクタ型が有効になることもある[5]
- 乳幼児から小児に対しては5〜7.5 MHzのコンベックス型の利用が勧められる

　プローブの走査部位は合計6カ所である．
- ❶心嚢腔，❷Morison窩，❸右胸腔，❹脾周囲，❺左胸腔，❻膀胱直腸窩を観察する．ただし観察順序に決まりはない（図1）
- 短時間で観察する必要があるため**所要時間はせいぜい1〜2分程度とすることが望ましい**

❶ 心嚢腔 (pericardial area)

　胸骨剣状突起直下でプローブを縦走査する．この際，軽く患者の左肩方向にプローブを振ることで心嚢液の有無を確認する．　→ⓓ
- 急性期の出血は心嚢腔内のecho free spaceとして捉えられる（図2）が，凝血塊になっている場合は高エコー像になる
- 縦走査で観察が困難であれば同部位で横走査に，もしくは胸骨左縁の第3，4肋間走査を実施する

❷ Morison窩 (perihepatic area)

　右前腋窩線上を（下位）肋間走査で肝右葉と右腎臓を描出して，その間隙であるMorison窩の液体貯留の有無を確認する（図3）．
- 確実にプローブを扇状に振って少量の出血でも見落とさないように注意する
- Morison窩は仰臥位において早期に腹腔内出血による血液貯留が認められる部位である

ⓓ 十分な観察ができない場合は，患者に深吸気をさせることで，視野が得られやすくなる．

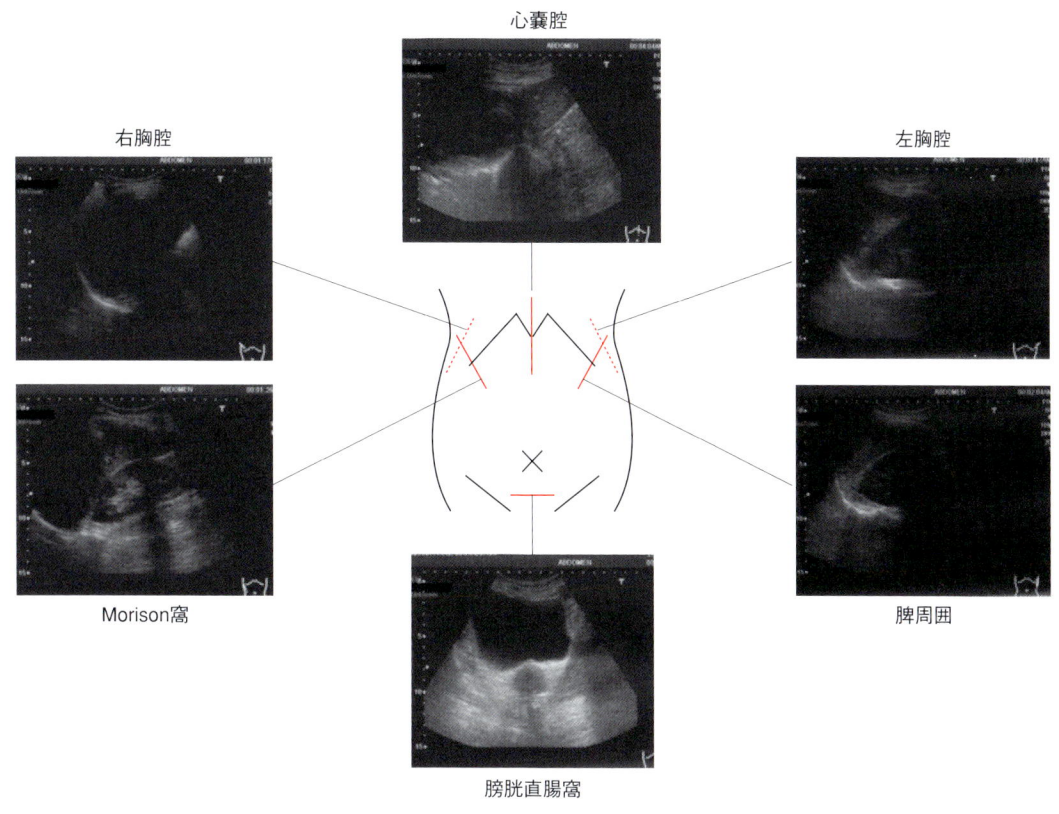

図1 FASTにおける観察部位と正常画像所見

(心嚢腔／右胸腔／左胸腔／Morison窩／脾周囲／膀胱直腸窩)

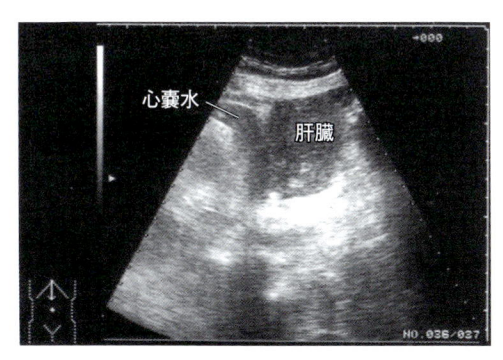

図2 FASTによる心タンポナーデ画像
富山大学医学部救急・災害医学講座
奥寺教授のご提供による

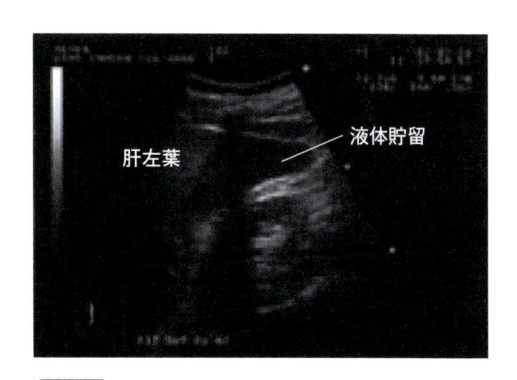

図3 FASTによる腹腔内出血画像

- 通常の位置からの観察が困難である場合は，中腋窩線上またはさらに背側からの観察を試みる
- 腹腔内出血が少量である場合は，Morison窩のecho free spaceを経時的に観察することで病状を判断することが可能となる

3 右胸腔（thoracic cavity） → ⓔ

Morison窩を観察した後，プローブを患者の頭側に振って血胸の

> ⓔ 胸腔の観察のためには，思い切ってプローブを患者の背側から当てることを心掛ける．

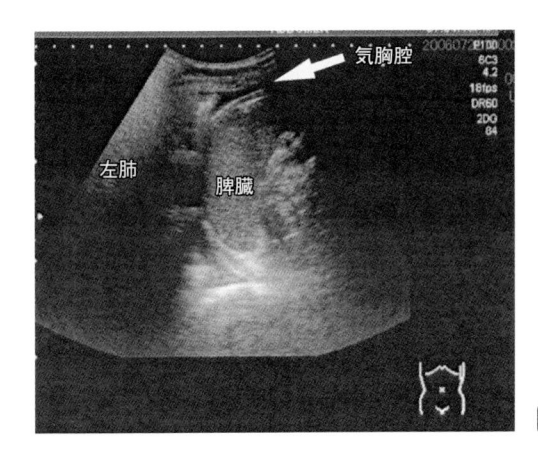

図4 FASTによる外傷性気胸画像

有無を確認する．
- 注意深く観察すると胸壁と臓側胸膜が呼吸性にスライディングする様子が見てとれる．このサインが認められないことで，気胸を診断することも可能となる[6]（**図4**）
- この部位は肺によるアーチファクトや皮下気腫の存在などで十分な観察ができないこともある

4 脾周囲（perisplenic area）→ f

左肋間走査で第9もしくは第10肋骨付近から脾臓と左腎臓を同時に描出して脾周囲と脾腎境界に出血が認められないか確認する．
- この部位は拡張した胃によって観察が困難となることがあるため，**あらかじめ胃管を挿入して胃内を脱気する**ことを考慮する
- プローブを患者の頭側に振って，脾臓と左横隔膜の間隙についても追加観察しておく

5 左胸腔（thoracic cavity）

脾周囲を観察した後，プローブを患者の頭側に振って血胸の有無を確認する．

6 膀胱直腸窩（pelvic cavity）

プローブを恥骨結合の頭側4cmの位置に置き，横走査で膀胱周囲の液体貯留の有無を確認する．
- 続いて縦走査で膀胱背側を観察して，液体貯留を見逃さないようにする
- 膀胱の観察は膀胱内に尿が貯留していた方が容易であるため，**FASTは尿道留置カテーテルの挿入前に行うことが望ましい**とされている．すでにカテーテルが挿入されている場合は，いったんカテーテルを遮断して膀胱内に尿を貯留させるとよい[1]

---

f 脾臓全体の観察は，患者の体型や協力（深吸気）に影響されやすい．いたずらに検査時間を消費しないようにすることが重要である．

◆5. 腹腔内出血量の評価

FASTの結果，1カ所でも**液体貯留が認められればFAST陽性**と評価する．
- 一般的には30〜100 mL以上の腹腔内液体貯留があれば診断は可能とされている[5]

液体貯留量の定量化については，5カ所の走査部位における腹腔内貯留液の厚みを計測し，スコア化する方法がある．
- 走査部位は**表5**に示すようにFASTとはやや異なるが，同じように迅速に検査は可能である
- このスコア合計が3点以上であった場合は，開腹術が必要である可能性が高い[7] ➡❾

❾ 今日では経カテーテル動脈塞栓術（transcatheter arterial embolization：TAE）などの発達により，開腹術を行わない非手術療法（non-operative management：NOM）が選択されるケースが増加傾向にある．

表5 腹腔内出血量のスコア化

走査部位	腹腔内貯留液の厚み，もしくは所見点数	点数
Morison窩	＞2 mm（多い）	2点
	≦2 mm（少ない）	1点
膀胱直腸窩	＞2 mm（多い）	2点
	≦2 mm（少ない）	1点
脾周囲	あり	1点
Floating intestine loop	あり	2点
傍結腸溝	あり	1点

鈍的腹部外傷においてスコア合計が3点以上では推定出血量は1,000 mL以上で，開腹術が必要である可能性が高い

出血量を計算するためには，さらに多くの部位を走査する，もしくは多少複雑な計算式を要する（**表6**，**図5**）．
- この手法は検査に時間を要するため，蘇生の現場よりも病棟でのベッドサイドにおける経過観察として利用した方がよい．このような手技をBOAST（bedside organ assessment with sonography after trauma）と呼ぶ[9]

◆6. FASTの精度と限界

FASTの有用性を報告したKimuraらの報告[3]では，感度86.7％，特異度100％，正診率97.2％という結果であった．
- ベッドサイドにおける放射線科医以外の外科医や救急医が行ったその後の報告[10]〜[12]でも，感度81.5〜84.6％，特異度98.6〜99.7％と非常に良好な結果が得られている

表6 腹腔内液体貯留量の推定方法

液体貯留部位	推定出血量（mL）
①：Morison窩 and/or 脾腎境界のみ	150
②：①＋膀胱直腸窩 or 膀胱上窩のみ	400
③：②＋左横隔膜下のみ	600
④：③＋両側傍結腸溝のみ	800
⑤：④＋右横隔膜下（厚さ 5mm）	1,000
⑥：④＋右横隔膜下（厚さ 10mm）	1,500
⑦：④＋右横隔膜下（厚さ 15mm）	2,000
⑧：④＋右横隔膜下（厚さ 20mm）	3,000

注）仰臥位の体重 50kgの成人の場合

（文献8より改変）

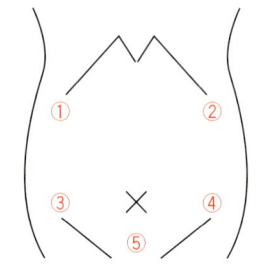

通常の『5 points method』

$$\frac{(①+②+③+④+⑤) \text{ cm}}{5} \times 1,000 \times \frac{A\text{kg}}{60\text{kg}} = M\text{mL}$$

『4 points method』（③の部位での計測が不能な場合）

$$\frac{(①+②+×+④+⑤) \text{ cm}}{5-1} \times 1,000 \times \frac{B\text{kg}}{60\text{kg}} = N\text{mL}$$

計測する5部位は，右上・右下・左上・左下・恥骨上部を指す．
仰臥位の体重60kgの成人において，すべての部位で1cmの厚さの腹腔内貯留液が認められれば，総量は約1,000mLとなる．

図5 腹腔内液体貯留量の計算方法（文献5より改変）

- 1人の術者の経験症例数が50を越えると感度は100％に近くなるとされている[2]だけに，容易に取得できる信頼性の高い手技である

腹部外傷におけるFASTの診断効果は，腹腔内出血を伴っていて発揮されるものであるため，腹腔内出血を伴わない実質臓器損傷や管腔臓器損傷，小児外傷などについては偽陰性が高くなることが指摘されている[13) 14)]．

- 皮下気腫や肥満，鼓腸，胃拡張の存在も感度を下げることが知られている[1)]　→ⓗ

ⓗ FASTでは横隔膜損傷，腸管，膵損傷が見落とされやすいことが判明している．

7．FASTを利用した腹部外傷の治療戦略

腹部外傷患者に対する開腹術の適応基準としては，①循環動態が不安定，②腹膜炎所見が明白，であることがあげられる．これら血液検査や画像診断，腹部所見と外傷治療の経験が豊かな外傷外科医の判断が組み合わさることで治療方針が決定される．

図6 腹部外傷の治療方針決定のためのアルゴリズム
（文献1，15より改変）

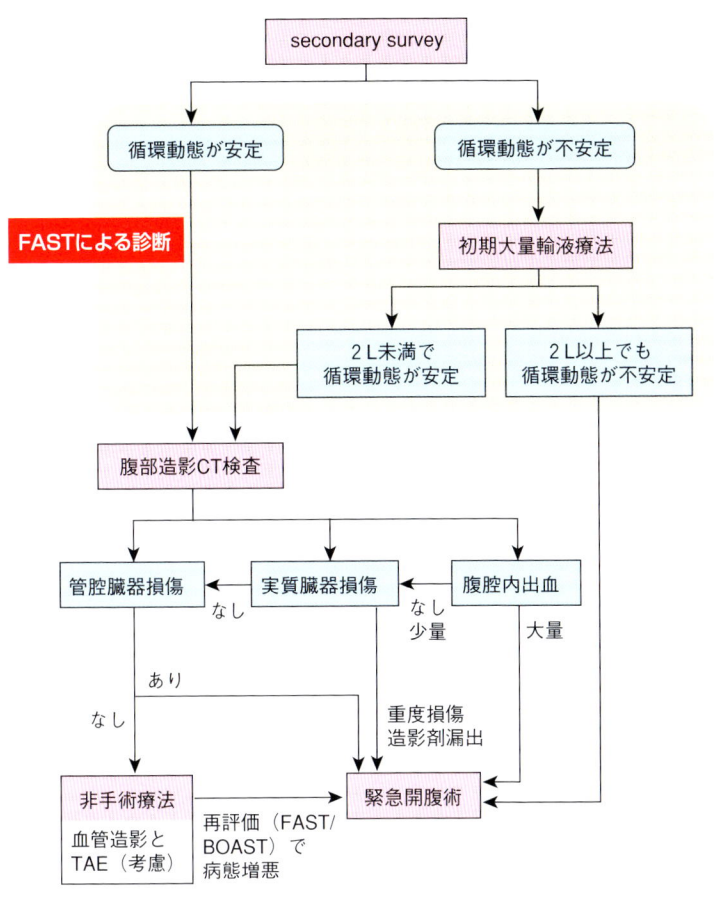

注）大量腹腔内出血とは，FASTにおける腹腔内出血検索において2カ所以上に液体貯留を認める場合

- 治療方針決定のためのアルゴリズムについて**図6**に示す．**初期大量輸液療法に反応しない循環動態が不安定な腹部外傷の症例は，CTを撮影せずFASTのみで緊急開腹術に踏み切らなければいけない**
- バイタルサインが安定していたとしても，FASTで大量腹腔内出血が診断された場合は，循環動態が破綻する可能性が高い．熟練した常勤の外傷外科医がいない施設では，搬送に耐える病態と判断した段階で速やかに高次医療機関に転送することを考慮すべきである

以上，FASTは積極的に活用すれば，腹腔内出血などに対する治療に極めて有効に機能する．治療と一体化した診断手技の1つと認識してほしい．

❶ 初期大量輸液療法とは，温めた乳酸もしくは酢酸リンゲル液などの等張電解質輸液2Lをボーラスで投与する治療法である．総輸液量が3Lを超える前に輸血療法を開始することが望ましい．

<文献>

1) 『改訂第3版外傷初期診療ガイドラインJATEC™』(日本外傷学会・日本救急医学会監修), へるす出版, 2008
2) 今 明秀：腹部外傷.『PTLS Primary-care Trauma Life Support Syllabus』(地域医療振興協会 編), pp22-26, 地域医療振興協会, 2002
3) Kimura, A. & Otsuka, T.：Emergency center ultrasonography in the evaluation of hemoperitoneum：a prospective study. J. Trauma, 31：20-23, 1991
4) America College of Surgeons Committee on Trauma：Abdominal Trauma. Advanced Trauma Life Support® for Doctors, Student Course Manual (7th ed.), pp131-145, Chicago, 2004
5) 桜井正児, 新美 浩：超音波検査.『救急診療指針第2版』(日本救急医学会認定医認定委員会 編), pp410-416, へるす出版, 2003
6) 石原 晋：救急外来での初療の定型的流れ.『生死を分ける最初の1時間実践外傷初療学救命センターでは…診療所では…』(石原 晋 編著), pp54-74, 永井書店, 2000
7) Huang, M. S. et al.：Ultrasonography for the evaluation of hemoperitoneum during resuscitation：a simple scoring system. J. Trauma, 36：173-177, 1994
8) 松本廣嗣, 真栄城優夫：エコー.『図説 救急医学講座3：救急医療に必要な画像診断』(澤田祐介 他 編), pp186-193, メジカルビュー社, 1989
9) Rozycki, G. S. et al.：Surgeon-performed bedside organ assessment with sonography after trauma (BOAST)：a pilot study from the WTA Multicenter Group. J. Trauma, 59：1356-1364, 2005
10) Rozycki, G. S. et al.：A prospective study of surgeon-performed ultrasound as the primary adjuvant modality for injured patient assessment. J. Trauma, 39：492-500, 1995
11) Rozycki, G. S. et al.：Surgeon-performed ultrasound for the assessment of truncal injuries：lesions learned from 1540 patients. Ann. Surg., 228：557-567, 1998
12) 井戸口孝二, 横田順一朗：外傷初期診療における超音波検査 (FAST). 救急医学, 27：1095-1099, 2003
13) Chiu, W. C. et al.：Abdominal injuries without hemoperitoneum：a potential limitation of focused abdominal sonography for trauma (FAST). J. Trauma, 42：617-623, 1997
14) Miller, M. T. et al.：Not so FAST. J. Trauma, 54：52-59, 2003
15) 萩原章嘉：ダメージコントロールサージェリーと経カテーテルの動脈塞栓術 (Transcatheter Arterial Embolization：TAE).『ダメージコントロール』(島崎修次 監修), pp58-67, メディカルレビュー社, 2003

第1章 日常診療における実践手技とコツ

09 心肺蘇生・胸骨圧迫・AED

福井 謙

心停止を発症するのは大部分が成人であり，最も高い生存率を示す心停止例は，患者の年齢を問わず，心停止を目撃され，初期リズムがVF（心室細動），またはVT（無脈性心室頻拍）の心停止例である．そのため心肺蘇生は基本的に3つの段階に分かれる．

① VF，VTによる心停止の最初の4～5分で除細動をする時期
② その後のVF，VTが続く4～10分．最初の除細動をする前に良質なCPRで適切な脳循環，冠灌流量を維持しておくことが重要
③ 無脈で10分以上経過．低体温療法などを行う場合もあるが，反応が早期にみられない場合，蘇生は難しい

この最初の①，②の段階を担う上で，BLSは非常に重要な心肺蘇生法である．

1．BLS総論

心停止患者あるいは心停止が切迫している患者を救命するには，

1．心停止の認識と救急対応システムへの迅速な出動要請
2．胸骨圧迫に重点を置いた迅速な心肺蘇生術
3．迅速な除細動
4．薬剤などを使用した二次救命処置
5．心停止後ケアの統合

の5つの要素が早期に行われることが必要である（**図1**）．
→ⓐ

BLS（basic life support：一次救命処置）はこの「救命の連鎖」のうち始めの3つの要素を包括する概念である．

BLSには，心肺蘇生術，AED（automated external defibrillator：自動体外式除細動器）を用いた除細動，窒息に対する気道異物除去が含まれる．

ⓐ Caraの救命曲線によると，心停止患者は2分以内に心肺蘇生術が開始された場合，救命率は90％程度であるが，4分では50％，5分では25％程度となる．したがって，救急隊到着までの数分間（5～6分）に，現場に居合わせた人による心肺蘇生術（バイスタンダーCPR）が行われるかどうかが救命率を大きく左右する．

AHAのECCによる新しい成人の救命の連鎖の各輪は以下のとおりである
1．心停止の即時の**認識**と救急対応システムへの迅速な**出動要請**
2．胸骨圧迫に重点を置いた迅速な**CPR**
3．迅速な**除細動**
4．効果的な**二次救命処置**
5．**心停止後ケア**の統合

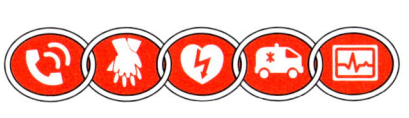

図1 AHAのECCによる成人の救命の連鎖
（文献1より引用）

◆ 2. 心肺停止患者発見から胸骨圧迫，人工呼吸までの流れ（図2）

❾ 周囲の安全を確認する．病院内であれば感染防御をする
❶ まず患者の肩を軽く叩きながら声をかける．反応がない，痙攣をしている，無呼吸，あえぎ呼吸の場合は，心停止と判断し周囲に声をかけ人を集める（→ⓑ）．その際AEDを持ってきてもらうようにする
❷ 頸動脈（喉頭隆起を指先でさわり，自分側に滑らせる）を触知し，10秒以内に拍動が触れない，または拍動があるかどうか自信がない場合は胸骨圧迫を開始する
❸ 胸骨圧迫はできるだけ早期に十分な回数で，しっかり押して，しっかりもどすように絶え間なく行われることが重要（→ⓒ）．手順は以下の通り
　a）圧迫する位置は「胸の真ん中」．服を脱がせる必要はない
　b）胸骨上に両方の掌を重ねて両腕で圧迫する．圧迫は掌の付け根部分だけで行う
　c）救助者は自分の方が患者の胸骨の真上になる姿勢をとり，両腕の肘をしっかりと伸ばして胸骨を圧迫する．胸骨を垂直方向に圧迫することが重要である

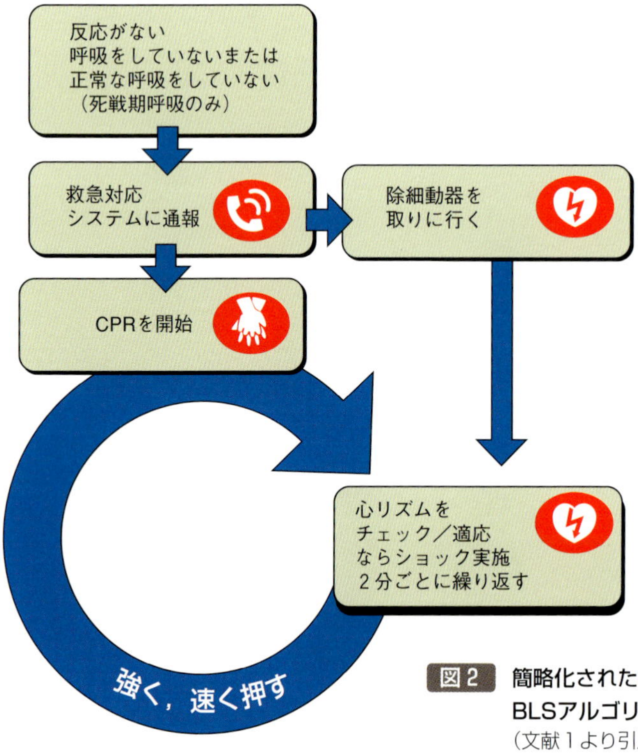

図2 簡略化された成人のBLSアルゴリズム
（文献1より引用）

ⓑ 医療従事者であっても死戦期あえぎ呼吸など，呼吸の有無を適切に判断できない場合がある．間歇的なあえぎ呼吸をしている傷病者は呼吸をしていないものとして取り扱うこととする．
死戦期あえぎ呼吸[2]は突然の心停止が起きて最初の数分間に生じることがある呼吸様式で，換気に十分な呼吸とはなっていない．

ⓒ 院内で心肺停止になった患者さんに対して，医療従事者は意外とガイドラインが勧める胸骨圧迫ができていない[3]．また圧迫の際に肋骨を折る感触があり，圧迫を少し躊躇することがある．蘇生中の肋骨骨折は，まれならず発症するが，救命のために起こりうる合併症として容認しうる結果である．しかし高齢者ではそれでも迷うことがある．その他に筆者の経験上，圧迫交代は周囲に対する気遣いで「自分が頑張るから」，とそのまま圧迫を続けたときもあったが，自分でも明らかに効果的な圧迫ができなくなってくることを自覚できた．

d) 圧迫をかける時間と圧迫を解除する時間とは，ほぼ１：１になるのが理想である．圧迫の強さは胸骨が少なくとも５cm沈む程度．また圧迫の解除もしっかり戻すことが重要

e) 圧迫は１分間に100回以上．圧迫と人工呼吸の比は30：２

f) 圧迫交代のサイクルは１～２分ごとを目安として必ず交代する．交代は最小限にする

❹ 人工呼吸は胸骨圧迫開始後に行う．手順は以下の通り

a) 明らかな頭部・脊椎外傷がある場合を除いて，頭部後屈顎先挙上法を用いて気道確保をする

b) 人工呼吸を２回行う．吹き込みには１回につき１秒以上かけない．吹き込む量の目安は，患者の胸が上がる程度にする ➡ⓓⓔ

c) 人工呼吸は10秒以内に２回行い，それ以上の時間はかけないようにする ➡ⓕ

❺ 明らかに正常な呼吸や目的のあるしぐさが出現した場合はCRPを中断する

◆ 3. AEDについて

AEDは2004年から一般市民も使えるようになり，空港や学校，球場，駅などの公共施設に設置されるようになった．

日本では救急車が現場到着するまで平均で約６分強を要するが，VF，VTの場合は一刻も早く電気的除細動を施行することが必要とされている．３分以内にVF，VT患者に対してAEDで除細動をした場合，それ以降に除細動をするよりも有意に救命率が高かった[5]．➡ⓖ

１ AEDの使用方法

AEDが入手可能であれば，できるだけ迅速に患者に装着して使用する．ショック前後の胸骨圧迫中断は最小限にして，ショック後直ちに胸骨圧迫を再開する．基本的に使い方は電源を入れるだけで，音声ガイドで全て誘導してくれる．その説明の間も胸骨圧迫は中断しないようにする．以下はAED操作の大まかな流れである．

２ 取扱い方法

❶ AEDの電源を入れ，指示に従う

❷ 電極パッドは右上前胸部（鎖骨下）と左下側胸部（左乳頭部外側下方）に貼付する．貼付の代替位置として，上胸部背面（右または左）と心尖部とに貼付する方法が考慮されてもよい．パッドを貼る場所に医療用の埋め込み器具がある場合には，器具からパッドを少なくとも８cm以上離して貼る

ⓓ マウス・トゥ・マウス，バッグバルブマスク換気，ラリンジアルマスク，コンビチューブを使った高度な換気などにおいてすべて同じである．過剰な１回換気量は胸腔内圧を不必要に上昇させて静脈灌流を阻害するため，胸骨圧迫の効果が損なわれる．また過剰な換気回数は平均胸腔内圧を上昇させ，静脈灌流の減少をまねき，その結果冠灌流圧を低下させ蘇生率を低下させる可能性がある．

ⓔ 院外などで人工呼吸がためらわれる場合は省いてもよい[4]．

ⓕ その他胸骨圧迫中断時間は，AED用電極パッドの貼りつけや気管挿管の際でも10秒以内にとどめる．ラリンジアルマスク，コンビチューブは胸骨圧迫を中断しなくてもよいという利点がある．その結果冠灌流圧を低下させ蘇生率を低下させる可能性がある．

ⓖ AEDのVFに対する感度／特異度はともに100％とする研究が複数ある[6]．

❸ パッドを貼ると，自動的に心電図解析が始まる．その際胸骨圧迫は中断する

❹ そこでショックの適応と見なされた場合，「私，あなた，酸素，皆さん」が離れていることを確認して1度ショックを施行する

❺ その後患者の反応を見ず，すぐに胸骨圧迫を再開する．病院内でモニター装着の場合は，ECG上の適切なリズムが確認できるときに限ってチェックする

❻ 病院に着くまでパッドは外さない．種類にもよるが，パッドは病院の除細動器コネクターと接続し，そのままパドル誘導で使用できる　→ⓗ

ⓗ 電気ショックや一時ペーシングも使用できる．

③ AEDのトラブルシューティング

・埋め込み式除細動器（ICD）患者の筋肉が収縮している
　→ ICDの除細動が作動している．作動が完了するまで30〜60秒待ったあとでAEDを取り付ける．時に自動ICDとAEDの解析・ショックサイクルは競合する

・電極パッドを貼るべき位置に，経皮的な薬剤パッチ（ニトログリセリン，ニコチン，鎮痛薬，ホルモン剤，降圧薬など）が貼ってある
　→ 電極パッドは湿布薬等の上に直接貼るべきではない．貼付場所の薬剤パッチ等は取り去り，貼ってあった部位をふき取ったあと電極パッドを貼り付ける

・傷病者の体が濡れている
　→ 胸の水分を拭き取ってから電極パッドを貼り付ける

・傷病者が雪や氷の上に倒れている
　→ AEDを使うことはできる．ほとんどの場合，胸から衣服を取り外す以外には胸に対する特別の処置は必要ない

<文献>

1）2010 AHA Guidelines for cardioplumonary resuscitation and emergency cardiovascular care
2）You tube agonal Breathing
　http://www.youtube.com/watch？v=CBMxH4×tE8w
3）Wik, L., Hansen, T.B., Fylling, F. et al.：Delaying defibrillation to give basic cardiopulmonary resuscitation to patientswith out-of-hospital ventricular fibrillation: a randomized trial. JAMA, 289：1389-1395, 2003
4）Hüpfl, M., et al.：Chest-compression-only versus standard cardiopulmonary resuscitation: a meta-analysis. Lancet, 376：1552-1557, 2010
5）Valenzuela, T.D., Roe, D.J., Nichol, G. et al.：Outcomes of rapid defibrillation by security officers after cardiac arrest in casinos. N. Engl. J., 343：1206-1209, 2000
6）Marenco, J.P. et al.：Improving survival from sudden cardiac arrest: the role of the automated external defibrillator. JAMA, 285：1193-200, 2001
・『救急蘇生法の指針2005』（日本版救急蘇生ガイドライン策定小委員会），へるす出版，2007

第1章 日常診療における実践手技とコツ

10 血管穿刺がうまくいかない場合のトラブルシューティング〜中心静脈穿刺

南郷栄秀

中心静脈カテーテル挿入の手技についてはAHRQ[1]やNICE[2]のガイドラインでも示されている通り，超音波ガイド下で行うことが推奨されている（→ⓐ）．国内で出版されている中心静脈カテーテル挿入の手技についての書籍でも，最近はこれに従って超音波ガイド下で行われる方法で解説するものが出てきている．しかし当院では，数多くの研修医が僻地で診療を行うためのトレーニングを行っており，大病院と違って地域の病院では中心静脈カテーテル挿入のための超音波がないところも多いので，超音波をガイドとして用いないLandmark法（変法）も指導している（消毒前に血管の走行を確認するためにどこにでもある腹部超音波のプローベを用いた超音波は使用する）→ⓑ．そこで本項目では，Landmark法（変法）を用いた中心静脈カテーテル挿入法について取り上げ，特に挿入技術がうまくいかない場合について，さまざまな可能性を考えて，そのトラブルシューティングを解説してみたい．Landmark法の基本的な操作の方法は成書を参考のこと（文献3）．

なお，以下の手技の説明は右利きの人という前提で述べている．

◆ 1. Landmark法（変法）による内頸静脈穿刺でのトラブルシューティング

1 試験穿刺で血管に当たらない（逆血がみられない）

1) 動脈を触知している左手の示指，中指，環指が内頸静脈を圧迫するために潰れてしまうことが原因

針が血管を貫通しているにもかかわらず，逆血がみられなくなる．

[解決策]

① 穿刺時に内頸動脈を左手で触れる際に，極力強く押さえないようにする．動脈に誤穿刺するのが怖い場合，奥に穿刺していくときには動脈の拍動を触れるように圧をかけ，行けるところまで行った後，陰圧をかけながら戻ってくる際に左手の力を抜いて添えるだけにしておく．→ⓒ

② 皮膚消毒前に超音波で血管の走行を確認する際に，どの程度の圧をかけると内頸静脈が潰れてしまうのかを，あらかじめ超音波検査で確かめておく．

③ 内頸静脈を怒張させるために，頭位を下げてTrendelenburg体位をとるのも有効である．ただし患者にとっては気持ちのいい

ⓐ AHRQのガイドラインには，超音波ガイド下の中心静脈カテーテル挿入が優れていると書かれている．しかし，超音波ガイド下法とLandmark法を比較したメタ分析[4]では，内頸静脈では挿入までの時間，成功率，穿刺回数について，超音波ガイド下が優れていると示されているものの，合併症や内頸静脈以外の穿刺部位ではどちらが優れているか結論づけることができないとなっている．

ⓑ 本邦のガイドラインでも，超音波ガイド下中心静脈カテーテル挿入が今後主流になると書かれているが，超音波がないと入れられないという状態では，設備の整っていない施設では入れられ

ものではないので，特に意識のある患者の場合は，より簡便な圧迫を弱める方法を優先すべきである．

2）内頸静脈のあるところに針が届いていないことが原因

内頸動脈と内頸静脈の位置関係を把握しておくことが重要である．

[解決策]
① 皮膚消毒前に超音波で血管の走行を確認する際，内頸動脈と内頸静脈が隣り合っているのか，重なっているのか確認する．首の高さ（より頭側か，尾側か）によって重なり具合が変わってくることもあるので，自分が穿刺しようと考えている高さでの重なり具合がどれくらいなのかを意識することが大切である．
② 穿刺時には内頸動脈と内頸静脈の位置関係を意識しながら刺入点と方向を決める．両者が重なっている場合は，内頸動脈を押さえている左示指の5mm程度右側を刺入点にして，内頸動脈の際（きわ）を狙うように針を進める（内頸動脈を穿刺しないように注意）．→ⓓ
③ 一方，両者が隣り合っている場合は，あまり際を狙うと両者の間を穿刺したり，内頸静脈の端をかすってしまい，うまくいかない場合が多い．内頸動脈を押さえている左示指の3mm程度右側を刺入点にして，そのまま内頸動脈と平行に針を進める．
④ 一般的に超音波上では内頸静脈は皮膚のすぐ下の浅いところを走行しているように見えるが，意外に深いところにある場合もあるので，なるべく穿刺角は大きく60度程度で行うべきである（図1）→ⓔ．超音波上でキャリパーを用いて血管の深さを測定しておくことも可能だが，圧迫の程度によっていくらでも深さが変わってしまうので，注意を要する．
⑤ 左手の示指，中指，環指で押さえている内頸動脈を"透視"し，さらにそこから超音波での所見を思い出しながら内頸静脈も"透視"しながら穿刺することが，成功するコツである．→ⓕ

なくなってしまい，患者に不利益が及ぶ．ハイテクでできるのは当然であり，ローテクでもできるようになっておくことが，「できるポストレジ」に求められることである．

ⓒ 戻ってくるときには行くときと同じ道筋を通るはずなので，行きに動脈を刺していなければ動脈穿刺の危険はないはずである．

ⓓ 多くの教科書には右乳頭の方向に穿刺すると書いてあるが，穿刺方向は首の向きによって大きく変わってしまうので，ランドマークとしては不適である．これがLandmark法の欠点であり，それを解消するために，消毒前に腹部超音波のプローブを用いて血管の走行を確認する．

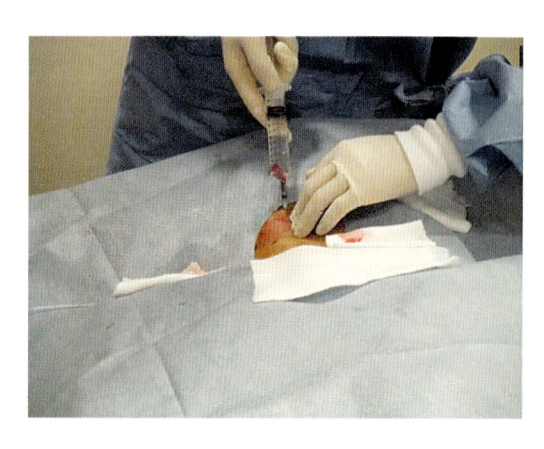

ⓔ 穿刺回数が増えるにつれてだんだん穿刺角が小さくなって浅いところを刺すようになる傾向にあるので注意する．穿刺角が小さいと，内頸静脈穿刺といえども気胸を合併する危険性も高くなる．

ⓕ "透視"をするというのは，レントゲンを当てるということではなく，動脈を触れ

図1 内頸静脈の穿刺
内頸静脈の穿刺はなるべく穿刺角を大きくする．背伸びして上から入れる，という印象である

⑥ 穿刺を何度もくり返していると血腫ができてきて，解剖学的位置が変わるため，次第に事前に超音波で確認した位置とずれてくる．あまり血腫が大きくなると，内頸動脈をランドマークにすることが無意味になるので，穿刺をあきらめなければならない．これを防ぐためには，穿刺ごとにしっかりと圧迫止血をすることが必要である．特に動脈穿刺をしてしまった場合は，5〜10分程度内頸動脈の穿刺点を押さえる．→ ⓖ

2 Landmark法（変法）で試験穿刺では血管に当たるのに，本穿刺では当たらない

1）試験穿刺のときと本穿刺のときとで刺し方（刺入点，方向）が異なる

針を進める方向が異なることもあるが，刺入点がずれることもある．

[解決策]
① 試験穿刺で針を抜いた後，本穿刺を始めるまで，刺入点から目を離さない．
② 刺入点から目を離さないようにするためには，見なくても試験穿刺針を置いて本穿刺針を取れなければならない．そのため，あらかじめ本穿刺針は取りやすい位置に，取りやすい向きに置かれている必要がある．→ ⓗ
③ せっかく試験穿刺のときに穿刺角を大きくしても，本穿刺のときに無意識的に穿刺角が小さくなってしまう傾向がある（→ ⓘ）．刺入点から目を離さないようにしておくことで，これを防げる．

2）試験穿刺針と本穿刺針の形状が異なるため，試験穿刺のときと本穿刺のときとで無意識のうちに刺し方が異なってしまう

[解決策]
ガイドワイヤーを用いたSeldinger法に切り替える．ただし，筆者は上記の方法で解決しなかったために，Seldinger法に変えたという経験はない．

3 本穿刺では逆血があるのに，カテーテルが挿入できない

1）カテーテルを挿入しようとすると外筒から血液の流出がない

[解決策]
① 本穿刺時に逆血が見られた後，内針を抜いて外筒を残すが，このときいったんシリンジ全体を5mm進め，陰圧をかけても逆血がない状態にしてから（→ ⓙ）内針を抜く．内針を抜く際に左手は"タバコ持ち（タバコを持つように示指と中指で挟む）"にして，内針を抜いた瞬間に残った外筒に親指でふたをする．→ ⓚ
② 意識的にシリンジ全体を進めなかったのに外筒から血液の流出がない場合は，内針を抜く際に左手が一緒についてきて血管か

ている指の感覚から動脈の走行を想像し，さらにその隣にある静脈の走行も想像し，あたかもそこに2本の血管が浮き出ているように"見る"ことである．

ⓖ 圧迫するのは，皮膚の刺入点ではなく，動脈の穿刺点であるので，通常は皮膚の刺入点よりも尾側を押さえることになる．

ⓗ 本穿刺針の周囲に不要な物品が散乱していると取りにくいので，本穿刺針とカテーテル以外のものはなるべく他のところに置いておくとよい．特に，針のキャップ，カテーテルが入っていた袋，フラッシュ用の生食シリンジなど，使わないものは，なるべく端に寄せておいた方がよい．

ⓘ 穿刺をくり返していくうちに穿刺角が浅くなってしまうことも多い．

ⓙ ここがポイントである．逆血がある状態で内針を抜くと，その後逆血がなくなったときに，外筒の先端が血管よりも深いところにあるのか手前に抜けてきているのかわからなくなる．逆血があるところよりも深く進んだところで内針を抜けば，外筒の先端は必ず血管よりも深いところにある．

ⓚ この時点では外筒からの血液の流出がないのが正しい．

ら外筒も抜けてきている可能性が高い．その場合は，内針を外筒に戻して，再度穿刺を行う．→ⓛ

2) 外筒から血液の流出があるのに，カテーテルが入っていかない．本穿刺針の先端が完全に内頸静脈の内腔にないか，内頸静脈壁に当たっていることが原因

[解決策]

① 血液の流出は外筒の先端がわずかでも内頸静脈内にあれば見られるので，シリンジを付けて陰圧をかけて血液がスムーズに引けるかどうか確認する．スムーズに引けない場合は，スムーズに引ける位置を探す．このとき，すでに内針はないので，少しずつ引いてくる．→ⓜ

② 外筒にシリンジを付けて陰圧をかけても血液がスムーズに引けるにもかかわらずカテーテルが入っていかない場合は，カテーテルが進まなくなる位置を確認する．6〜8cm程度のところで止まる場合はちょうど外筒の長さに等しくなるので，外筒の先端で止まっていることになる．この場合はいったんカテーテルを抜いて，再度シリンジを付けて，スムーズに血液が引けるか確認したうえで，再度挿入を試みる．何度か挿入を試みても同じ場所で進まない場合は，穿刺部位を変えるしかない．

③ カテーテルが進まなくなる位置が，10〜15cmのところである場合は，カテーテルは血管内に入っているが，右鎖骨下静脈に迷入していることが多い．この場合はカテーテルにシリンジを付けて陰圧をかけると，逆血が見られるはずである．逆血が見られるということは血管内に入っているのだから，その状態で外筒を入れるところまで進める（→ⓝ）．何度かカテーテルの出し入れを試し，引っかからずに入れば正しい位置に入っている．

◆ 2．Landmark法（変法）による大腿静脈穿刺でのトラブルシューティング

基本的に，「1．内頸静脈穿刺の場合」とトラブルシューティングの方法は変わらないが，相違点は以下の通りである．

・**穿刺角は，なるべく浅く，ほとんど平行にする（図2）**．角度をつけると，容易に血管を貫通してしまうからである．→ⓞ

ⓛ 通常は，いったん抜いて，再度試験穿刺から再開する．皮膚に刺さっている外筒に内針を戻してもよいが，これは高度なテクニックである．内針で外筒に傷をつけないように慎重に挿入する．外筒がなるべくまっすぐの状態で挿入するのがコツである．またこのとき，内針の先端が皮下に入ってしまうと針先の向きがわからなくなるので，針先が常に上を向いている状態で挿入するとよい（あらかじめ針先の向きに目盛りを合わせてシリンジをつけてから挿入する）．

ⓜ 外筒だけでは奥に進めることはできない．

ⓝ このようにしておけば，外筒の先端が確実に内頸静脈内に挿入されることになるので，一度カテーテルを抜いても，再度挿入し直すことが容易になる．逆血が見られない場合に，この操作をしてはいけない．

ⓞ 皮膚面と平行に穿刺するということは，頭側に針が進むことになるので，刺入点は鼠径靱帯から離れたところにしなければならない．鼠径靱帯直下から穿刺するように指示している手順書も多いが，腹腔内出血や後腹膜出血を引き起こした場合に処置が大がかりになるので，避けるべきである．

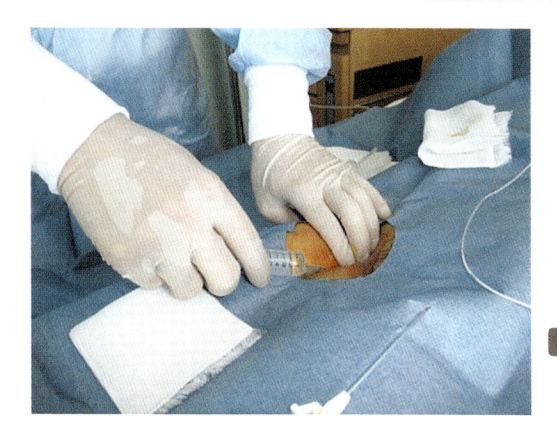

図2 大腿静脈の穿刺
内頸静脈穿刺と異なり，なるべく皮膚面と平行に穿刺する

<文献>

1) Rothschild, J. M. : Ultrasound guidance of central vein catheterization. Making health care safer: a critical analysis of patient safety practices. Evidence Report/Technology Assessment : Number 43. AHRQ Publication No. 01-E058, July 2001 : Chapter 21. Agency for Healthcare Research and Quality, Rockville, MD.
(http://www.ahrq.gov/clinic/ptsafety/chap21.htm)
2) National Institute for Clinical Excellence, NICE Technology Appraisal Guidance-No.49（http://www.nice.org.uk）
3) 森脇龍太郎：中心静脈穿刺．『診察・検査』，羊土社，pp125-129，2007
4) Hind, D. et al. : Ultrasonic locating devices for central venous cannulation : meta-analysis. BMJ, 327 (7411) : 361, 2003
・『安全な中心静脈カテーテル挿入・管理のための手引き2006年』
（社）日本麻酔科学会・安全委員会　麻酔手技における事故防止対策調査ワーキンググループ
http://www.anesth.or.jp/dbps_data/_material_/localhost/anzen/cv.pdf
・『名古屋大学医学部附属病院　中心静脈カテーテル挿入マニュアル』名古屋大学医学部附属病院安全管理室監修
http://www.med.nagoya-u.ac.jp/anesth/cv/

第1章 日常診療における実践手技とコツ

11 血管穿刺がうまくいかない場合のトラブルシューティング～末梢静脈穿刺・動脈採血

南郷栄秀

> 血管穿刺は，医療技術の最も基本となるものであるが，患者の血管の走行，弾力性に個人差が大きく，時として難渋する．本項目では，血管穿刺がうまくいかない場合について，さまざまな可能性を考えて，そのトラブルシューティングを解説してみたい．
> なお，以下の手技の説明は右利きの人という前提で述べている．

◆ 1．末梢静脈穿刺（採血，血管確保）

■ すべてのトラブルに共通する問題－血管の選択の問題

　静脈穿刺がうまくいかない場合に最も多い原因は，不適切な血管の選択である．血管確保に自信のない経験の浅い医師ほど「見える血管」を刺そうとする傾向があるが，特に高齢患者の場合はそれでは失敗する可能性が高くなる．見える血管は壁が薄く，皮膚の直下や浅いところを走行する場合が多い．仮に確保できたとしても，患者が不用意に刺入部をぶつけたりしたときに血管が裂けて内出血を来しやすくなるので，長持ちしない．

1）穿刺に適した血管の条件　▶ⓐ

　末梢静脈穿刺に最も適した血管は，弾力性のある血管である．弾力性のある血管は壁が厚いので裂けにくい．またある程度の太さもあるので，穿刺時に針が血管内を通過する距離も十分確保できる（逆血があったと思ったら反対側の壁を貫通していたということが少ない）．一般的に，**触れて弾力を感じるが外表から見えない血管はより深部を走行しているので，安定して長持ちする**．また，前腕に穿刺する場合，なるべく中枢側，橈側の部位を選んだ方が，患者はより穿刺時の痛みが軽い．したがって，穿刺に適した血管の条件は以下の通りとなる．

(a) 弾力性がある
(b) より深いところを走行する（＝外表から見えない）
(c) より中枢側，橈側にある

ⓐ 血管を探すときには右利きの人は左手の示指が最も敏感だとされる[1)2)]ので，右手よりも左手，特に左示指で血管を探した方がよい．右利きなのに右手で血管を探そうとする研修医をたくさん見るが，それでは微妙な凹凸を見逃す上，せっかく血管を見つけても穿刺針を構える際に見失うことになりかねないので，普段から左示指で探す癖を付けておくことを強く勧める．

2）血管を探すときのコツ

① 皮膚の表面を左示指で往復させながら滑らせて凹凸を見る．血管の走行しているところに隆起を触知すれば，そこに血管がある．

② 隆起を触知したら，弾力性がどれくらいあるか確認する．十分に弾力性があれば，穿刺の難易度は"易"である．

③ 外表から見えるが指で凹凸が触知できない血管は，一般的に難易度が高い．そのような血管は穿刺の優先順位を下げ，触知できる血管を探した方が賢明である ➡ⓑ．

④ 最も穿刺の成功率が高く，入った後もすぐに閉塞したり洩れたりせず長持ちするのは，**前腕正中皮静脈**（図1）である．しかし，この血管は肘窩近くに存在し，腕を曲げると血管内で留置した外筒が折れてしまって閉塞の原因となるので，肘窩の部分での穿刺は避ける．肘窩で触れた肘正中皮静脈を末梢にずっと追っていくと，腕橈骨筋と円回内筋の間に潜っていく前腕正中皮静脈になるので，追える最も末梢側の部位を穿刺の刺入点とするのがよい．潜ったところよりもさらに末梢側で筋肉を貫通して穿刺することは避けるべきである．

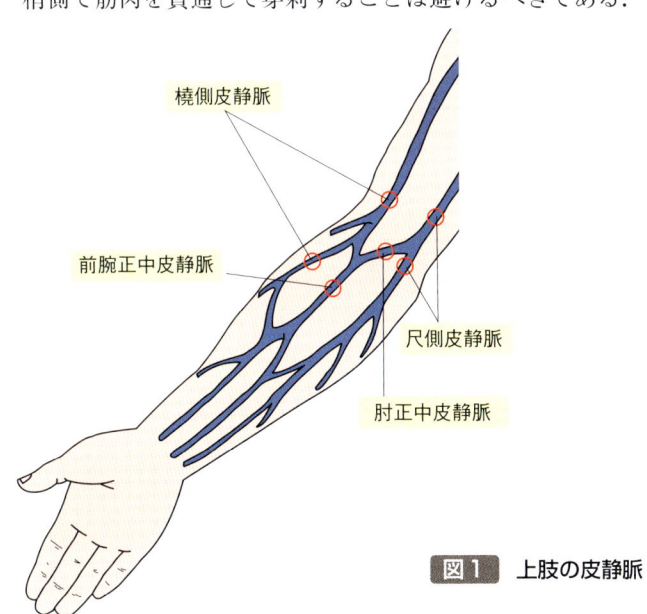

ⓑ 青筋立っているような血管を刺すのは挑戦的であり最悪である．このような血管は，高齢者でより難易度が低い血管が見つけられない場合にやむを得ず穿刺するに限られる．

図1 上肢の皮静脈
- 橈側皮静脈
- 前腕正中皮静脈
- 尺側皮静脈
- 肘正中皮静脈

⑤ 前腕正中皮静脈が見つからない，またはすぐに潜ってしまって，どんなに末梢側から穿刺しても血管内に留置される外筒の先端が肘窩に達すると考えられる場合，次に穿刺すべき候補は肘正中皮静脈に伴走する橈側皮静脈か尺側皮静脈である ➡ⓒ．一般的には，尺側皮静脈の穿刺は動脈を誤穿刺する可能性があり，尺側よりも橈側の方が穿刺時の痛みは少ないので，**橈側皮静脈**を優先する．ただし，橈側皮静脈は比較的他

ⓒ 末梢静脈ラインの留置をする際に最も感染の起こりにくいのは手背の皮静脈とされており[3)4)]，欧米の教科書には手背での穿刺が推奨されているが，穿刺時に痛く，また前腕でも感染の絶対的な発症率はそれほど高くないので，前腕に留置することを推奨する．

の場所の血管よりも逃げやすいので，穿刺時に注意が必要である．

⑥ 手関節のすぐ中枢側にある橈骨静脈は，比較的皮膚の表面に近い浅いところを走行しているので容易に見つけることができ，弾力もあるので，一見他の部位よりも刺しやすそうに見える．実際に，よくこの部位に留置針が留置されているのを見る．しかし，この部位の穿刺は，穿刺時の痛みが強い傾向にあり，血管が逃げやすく，また橈骨神経浅枝の損傷を合併しやすいとされており，さらに前腕の回内・回外の動きで洩れやすくなるため，穿刺には適していない．優先順位は下げるべきである．

⑦ 血管が触れにくいときに触れやすくする方法：いくつかの方法が有効であるとされている．

> (a) 駆血後，数回手を握ったり開いたりしてもらう
> (b) 穿刺時に手を握ってもらう（親指を内側に入れて握る）
> (c) 穿刺部を数回手のひらで叩く
> (d) 前腕を末梢側から中枢側に向かって数回絞り上げる
> (e) 蒸しタオルで数分間温める

このうち，(a)，(b) は誰でも行うだろうが，筆者が最も有効と感じているのは，(d) である．(e) も有効性は確認されているが，準備に手間がかかるので，他の方法では静脈が見つからない場合に行うとよい．

近年では遠赤外線を用いたVeinViewer™や，LEDを用いたベインライトLED等で皮静脈を透見してから穿刺することも試みられている．ただし，これはあくまで血管を発見するものであり，それが穿刺に適したものか（＝弾力のあるものか）はわからないので注意が必要である．

2 血管に刺さらない（＝逆血がない）

当たり前だが，原因は，針先が目標とする血管の左右に外れているか，浅すぎるか深すぎるか，あるいは内針の中に血液が凝固していることである．

[解決策]

① **血管を外れたと思った場合**：比較的細い血管を指す場合に起こりやすい．穿刺時は，皮膚がよれないように左手でテンションをかけているが，一度皮膚に入るとよれることはなくなるので，左示指で再度血管の弾力を触れ，刺入している針と目標とする血管の位置関係を確認する．いったん針の先端だけが皮下に入った状態まで針を抜いてきて（→ⓓ），そのまま示指の下に潜り込ませるように針を進める（→ⓔ）．

ⓓ 往々にして血管の走行する深さよりも深く刺しているということである．

ⓔ このとき，示指で触れている血管を透視するようにイメージしながら針を進めることが大事である．

② 高齢者で，比較的太く，皮膚の表面に浮き出ているような血管に刺さらない場合：血管が針から逃げている可能性が高い．左手の母指（手前に引く），あるいは母指と示指（手前と外側に引く）でしっかり皮膚にテンションをかけて，血管が逃げないように固定してから刺す．この時，穿刺角を比較的鈍角にした方が，血管表面を滑らないので，血管に刺さりやすい（→❶）．

3 血管には刺さる（＝逆血がある）が，外筒が進まない

内針の先端のみが血管内に入っていて，外筒の先端が血管外にあることが原因．

[解決策]
① 穿刺前に，穿刺針の外筒の先端が内針の先端からどれくらい下がっている確認する．→❷
② 刺入し逆血があった後に，針を寝かしてあらかじめ確認した外筒の先端と内針の先端の距離分だけ進めることを意識する．
③ 弾力がある血管では，穿刺角は比較的鈍として，逆血があったあと針を寝かせて3mm程度進める．

4 血管には刺さるが，裂けてしまって血腫をつくる

高齢患者の壁の薄い血管を刺しているのが原因であることがほとんどである．

[解決策]
① 一度裂けてしまった血管にそのまま穿刺するのは不可能なので，いったん抜去して，圧迫止血する．
② 壁の厚い（＝弾力性のある）血管を探す努力をする．
③ やむを得ず壁の薄い血管を刺すときには，針を寝かせて，穿刺角を限りなく浅く，ほとんど皮膚面と平行に刺す（図2）．

❶ あまり勢いよく穿刺すると血管壁を突き破ってしまうので注意しながら行う．それでも逃げる場合には，静脈の合流点を探し，その股の間から刺すと，逃げずに刺さる．

❷ このとき，内針の先端と外筒の先端の距離を見積もる．通常は1～2mm程度である．

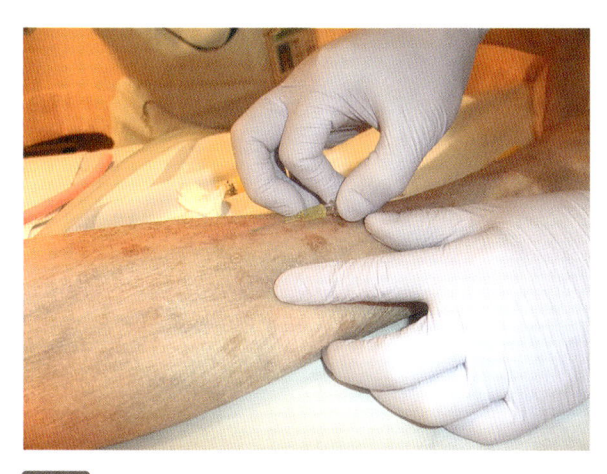

図2　皮膚の直下の浅いところにある細い血管を穿刺するために，なるべく寝かせて刺す

そのためには，針の側面を挟むようにして持つ必要がある．上下を挟むように持つと皮膚面と限りなく平行には刺せないし，そもそも逆血が見にくい．

④ 限りなくゆっくり刺す．早く刺すと，勢いあまって対側の血管壁を貫通してしまう．

⑤ いったん逆血がみられたら，それ以上は針を先進させない（前述の**3**とは違う）．無理に先進させようとすると血管壁が裂ける可能性が高い．

5 外筒は進むが，内針を抜いた後に逆血がない

別に失敗ではない．血管が細すぎるので，逆流してこないだけである．

[解決策]

ルートを接続し，生食（またはそれに準ずる補液）を押してみる．抵抗なく，漏れなく押せれば，そのまま使える．

6 採血途中に血液が引けなくなる

シリンジを把持する手がきちんと固定されていないことが原因．多くの場合は針が抜けてきていて針先が血管外に出てしまっている．

[解決策]

① シリンジを把持している右手はそのままで，引いている左手をいったん離して，針の刺入時のときと同様に皮膚を手前に引っ張りテンションをかけ，シリンジを把持している手（右利きなら通常右手）を刺入方向が変わらないように注意しながら5mm進める．

② それでも引けてこないなら，陰圧をかけたままゆっくり抜いてくる．

③ それでもダメなら，針先は皮下に入れたまま左示指で血管の走行を確認して，血管を触れている指の下に針先を潜り込ませるように針を進める．

④ 2，3回試してダメならその血管はあきらめる．

7 内針を抜いてルートを接続する際に血液が漏れてシーツを汚す

逆血を防ぐための圧迫が不十分である．多くの場合，外筒の先端を正しく押さえていないことが原因である．

[解決策]

① 刺入部ではなくて，外筒の先端（→ ❺）を確実に押さえる．穿刺前に外筒の長さを確認しておくことが大事である．太さによって針の長さは異なるので注意する．

② まれに，うっかり駆血帯を外さずに内針を抜いてしまうことがあるので，注意する．

❺ つまり，刺入点から3～4cm中枢側を抑える．

8 一度静脈穿刺に失敗して，再度穿刺する場合
[解決策]
① 最初の穿刺の際に逆血がなければそのまま抜針してよいが，逆血があった場合は抜針してしまうとしばらく圧迫止血をしても，同じ肢を再度駆血した際に出血することがある．このように最初の穿刺の際に逆血があった場合で，特に駆血帯を締めたままで次の穿刺を試みるときには，内針を抜去し外筒のみ残した状態のままにしておくと出血が防げる（図3）．→❶

② 穿刺に失敗したときに，次の穿刺を最初の穿刺部位よりも末梢側で行うか中枢側で行うかは迷うところである．末梢側で行う場合は，最初に穿刺した血管と同じ血管の末梢で行うと，薬液を注入したときに最初の穿刺部位から漏れ出てしまう可能性があるので，異なる血管を穿刺すべきである．逆に中枢側で行う場合は，①で述べたように駆血した際に最初の穿刺部位から出血することに注意する．

❶ この方法は，失敗を重ねても同じように外筒のみを残したまま次の穿刺を試みることができるのでよいが，患者が見ると外筒が刺さったままで次の作業をするので驚かれるかもしれず，あらかじめ説明しておくと安心である．

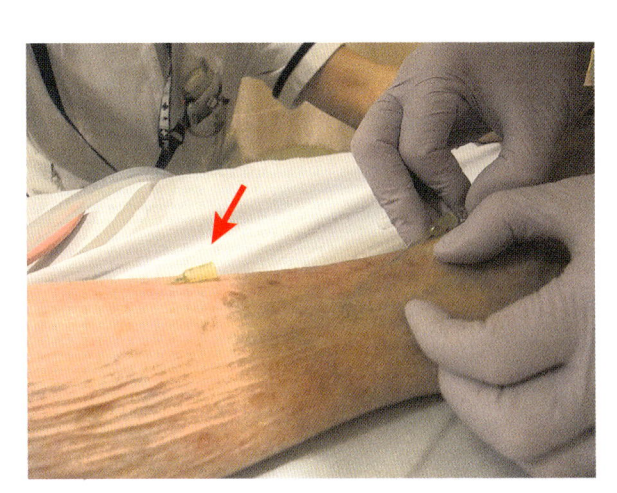

図3 穿刺に失敗した際に止血のために外筒のみ残す

◆ 2．動脈採血

一般的に，動脈穿刺は静脈穿刺よりも難易度が低い．

1 動脈になかなか刺さらない
皮下脂肪の厚い人ほど，また血圧の低い人ほど，動脈が触れにくく穿刺が難しい．

[解決策]
① 皮膚面と垂直に穿刺して刺さらない場合は，動脈を触れている指の下に潜り込ませるように斜めに穿刺すると刺さりやすい．

②　上記理由から，最初に穿刺する際には，動脈を触れている指の間に穿刺するというよりは中枢側の指のすぐ近傍（1～2 mmくらい）を，不潔にしないように注意しながら刺すのがよい．

③　一般的に肘窩の上腕動脈よりも鼠径部の大腿動脈の方が血管径が太いので穿刺が容易と考えられているが，皮下脂肪が厚い場合は，皮下からの大腿動脈よりも距離が短い上腕動脈の方が逆に穿刺しやすい．

2 三方活栓を使った動脈採血がうまくいかない

　血算，生化などと一緒に血液ガス分析を取る際に，よく三方活栓を用いて採血しながら分注する方法を見るが，うまくいかないことも多々ある．三方活栓のハンドルが硬いので，針先を動かさないようにして回転させるのが難しいことが原因である．また，三方活栓のハンドル操作に気をとられると穿刺している針の深さが変わってしまい，針先が動脈外に出てしまい失敗する．

[解決策]

①　通常はより深く刺していることが多いので，ゆっくり抜いてみる．

②　三方活栓のハンドル操作を自分でやらず，助手にやってもらう．

③　三方活栓を使わず，シリンジに翼状針を付けて，採血してから分注する．詳細は3で述べる．

3 動脈採血後の分注がうまくいかない

　もたもたしているうちに血液が凝固してしまったり，分注の際に血まみれになってしまったり，穿刺部に血腫をつくったり，忙しくて助手についてもらえないなどという経験は誰でもあるだろう．

[解決策]

　1人で効率よく採血し，分注する方法として，以下の方法を紹介する．三方活栓を使わず，シリンジに翼状針を付けて，採血してから分注する方法である．

①　翼状針を付けたシリンジを用いて必要となる採血量（→ⓘ）を採血した後，穿刺している翼状針はそのまま右手で把持したまま，シリンジを引いていた左手で止血用酒精綿と最初のスピッツ2本を取る．

②　翼状針を抜針すると同時に酒精綿で押さえ，その状態のまま握っているスピッツに翼状針を刺し分注する．抜針した際に針先から血液が漏れ出てくるようなら，止血している酒精綿に針先を当てて吸い取らせてからスピッツに刺す．

③　スピッツ内の血液が規定量になったら抜去し隣のスピッツに刺して，すでに分注が終わったスピッツを転倒混和する．規

ⓘ 通常，血算2 mL＋生化7 mL＋凝固2 mL＋血ガス1 mL＝12 mLで10 mLシリンジ目一杯まで．

定量まで陰圧で吸引されないようならシリンジを加圧して足す．

④ 次のスピッツを取り圧迫止血をしている左手に挟んで再び2本のスピッツが左手にある状態とし，すでに翼状針が刺さっているスピッツの血液が規定量になったら，後から追加したスピッツに刺し替え，これを繰り返す．

⑤ 血ガスのシリンジに分注する際には，翼状針を差し込んで注入するのがよい（→ⓚ）．なお，検体凝固を防ぐために分注の順番は，凝固 → 血算 →（その他抗凝固薬の含まれているスピッツ）→ 血ガス → 生化 → その他とするのがよく，また生化のスピッツは転倒混和不要である．

ⓚ 逆に，血ガスのシリンジに針を付けて，採血したシリンジから吸い上げるのは，空気が混入しやすいので勧められない．

4 動脈採血後，針を皮膚から抜いた後に針先から血液が漏れて，そこら中を汚してしまう

動脈は圧が高いので，針を抜く直前は圧がかかっている状態になる．針を抜いた途端に解放されるために，針先から押し込められていた血液が解放されて漏れ出てきてしまうのである．

[解決策]

① 針を抜く際に陰圧をかけながらシリンジを引く．ただし，針を把持する手と酒精綿で止血圧迫する手に加えシリンジを引く手も必要となると1人ではできないので，この方法は助手がいるときにしかできない．

② 3で述べたように，抜針した後，圧迫止血している酒精綿に針先を当てて吸い取らせる．この方法が最も手軽でお勧めである．ただ，吸い取らせた血液を触らないように注意しなければならない．

③ 圧迫止血用の酒精綿とは別に酒精綿を用意しておき，それに吸い取らせる．

＜文献＞

1) 永江誠司．『脳と認知の心理学』，p138，ブレーン出版，1998
2) 久保田競．『手と脳』，p132，紀伊国屋書店，1982
3) O'Grady, N. P., Alexander, M., Dellinger, E.P. et al. : Guidelines for the prevention of intravascular catheter-related infections. Centers for Disease Control and Prevention. MMWR Morb Mortal Wkly Rep., 51 (RR-10) : 1, 2002. Accessed at : http://www.cdc.gov/mmwr/preview/mmwrhtml/rr5110a1.htm.
4) Maki, D.G., Ringer, M. : Risk factors for infusion-related phlebitis with small peripheral venous catheters. A randomized controlled trial. Ann. Intern. Med., 114 : 845-854, 1991

第1章 日常診療における実践手技とコツ

12 ACLS

田中 拓

ACLS（advanced cardiovascular life support）は病院の内外を問わず，心肺停止の患者に対し適切な心肺蘇生を行うとともに，心肺停止につながる重症不整脈，急性冠症候群，急性脳卒中の症状に対して，適切な初期治療ができるよう網羅された二次救命処置である．もちろん心肺停止の患者に対しては適切なBLS（basic life support）がなされていることが前提であり，ACLSはその次になされる処置である．
本項では心停止に対するアルゴリズムを中心に解説を行う．なお，2010年10月18日に新しいガイドライン，いわゆるG2010が発表された．現在はちょうど移行時期にあたるため，本項では注釈として変更点を示すが，詳細は今後各地で開催されるACLS講習会の受講にて確認されることをお勧めする．

1. 手技

ACLSにおけるABCDサーベイは以下の通り．

- A：airway. 頭部後屈―あご先挙上法に加え，意識レベルの悪い傷病者では口咽頭エアウェイまたは鼻咽頭エアウェイを使用して気道を確保する．また必要ならばLMA（laryngeal mask airway：ラリンジアルマスクエアウェイ）やコンビチューブ，気管挿管などの高度な気道確保を行う． ➡ⓐ
- B：Breathing. 酸素の投与を行う．酸素化と換気を確認する．高度な気道確保器具を使用する場合には適切に使用されているかを確認する． ➡ⓑⓒ
- C：Circulation. IV/IO〔intraveneous（静脈路）/intraosseous（骨髄路）〕を確保する．心電図リードを取り付け，心停止リズムをモニターする．適切な輸液，薬剤を使用する．
- D：Differential Diagnosis. 治療可能な原因を検索，発見し，治療する．

2. 心停止（VF/無脈性VT・PEA・心静止）

心停止のアルゴリズムを示す（図1）．

ⓐ 現在のガイドラインでは質の高い胸骨圧迫を重視しており，高度な気道確保器具を挿入するために胸骨圧迫を中断するリスクを十分考慮する．

ⓑ 高度な気道確保がなされている場合，過換気を避け6〜8秒に1回のペースで胸骨圧迫とは非同期の換気を行う．

ⓒ G2010においては気管チューブの位置およびCPRの質の確認とモニタリングに，定量波形によるカプノグラフィが推奨された．

ⓓ G2010において低血糖（hypoglycemia）が削除されている．

1章 実践手技とコツ

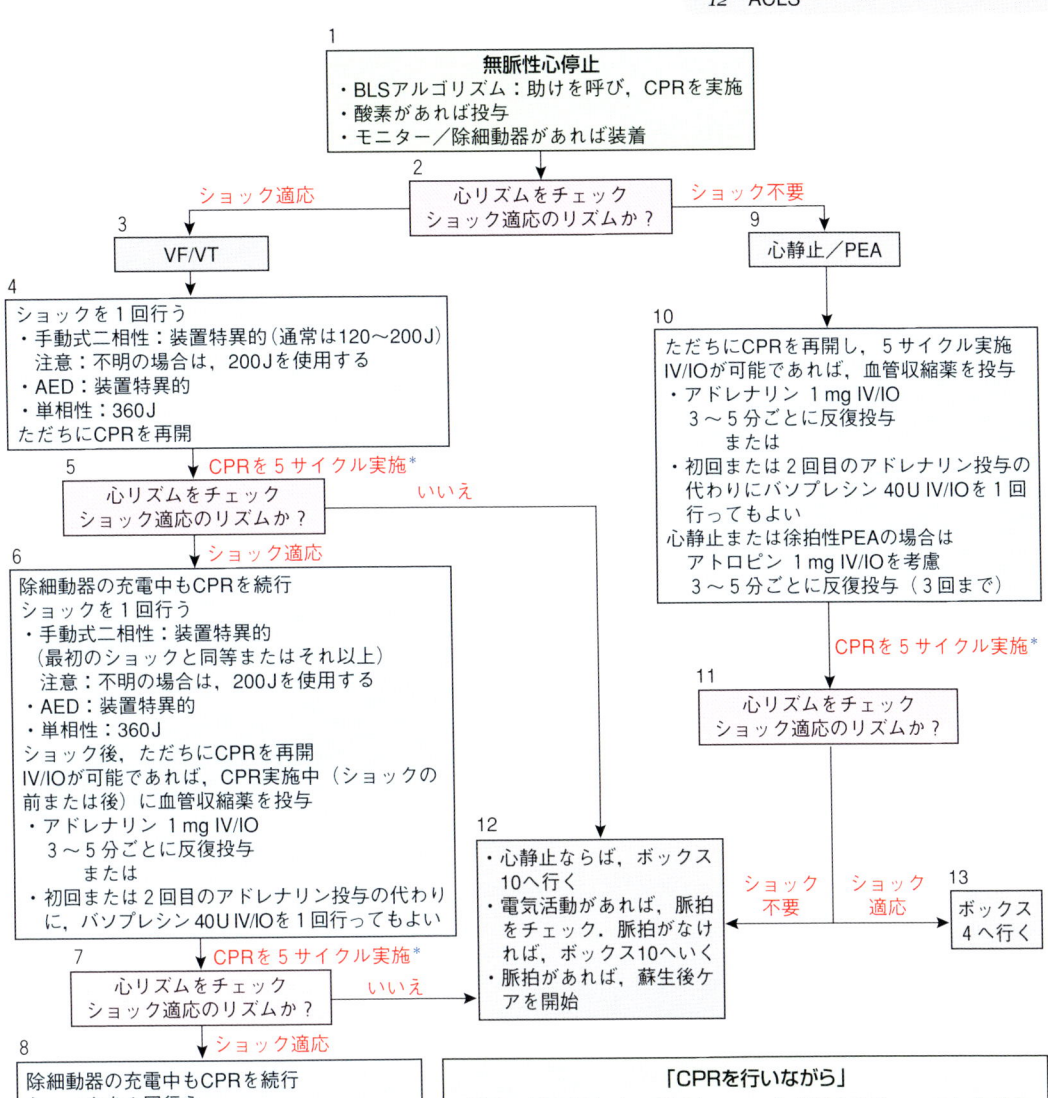

1. 無脈性心停止
- BLSアルゴリズム：助けを呼び，CPRを実施
- 酸素があれば投与
- モニター／除細動器があれば装着

2. 心リズムをチェック　ショック適応のリズムか？

→ ショック適応 → **3. VF/VT**

→ ショック不要 → **9. 心静止／PEA**

4. ショックを1回行う
- 手動式二相性：装置特異的（通常は120～200J）
  注意：不明の場合は，200Jを使用する
- AED：装置特異的
- 単相性：360J
ただちにCPRを再開

CPRを5サイクル実施*

5. 心リズムをチェック　ショック適応のリズムか？　いいえ →

ショック適応 ↓

6. 除細動器の充電中もCPRを続行
ショックを1回行う
- 手動式二相性：装置特異的
  （最初のショックと同等またはそれ以上）
  注意：不明の場合は，200Jを使用する
- AED：装置特異的
- 単相性：360J
ショック後，ただちにCPRを再開
IV/IOが可能であれば，CPR実施中（ショックの前または後）に血管収縮薬を投与
- アドレナリン 1 mg IV/IO
  3～5分ごとに反復投与
  または
- 初回または2回目のアドレナリン投与の代わりに，バソプレシン 40U IV/IO を1回行ってもよい

CPRを5サイクル実施*

7. 心リズムをチェック　ショック適応のリズムか？　いいえ →

ショック適応 ↓

8. 除細動器の充電中もCPRを続行
ショックを1回行う
- 手動式二相性：装置特異的
  （最初のショックと同等またはそれ以上）
  注意：不明の場合は，200Jを使用する
- AED：装置特異的
- 単相性：360J
ショック後，ただちにCPRを再開
抗不整脈薬を考慮：CPR実施中（ショックの前または後）に投与
  アミオダロン（300 mg IV/IO 1回行い，追加で 150 mg IV/IO 1回を考慮）またはリドカイン（初回1～1.5 mg/kg，その後0.5～0.75 mg/kg IV/IO，最大3回または3 mg/kg）
torsades de pointesにはマグネシウム負荷用量1～2 g IV/IO考慮
CPRを5サイクル実施した後*，上のボックス5へいく

10. ただちにCPRを再開し，5サイクル実施
IV/IOが可能であれば，血管収縮薬を投与
- アドレナリン 1 mg IV/IO
  3～5分ごとに反復投与
  または
- 初回または2回目のアドレナリン投与の代わりにバソプレシン 40U IV/IO を1回行ってもよい
心静止または徐拍性PEAの場合はアトロピン 1 mg IV/IO を考慮
  3～5分ごとに反復投与（3回まで）

CPRを5サイクル実施*

11. 心リズムをチェック　ショック適応のリズムか？

12.
- 心静止ならば，ボックス10へ行く
- 電気活動があれば，脈拍をチェック．脈拍がなければ，ボックス10へいく
- 脈拍があれば，蘇生後ケアを開始

ショック不要 ← | → ショック適応 → **13. ボックス4へ行く**

「CPRを行いながら」

- 強く，速く押す（100回/分）
- 胸壁が完全に戻ることを確認
- 胸骨圧迫の中断を最小限にする
- CPRを1サイクル：圧迫30回後に人工呼吸2回；5サイクルは約2分
- 過換気を避ける
- 気道を確保し，チューブの位置を確認

* 高度な気道確保器具の挿入後，救助者はCPRの"サイクル"は実施しない．人工呼吸のための中断なしに，胸骨圧迫を続行する．人工呼吸は1分間に8～10回行う．2分ごとに心リズムをチェックする．

- 心リズムをチェックしながら，2分ごとに圧迫担当を交代する
- 原因を検索し，治療：
  - 循環血液量減少（Hypovolemia）
  - 低酸素症（Hypoxia）
  - 水素イオン（Hydrogen ion）（アシドーシス）
  - 低／高カリウム血症（Hypo-/hyperkalemia）
  - 低血糖（Hypoglycemia）
  - 低体温（Hypothermia）
  - 毒物（Toxin）
  - 心タンポナーデ（Tamponade, cardiac）
  - 緊張性気胸（Tension pneumothorax）
  - 血栓症（冠動脈または肺動脈）（Thrombosis）
  - 外傷（Trauma）

図1　ACLS無脈性心停止アルゴリズム

文献1より引用．VF：ventricular fibrillation（心室細動），VT：ventricular tachycardia（心室頻拍），PEA：pulseless electrical activity（無脈性電気活動），CPR：cardiopulmonary resuscitation（心肺蘇生法），AED：automated external defibrillator（自動体外除細動器）

◆3.VF/無脈性VTの治療

図1の左側,ボックス3〜8に治療のアルゴリズムを示す.

VFは心停止のなかでも蘇生率,社会復帰率の高い状態であり,その決定的な治療は除細動である.目撃されたVFによる心停止の生存率は除細動までの時間が1分経過するごとに7〜10%低下するため,早期の除細動が必要である.除細動は電気刺激によってVF/無脈性VTなどの心筋を一度完全に脱分極させる,すなわち,すべての電気活動を一時的に停止させる処置である.心臓は一時的に停止し,その後正常なペースメーカーが活動を開始し,心筋が収縮を開始する. →ⓔ

治療の流れは以下のとおり.

❶ VFを認めたらすぐにショック.
❷ 1回目のショックの後は薬剤使用なしでCPR 5サイクル(または2分間)
❸ 2回目のショックの後,血管収縮薬(アドレナリン)でCPR 5サイクル(または2分間)
❹ 3回目のショックの後,抗不整脈薬でCPR 5サイクル(または2分間)

このサイクルをくり返す(図2).

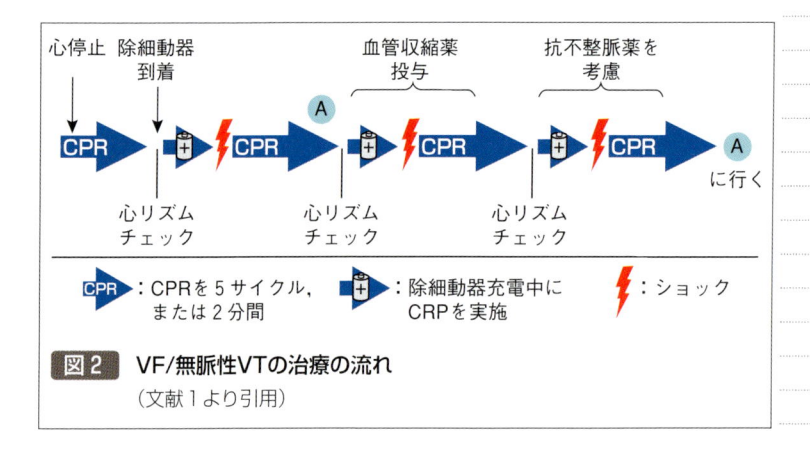

ⓔ VFによる心停止は電気相,血行動態相,代謝相の三相に分類される.初期の電気相では虚血が最小限であり迅速な除細動が有効であるが,VFが遷延すると心筋細胞のエネルギーが枯渇し,自発的な収縮が再開しなくなる.

図2 VF/無脈性VTの治療の流れ
(文献1より引用)

G2010において従来のACLSの心停止アルゴリズムが簡略化および合理化され,質の高いCPRの重要性(適切なテンポと深さの圧迫,圧迫を行うたびに,胸壁が完全にもとに戻るまで待つ,胸骨圧迫の中断を最小限にすること,過剰な過換気を避けることを含む),中断されないCPRを中心にACLSの処置を構成すべきである点が強調されている.またこのために新しい環状のアルゴリズムも導入されている(図3).

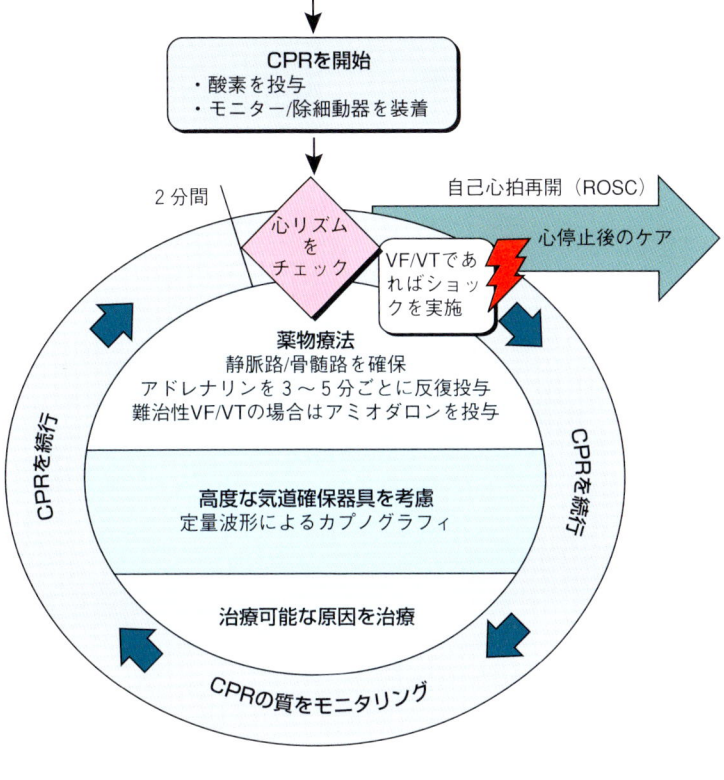

図3 環状のACLSアルゴニズム
（文献2より引用）

◆ 4．除細動の手順

❶ 経胸郭インピーダンスを減らすために，胸壁に電極ジェルやジェルパッド（図3），粘着性パッドを貼る．粘着性パッドはモニタリングにも使用でき，必要に応じてくり返し，迅速にショックを与えることができるので推奨される

❷ 適切なエネルギーに設定する．一般に二相性除細動器では120〜200Jとされるが，機種により推奨されるエネルギーを使用する．不明な場合は200Jで行う．単相性除細動器では360Jに設定する

❸ 患者の胸壁にパドルを強く押し付ける．このとき右前胸部と腋下線近くにパドルを置き，心臓をはさむようにすることが肝心（図4）

❹ 充電を行う

❺ 周囲の安全を確実に確認したうえで，ショックを行う

❻ ショックが終わったらすぐに胸骨圧迫を開始する

図4 ジェルパッドの貼付

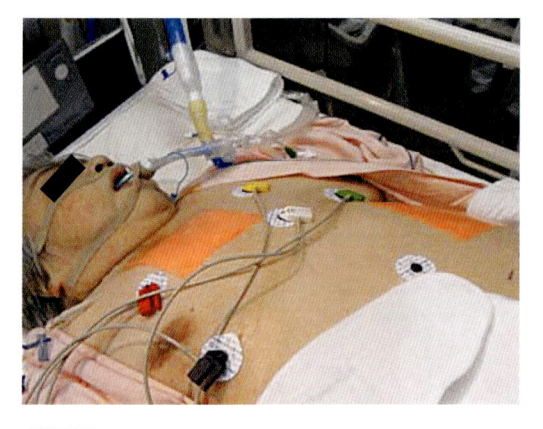

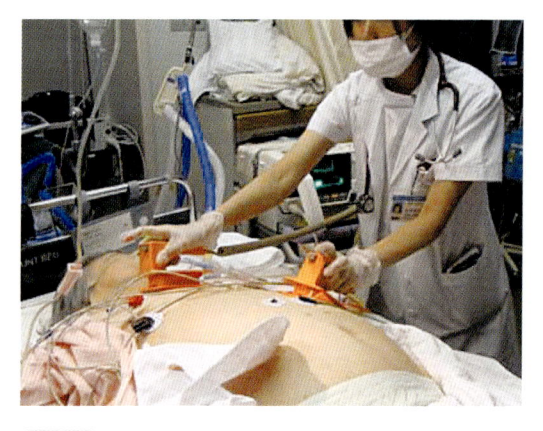

図5 パドルの位置

◆5. PEA・心静止

図1の右側，ボックス9～12に治療のアルゴリズムを示す．

VF/無脈性VTに比べ蘇生率が低く，また使用すべき薬剤もアドレナリンと徐脈性PEAならびに心静止のときにアトロピンがあがるだけである．→❶❷

これらの波形では迅速に改善できる原因を検索し，その解除に努めることが有効な治療となる．記憶すべき原因を以下に示す．これらの原因は「HとT」という暗記法で示される（図1の右下点線枠内参照）．特に低血糖，緊張性気胸，心タンポナーデは迅速な診断とその治療が蘇生中に可能であり，また効果的であるため，これらを念頭においた検索，蘇生処置が必要である．

G2010では「心停止後のケア」がガイドラインに追加され，自己心拍再開後に入院した心停止患者の生存率を向上するためには，包括的，体系的，かつ統合され，複数の専門分野にわたる心停止後ケアのシステムが一貫した方法で実施されるべきであるとされた．この結果これまで4つであった成人の救命の連鎖が5つになっている（p57の図1参照）．

❶ 使用する薬剤はアドレナリン，アトロピンであるが，これまでのところPEAまたは心静止においていずれの薬剤ともに生存退院率を増加させたという質の高いエビデンスはない．

❷ G2010においてアトロピンはPEAおよび心静止の管理においてアルゴリズムから削除された．

<文献>

1) American Heart Association：「ACLSプロバイダーマニュアル 日本語版―AHAガイドライン2005準拠」シナジー，2008
2) Circulation, 122（18 suppl 3）：November 2, 2010

電気ショック の予備知識

　VFを停止させるために行う電気ショックを"除細動"と呼び，心電図上の適切なリズム（心房細動，心房粗動，上室性頻拍，心室頻拍など）に同期させて施行する電気ショックを"カルディオバージョン"と呼ぶ．

この波型VF？

　心肺蘇生の最中に心電図波型を見て，VFなのか少し基線が揺れているのか判断に迷うことがある．こんなときはすぐに心エコーで確認する．心筋に不規則な収縮があればVF，迷わずショックを行う．
　心エコーは心タンポナーデの診断にも有用であり，蘇生現場には必ず準備する．

第1章 日常診療における実践手技とコツ

13 頸部保護

越後谷良介

脊椎損傷は外傷患者の約6%に生じ，その半数に脊髄もしくは神経根レベルの損傷を伴う．脊椎脊髄外傷はいったん生じてしまうと内科的外科的治療を行っても重篤な機能障害が残り，一生リハビリが必要となってしまうことがある．従って，脊椎・脊髄損傷が否定されるまで，すべての外傷患者にこれらが存在するものとして扱うべきであり，それは外傷患者の病院前救護においても同様である．この項目では主に外傷病院前救護ガイドライン（Japan prehospital trauma evaluation and care：JPTEC™）で推奨されている頸椎保護に関連する内容を記す．

1. 疫学[1)～3)]

脊椎・脊髄損傷は，55%が頸部，15%が胸部，15%が胸腰椎移行部，15%が腰仙部に生じる．頭部外傷患者の5%は脊椎・脊髄損傷を合併し，脊椎・脊髄損傷患者の25%は何らかの頭部外傷を合併している．また脊椎損傷の15～20%は2カ所以上の椎体に損傷を認める．1つの受傷部位を見つけた場合には，他の脊椎にも損傷部位がないかどうかを確認しなければならない．

2. 病院前救護における頸椎および脊椎保護

医療スタッフ（主に救急隊）が傷病者に接近してから救急車出発までに行う観察・処置を現場活動という．現場活動は，「状況評価」「初期評価」「全身観察」から成る．頸椎保護は，「初期評価」の最初に行う必要がある．

JPTEC™では，

- あらゆる観察を行う前に頸椎の保護（ニュートラル位）を優先させる ➡ⓐ
- 傷病者を振り向かせないように接近する
- 呼びかけと同時か，その前に用手的頭頸部固定を開始する

といった点を推奨している．ニュートラル位とは，直立してまっすぐに正面を見ているときの姿勢である．傷病者に近づくときには，傷病者が頸を動かすことがないようできる限り正面から近づく．

ⓐ ニュートラル位（仰臥位での正中中間位）を保つことで，脊椎・脊髄に無理な負荷や外力がかかることを防ぎ，潜在する損傷を悪化させないようにする．

13 頸部保護

初期評価で，気道・呼吸・循環を評価して頭頸部の観察が終了した時点で，適切なサイズの頸椎カラーを用いて頸椎固定を行う．ただし頸椎カラーのみでは固定が不十分であるため，搬送時にはバックボード（図1）（→ⓑ）による全脊柱固定と頭部固定用具（ヘッドイモビライザー：図2）により頭部をバックボードに固定する必要がある．

病院前救護の現場では，脊椎・脊髄損傷の有無を判断することは困難であり，また脊椎保護を行わない状態で傷病者を救出・搬送することは脊髄損傷の可能性がある傷病者を悪化させる可能性があるという考えに基づき，全脊柱固定が推奨されている．

参考までにJPTEC™が推奨する全脊柱固定の適応を下記に示す．

〈JPTEC™が推奨する全脊柱固定の適応〉
- ロード＆ゴー症例 →ⓒ
- 症状，受傷機転から脊椎脊髄損傷が否定できない場合
- 脊椎の疼痛
- 対麻痺や四肢麻痺などの神経学的異常
- プールなどでの飛び込み
- 所見が得られない場合
- 意識障害
- アルコールや薬物などの中毒
- 注意をそらすような他部位の激痛

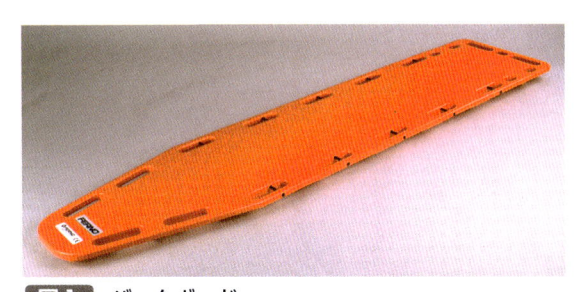

図1 バックボード
（写真提供：ファーノ・ジャパン・インク）

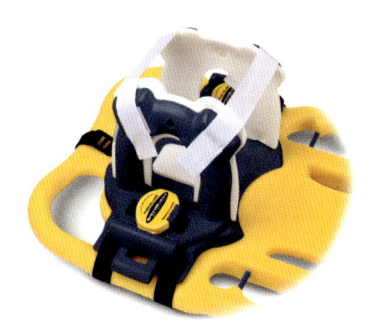

図2 ヘッドイモビライザー
（写真提供：レールダルメディカルジャパン）

ⓑ バックボードからの外し方：現場において救急隊はバックボードへの固定を足側から行い，最後にヘッドイモビライザーを装着して頸椎固定を完了させる．病院到着後，診療のためにバックボードから傷病者を外す場合には，必ず頭側から固定を外さなければならない．これは，体幹部だけ外してしまうと頭部のみ固定された状態となり，身体を動かすと余計な力が頸部にかかってしまう（snaking）ためである．病院到着後，バックボードを利用しての移動や画像撮影は簡便ではあるが，受傷者にとってはある程度の負担であり，2時間が限界ともいわれている（p83, コラム参照）．従って必要性がなくなれば速やかにバックボードを取り外す必要がある．

ⓒ ロード＆ゴー（load and go）：緊急度・重症度の高い外傷傷病者を搬送するという，病院前・病院内の共通言語．特に病院前救護においては，現場滞在時間の短縮を目指し，5分以内に現場を出発することを目標とする．

◆3. 脊椎・脊髄損傷を疑うべき受傷機転

すべての外傷患者において頸椎保護が必要と述べたが，特に脊椎・脊髄損傷が疑われる受傷機転については下記が挙げられる．

- 高速度の自動車事故
- 身長の3倍以上の高さから墜落
- 軸方向への荷重
- 飛び込み事故
- 脊椎近傍の損傷（刺創，銃創など）
- スポーツによる頭頸部損傷
- 意識障害を呈している負傷者

しかし，すべての外傷患者に対して脊椎・脊髄損傷があるという前提で対応することが基本となる．

◆4. 頸椎カラー装着のポイント ➡ⓓⓔ

頸椎カラーは，サイズが固定されている場合と，ある程度の調整ができるタイプの2種類が利用できる．不適切な頸椎カラーを選択した場合には，頸部の過伸展や屈曲が生じてしまうためサイズ選択は重要である．

サイズ測定は，頭部をニュートラル位に保持しながら，傷病者の肩から下顎先端部までの距離を測り，頸椎カラーの高さを調節，もしくは高さの合ったサイズを選ぶこととなる．

装着は，頸椎カラーを前胸部から滑らせるようにして頸部へと送り，顎受けに下顎先端を固定した上で，ベルクロ部分を頸部に巻き付ける（図3）．詳しい装着方法については成書を参考のこと．ニュートラル位を保てない場合などには毛布などで代用することもある．　➡ⓕ

ⓓ 頸椎カラー装着の目的：もちろん頸部保護のデバイスとして重要だが，病院で診療にあたる医療スタッフに対し，「脊椎・脊髄損傷の可能性がある」ということを示す目印の役割も兼ねている．頸椎カラーのみでは固定が不十分であることも認識しておかなければならない．

ⓔ 気道確保と頸椎保護：頸椎保護は重要であるが，頸椎カラー装着により気道確保が不十分となる場合には，気道確保が優先される．装着した頸椎カラーをゆるめる，あるいはいったん頸椎カラーを除去し修正下顎挙上法で気道を確保する必要がある．優先されるのはあくまで気道であり，頸椎保護ではない．

ⓕ 鼻・顎・臍が一直線上になるように固定することで，頸部にかかる負荷が最小限となる．

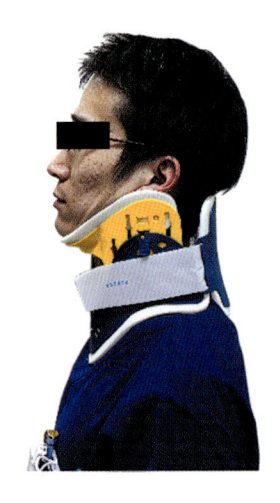

図3　頸椎カラー装着時

また受傷者が小児の場合，適切な頸椎カラーが準備できない場合がある．加えて受傷による不安や疼痛により，成人と比較して医療スタッフの指示に従うことができないことも多く固定が困難な場合も多い．家族が一緒にいる場合には協力を仰ぎ受傷者を落ち着かせる，いない場合には声を頻回にかけるなど，何らかの工夫が必要となる場合が多い．

<文献>

1) 『外傷病院前救護ガイドライン JPTEC™』，JPTEC協議会テキスト編集委員会編，プラネット，2009
2) 『外傷初期診療ガイドライン JATEC™（改訂第3版）』日本外傷学会/日本救急医学会監修，へるす出版，2008
3) 一般社団法人 JPTEC™協議会（www.jptec.jp/）
4) Edlich, R.F. et al. : Revolutionary advances in enhancing patient comfort on patients transported on a backboard. Am. J. Emerg. Med., 29 : 181-186, 2011
5) Stone, M.B. et al. : The effect of rigid cervical collars on internal jugular vein dimensions. Acad. Emerg. Med., 17 : 100-102, 2010

バックボード の予備知識

多くの研究からバックボード固定された傷病者は不快感と圧潰瘍が生じる可能性があることが指摘されている．ある報告によると，バックボード固定の平均時間は77分間となっている[4]．前記のような症状を防ぐため，海外では「Back Raft」を使うことで肩や背部への圧を緩和するようになっている．

頸椎カラー の予備知識

頸椎カラー装着が長期に渡ると褥瘡の発生がみられるとの報告がある．また頸椎カラーを装着することで，内頸静脈が圧迫され，頭蓋内圧の上昇が認められる．その結果として脳血流が減少し，相対的な脳虚血が生じることで，二次的な脳損傷を引き起こす可能性も指摘されている[5]．

JPTEC™受講の勧め

各地で外傷病院前救護のプロバイダーコースが開催されている．救急隊が現場でどのような初療を展開してどういった処置が行われるのか，また実際の傷病者救出の際に注意すべきことなども網羅されている．1日コースなので，外傷患者の初療を担当する医師は，ぜひ一度コースの受講をお勧めする．JPTEC™ホームページ（www.jptec.jp/）より受講申込みが可能である．

第1章 日常診療における実践手技とコツ

14 気管挿管と人工呼吸管理

石川淳哉

気管挿管をスムーズに行うためのコツを解説する．スキルは個人の経験に依存する部分も多いが，その根拠となる理論を理解したうえで行えば，さらにその成功率を高めることができる．

◆ 1．気管挿管の方法

ここではマッキントッシュ型喉頭鏡を用いた経口気管挿管についてのみ解説する．ポイントは以下の3点である．

> 1 頭の下に枕を入れる
> 2 舌を完全に左側によける
> 3 ブレードの先端を喉頭蓋谷にぴったり合わせる

■1 頭の下に枕を入れる

図1に示すような2つの軸，口腔軸，喉頭軸を想定する．この2つの軸をできるだけ一直線にし，術者の視線に近付けることが目標である（図4）．

① 頭の下に枕を入れる

頭の下に枕を入れることが第一歩である．枕の高さは最低10 cm前後は必要である（慣れない人はやや高く感じるかもしれない）．なぜわざわざ"頭の下に"と断ったかは次頁のコラムを参照．これによって喉頭軸が持ち上がる（図2）．

② 頭部を後屈させる

頭部を後屈させる．この操作によって喉頭軸と口腔軸の作る角度が緩やかになる（図3）．→ⓐ

③ 喉頭鏡をかけ舌根部を持ち上げる

最後に残った障壁である舌根部を喉頭鏡で持ち上げると，声門が直視できる（図4）．

（なお外傷の初期治療時には ■1-①，■1-②，ともに行ってはならない →ⓑ）

次の2と3で■1-③で行う喉頭鏡のかけ方をさらに詳しく述べた．すなわち効率よく舌根部と喉頭蓋を視野から除く方法である．

ⓐ sniffing position："■1-①頭の下に枕を入れる"ことと"■1-②頭部を後屈させる"ことを立位で行ってみよう．まず頸部を前傾させ，その状態で後頭骨・環椎関節を伸展させる．クンクン匂いを嗅いでいる姿勢になった．これをsniffing positionと呼ぶ．

ⓑ 鈍的外傷時には，否定されるまでは頸椎損傷があるものとして診療するのが原則である．詳細はJATEC™のガイドラインを参照されたい．

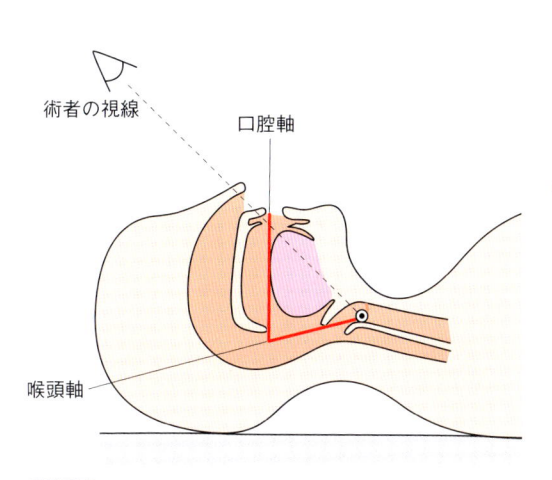

14 気管挿管と人工呼吸管理

図1 水平仰臥位
口腔軸，喉頭軸の2つの軸をできるだけ一直線にし，術者の視線に近付けることが目標である

図2 頭の下に枕を入れる：喉頭軸の調節
頭の下に10cm以上の枕を入れ，頭頸部全体を前傾させる．喉頭軸が持ち上がり，術者の視線に近づく（→）．肩の下に枕を入れてしまうと喉頭軸が逆の方向に動いてしまうことに注意

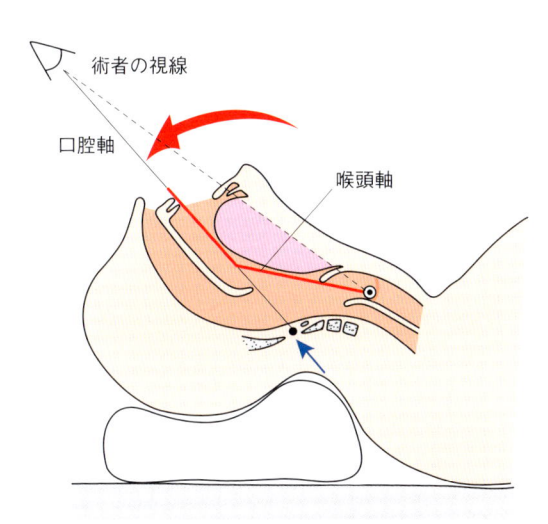

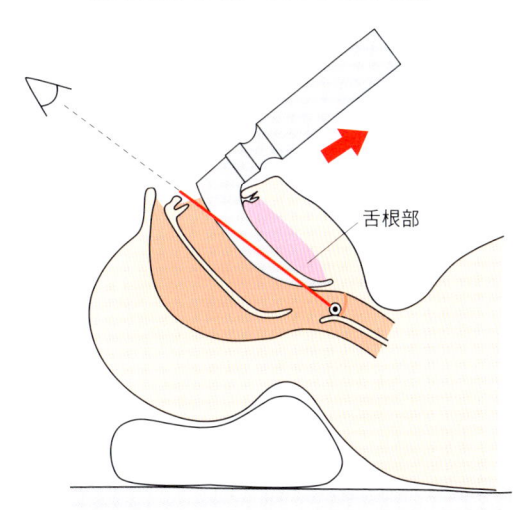

図3 頭部を後屈させる：口腔軸の調節
後頭骨・環椎関節を軸に（→），頭部を後屈させる．口腔軸と喉頭軸の作る角度が緩やかになるとともに，術者の視線との間の角度が小さくなる（→）

図4 舌根部を持ち上げる：喉頭展開
最後に残った障壁である舌根部を喉頭鏡で除けると視線と口腔・喉頭軸が一致して声門が直視できる．喉頭鏡操作によって声帯もはねあがっていることに注意

肩枕

気道確保の基本は頭部後屈・顎先挙上である．しかしだれかがずっと頭部後屈させておくわけにはいかないので肩の下に枕をいれて同様の体位を維持しようと試みることがある．このこと自身は正しい．ただし気管挿管のときに肩枕のままでは自ら挿管困難をつくるようなものであることは**図1，2**から想像すれば容易にわかる．すでに肩枕が入っている場合もあるし，看護師に枕の準備を頼むと親切に肩の下に入れてくれることもある．そういうときは挿管操作に入る前にそっと"頭の下に"移さねばならない．

格段にうまくいく！日常診療実践の手技とコツ ● 85

2 舌を完全に左側によける

舌はそれだけでかなりの厚みを持った筋肉の塊である．したがって舌ごと持ち上げるのは得策ではない．そこで**舌は上に持ち上げるのではなく，脇へよける**．喉頭鏡は正面から右奥に向けて進める（**図5A**）．ブレードの右側に舌がはみ出してきてはいけない．展開するときには喉頭鏡全体を左上方に持ち上げるようにしつつ，舌をブレードの左側にかき出す．最終的にブレードの先端は正面奥に位置するようにする（**図5B**）．

3 ブレードの先端を喉頭蓋谷にぴったり合わせる

ブレードが浅すぎると舌根と咽頭後壁しか見えない（**図6A**）．こういうときはいったん力を抜いてブレードを進めた後，もう一回展開する．喉頭蓋がじゃまで声門が見えないときはまだ少しだけブレードが浅く，ブレードの先端が喉頭蓋野に達していないことが多い（**図6B**）．いったん力を抜いてもう少しだけブレードを進め再度展開する．マッキントッシュ型の喉頭鏡はブレードの先端が喉頭蓋谷にぴったり一致してはじめて喉頭蓋が手前にはねあがり，十分な視野が確保できるのである（**図7**）．

気管挿管という一連の手技のなかで**最も大切なのは，実は確実に気管内に挿管されたかどうかの確認**である．弱い自発呼吸や，下手なマスク換気ですら食道挿管よりはるかにましである．このことだけは忘れてはならない．

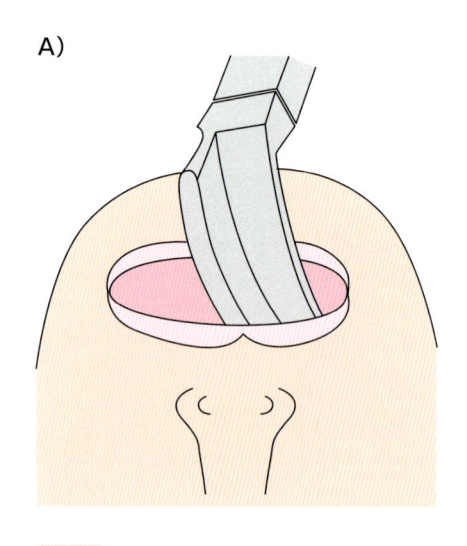

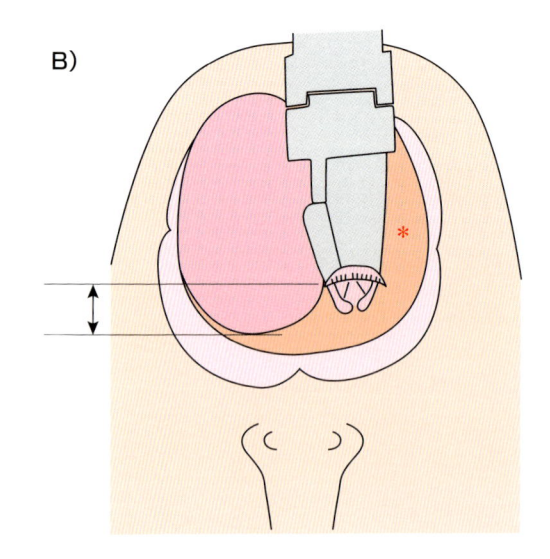

図5　舌を脇によける
A) 喉頭鏡を正中から右奥に向けて進め，舌を喉頭鏡の右側に残さない
B) 舌を左上にかき上げるようにして喉頭展開する．ブレードの右側に舌が残っていないことに注意（＊）．これによって矢印（←→）の分だけ得をしている

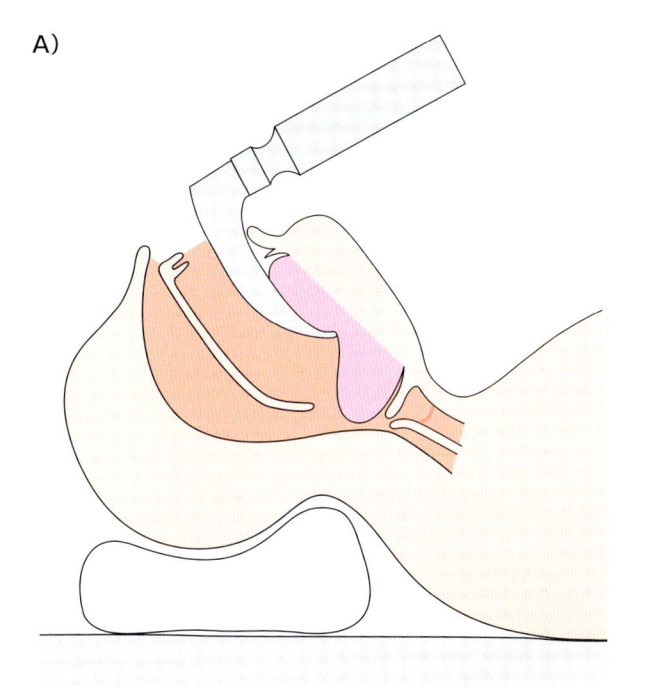

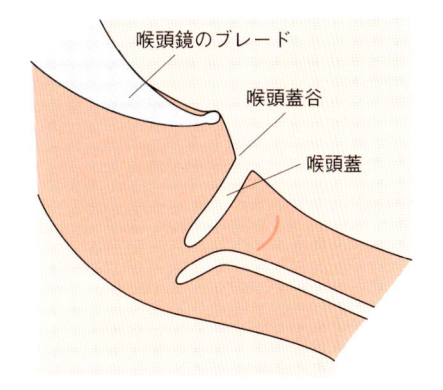

図6 不適切なブレード先端の位置
A) 喉頭鏡が浅すぎて，舌根が除けられていない
B) ブレードの先端が少しだけ浅いため，喉頭蓋がはねあがっていない

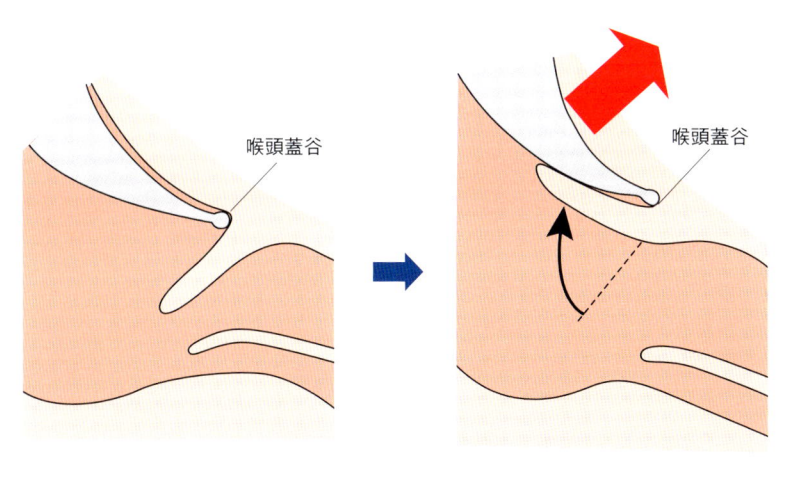

図7 適切なブレード先端の位置
ブレードの先端を喉頭蓋谷にピッタリ一致させた状態で矢印（➡）の方向に力をかけると喉頭蓋の先端がはねあがって（→）声門が直視できる

BURP法

1～3の通りにやっても声門が直視できないことがあるかもしれない．そのときは助手に甲状軟骨を後方（Backward），頭側（Upward），右側（Rightward）などに圧迫してもらう（Pressure）．これで声門が見えるようになることがある．

◆2．気管挿管のための薬剤

気管挿管の際使用する薬剤には以下の3種類がある．

> ① 鎮静・健忘のための薬剤：ベンゾジアゼピン，バルビツレート，プロポフォール，ケタミン，など
> ② 挿管操作による刺激をやわらげるための薬剤：オピオイド（フェンタニル他），局所麻酔薬などの鎮痛薬．刺激をやわらげはしないが刺激に対する反応を抑制するものとしてリドカイン（2％静注用）や降圧薬
> ③ 気管挿管をしやすくするための薬剤：筋弛緩薬（脱分極性，非脱分極性）

これらの薬剤の使い方で気管挿管の手順を分けるとおおよそ次のようになる．

> 1 薬剤は全く使用しない
> 2 ①の薬剤（または②のオピオイドや局所麻酔薬）のみ使う
> 3 ③の薬剤（筋弛緩薬）を使う

1 薬剤は全く使用しない

適応になるのは心肺停止状態やそれが切迫している場合，ショック状態で①の薬剤が使用できない場合，あるいは酸素化障害が著しいため，わずかな呼吸努力の低下が致死的な低酸素血症を引き起こす可能性がある場合などである．また挿管困難，換気困難が予め予想されるときも薬剤なしで臨まなければならないことがある．意識がしっかりしている場合には，患者に十分説明し，患者の協力を得ることが成功のポイントである．

2 ①の薬剤（または②のオピオイドや局所麻酔薬）のみ使う

救急の現場や病棟での緊急気管挿管で比較的よく行われていると思われる方法である．①の薬剤を使うことで気管挿管に伴う苦痛の記憶を残さないようにすることができる．また②のオピオイドや局所麻酔薬を用いれば挿管操作に伴う苦痛を軽減することが可能である．薬剤をtitrationしながら投与すれば自発呼吸を残したまま比較的安全に挿管することができるが，誤嚥に対しては無防備になることに注意が必要である．意識をとるが自発呼吸を残す，ということは，患者の協力は得られず（1との違い），筋肉の緊張もある程度残る（3との違い）ということになり，喉頭展開そのものは必ずしも容易になるとは限らない（→ ⓒ）．また一般に①の薬剤は循環系を抑制するが，気管挿管時の刺激による高血圧，頻脈などは，①の薬剤だけでは制御困難であると思っていたほうがよい．

ⓒ 挿管は多少難しくとも，自発呼吸が残っているため何度でもトライできるのが 2 の方法の利点である．しかし何度も繰り返していると，喉頭鏡で喉頭や咽頭が傷つき，出血したり，腫脹したりしてくることがある．そうすると挿管は回を追うごとに困難になっていく．また鎮静薬も繰り返し投与されるため舌根が落ち，換気補助もしにくくなっていく．こういった悪循環が始まると急速に状況がコントロール不能になることがあるので，ある程度トライして挿管できないときは早めに応援を要請するか，他の気道確保法に切り替えた方が安全である．

3 ③の薬剤（筋弛緩薬）を使う

この方法が**1**，**2**と最も異なる点は，筋弛緩薬によって自発呼吸がなくなってしまうという点である．このことと，使用する筋弛緩薬の薬理学的性質の違いなどによって操作の手順，注意点などが複雑になるため，熟練した指導医またはその監視下に行うべき方法である．しかし適切に行えれば挿管という操作そのものは容易になる．また症例によっては（たとえば破裂脳動脈瘤），非脱分極性筋弛緩薬を用い，時間をかけてマスク換気することが状態を安定化させる時間をかせぐことにつながる場合もある（→ⓓ）．

4 適切な方法の選択と因子

では，今，目の前にいる患者はどの方法で気管挿管したらよいであろうか？ 残念ながらそれに対するはっきりとした答えはない．なぜなら，患者，術者，環境によってその方法は大きく変わる可能性があるからである（図8）．

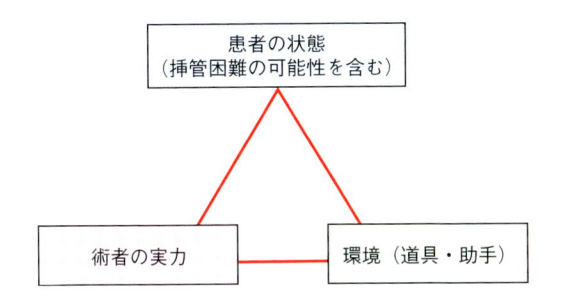

図8 挿管方法の選択にかかわる因子

患者：患者の状態としては原疾患，呼吸・循環の状態，意識状態，フルストマックか否か，そして挿管困難，換気困難の要素があるか，などが大切である

術者：術者の要素としては，ずばり技術と経験である

環境：実は挿管する環境が非常に重要である．深夜の皮膚科病棟で一人で挿管するのと，救急外来で頼れる同僚やベテラン看護師の介助のもと挿管するのはずいぶん違う．頼んだ道具や薬剤が出てくるスピードも違う．ただしこの要素は自分で改善できる部分もあるのでできるだけ安全確実な環境を自分で作りあげることが大切である

つまり図8の三角形のバランスを考えながら，症例ごとに適切な方法を選択しなければならないということである．決まった規則はないと先に述べたが，一つだけ，よく言われる原則がある．それは何か不安があるときは「**自発呼吸を残すこと**」である．そして起こりうる状況を予測し，その場合の対処（次の一手）を考えてから挿管操作に入ることが重要である．

ⓓ 非脱分極型筋弛緩薬では，投与してからその効果が最大になるまで一定の時間を要すため（ベクロニウムでは3〜5分），その間はマスク換気が必要になる．しかしマスクで換気が確実に維持されるならば，この時間がかえって状況を安定化させるのに役立つこともある．鎮静薬に続いて，筋弛緩薬を投与し，マスクによる完全な調節呼吸が確立したら，観血的動脈圧測定ラインを留置する．観血的動脈圧をモニターしながらオピオイドや降圧薬を投与していく．気管挿管時の循環動態変化を最小限にするための準備をする余裕が生まれるのである．また筋弛緩薬が十分効いているため挿管操作に要する時間も少なくて済み，このことも血圧を上げないために有利に働く．

◆ 3. 人工呼吸器管理

　人工呼吸に関する用語はかなり混乱していて初学者は戸惑うことが多いと思われる．ここでは最も理解が容易な分類法で，A/C（assist control），SIMV（synchronized intermittent mandatory ventilation），PSV（pressure support ventilation）についてのみ解説し，設定手順を図9に示す．

① モードを設定する

　A/CとSIMVは，少なくとも設定した回数だけは強制換気を行うモードである．自発呼吸があればそれに合わせてガスが送り込まれる．各強制換気の様式は自発呼吸の強さに依存せず設定できる．したがって，自発呼吸が弱い場合，自発呼吸がない場合，呼吸仕事量が多すぎるため十分な換気サポートが必要な場合などが適応である．ウィーニング時や気管チューブの抵抗を相殺するだけでよければPSVでよい．ただしPSVは"自発"呼吸をサポートするだけなので自発呼吸"回数"が十分であることが必要である．A/CとSIMVの違いについては④を参照．

② A/CまたはSIMVを選択した場合は呼吸回数を設定する

　自発呼吸がなくてもこの回数だけは換気が保証される．

③ A/CまたはSIMVを選択した場合は強制換気の様式を設定する

　強制換気の様式には2種類ある．VCV（volume control ventilation）とPCV（pressure control ventilation）である．VCVでは一回換気量を決める（機種によっては吸気流量と吸気時間を決めることで一回換気量を設定するものもある）．PCVでは吸気圧とその圧を維持する時間（吸気時間）を決める．最近は後者が主流である．

④ SIMVを選択した時はPSVも設定する

　SIMVを選択した場合は，設定した呼吸回数以上に自発呼吸があるときにどうするかを設定する．通常はPSVを設定しておく．な

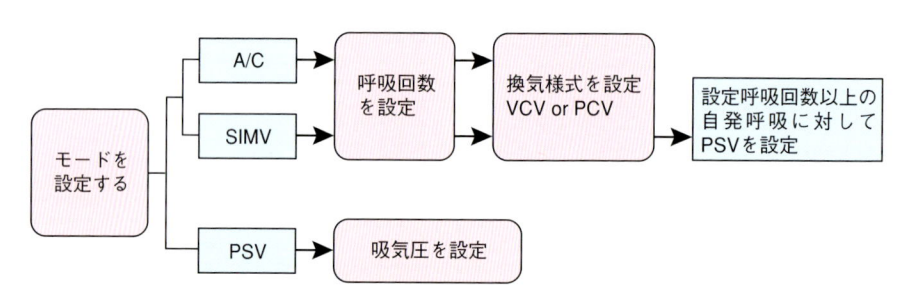

図9　ベンチレーターの設定手順
　　すべてのモードでF_iO_2，PEEP，トリガー感度を設定する．PCVでは換気量アラーム，VCVでは回路内圧アラーム，PSVでは呼吸回数と換気量アラームの設定に注意する．

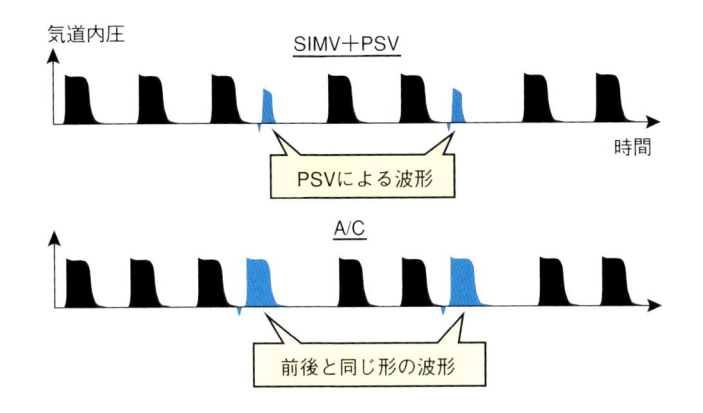

図10 気道内圧波形で見たSIMVとA/Cの違い

黒い圧波形は設定した呼吸回数による換気を表している．青い圧波形は設定した呼吸回数以上に自発呼吸が出た時の波形である．SIMVにPSVを設定しておけば，青い圧波形はPSVでアシストした波形になる．A/Cであれば，設定した呼吸回数の時と同じ換気様式（PCV または VCV）で換気することになるので，青い圧波形は黒い圧波形と同じ形になる

おA/C では設定呼吸回数以上の自発呼吸に対しては強制換気と同じ様式で換気を行う（VCVまたはPCV）（図10）．

⑤ PSVを選択した場合には吸気圧を設定する

自発呼吸に合わせて，設定した圧まで陽圧をかける．患者が息を吐きたくなったとみなしたら送気を止め呼気弁を開き，息が吐けるようにしている．息が吐きたくなったことは吸気流量の低下で認識している．

必ずアラームを設定する．どのような異常でどのアラームが鳴るかを理解することは大変重要であり，人口呼吸に習熟するうえでも有用である．またPSVの場合は自発呼吸が消失した場合に備えバックアップ換気を設定する．

<参考文献>
- "Principles of Airway Management 4th ed." Brendan T. Finucane, et al., Springer，2010
- 『人工呼吸の考え方』丸山一男 著，南江堂，2010
- 『換気モードとグラフィックモニタの見方・読み方トレーニング』坂中清彦 著，MCメディカ出版，2009
- 『人工呼吸管理に強くなる』讃井將満 他編，羊土社，2011

第1章　日常診療における実践手技とコツ

15　摂食・嚥下障害と誤嚥の対応

梅屋　崇，古賀昭貴

摂食とは食べること全般を意味する．嚥下は飲み込む動作であり，摂食動作の一部である．ゆえに摂食・嚥下障害は，嚥下の問題だけでなく，身体的・心理精神的摂食障害を含めた広い意味を持つ．しかし，高齢者においては嚥下障害の有病率が高く，脳血管障害やその他の神経・筋疾患を基礎疾患とする患者だけでなく，そうでない者においても窒息や誤嚥により生活と生命を脅かされている．

◆ 1. 摂食・嚥下のプロセス[1]（図1）

① 認知期：何をどのくらい，どのように食べるか？を判断する時期
② 準備期：飲食物を口に取り込んで咀嚼，唾液と混ぜ合わせて飲み込みやすい塊（食塊）をつくる時期
③ 口腔期：食塊を咽頭へ送り込む時期
④ 咽頭期：食塊を嚥下反射として食道に送り込む時期
⑤ 食道期：食塊を胃まで送り込む時期

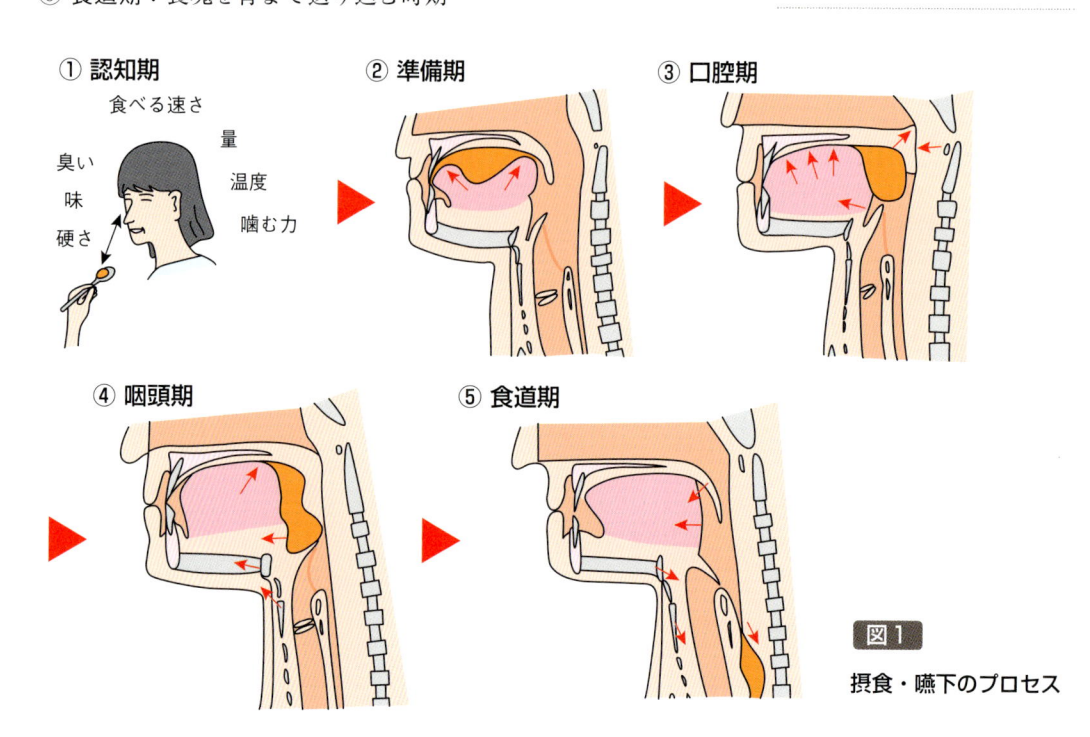

図1　摂食・嚥下のプロセス

◆2. 摂食・嚥下のスクリーニング（図2）

　誤嚥は，食物や口腔内分泌物，胃液などが喉頭を越えて気管に入る現象である．摂食・嚥下障害臨床的重症度分類（dysphagia severity scale：DSS）[2)3)] では，⑦正常範囲，⑥軽度問題，⑤口腔問題を誤嚥なし，④機会誤嚥，③水分誤嚥，②食物誤嚥，①唾液誤嚥を誤嚥ありとしている．→ⓐ

> ⓐ 向精神薬，抗てんかん薬，抗コリン薬などの薬剤や頸部，胸部領域の手術歴，放射線治療歴を問診する．経鼻胃管，気管挿管や気管切開，義歯使用状態と従来の経口摂取状況，栄養状態，呼吸器症状，構音障害の有無を聴取・観察する．意識状態は認知期において大変重要である．

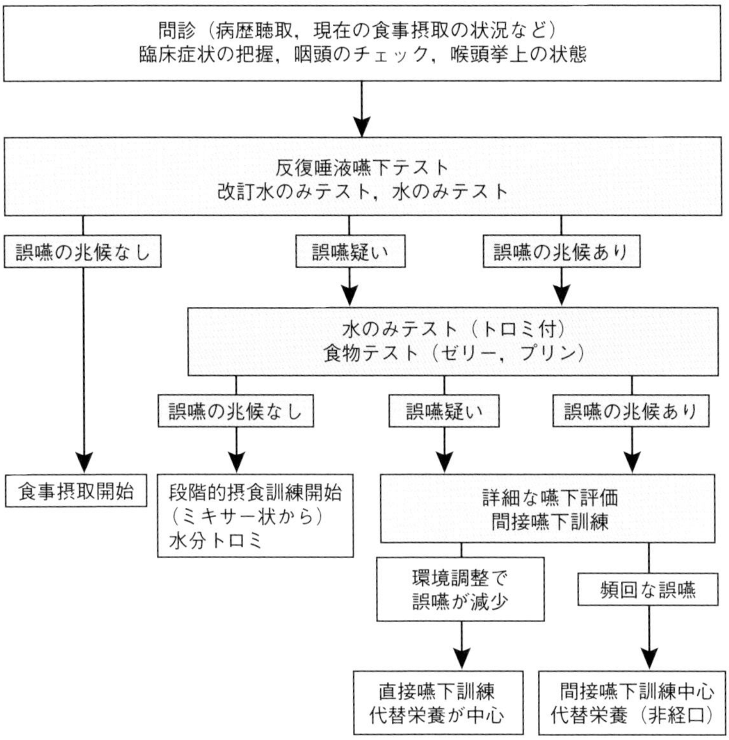

```
問診（病歴聴取，現在の食事摂取の状況など）
臨床症状の把握，咽頭のチェック，喉頭挙上の状態
              ↓
    反復唾液嚥下テスト
    改訂水のみテスト，水のみテスト
  ↓              ↓              ↓
誤嚥の兆候なし  誤嚥疑い      誤嚥の兆候あり
  ↓              ↓              ↓
              水のみテスト（トロミ付）
              食物テスト（ゼリー，プリン）
         ↓          ↓          ↓
      誤嚥の兆候なし 誤嚥疑い   誤嚥の兆候あり
  ↓       ↓          ↓          ↓
食事摂取開始 段階的摂食訓練開始  詳細な嚥下評価
           （ミキサー状から）    間接嚥下訓練
           水分トロミ
                     ↓              ↓
                 環境調整で       頻回の誤嚥
                 誤嚥が減少
                     ↓              ↓
                 直接嚥下訓練    間接嚥下訓練中心
                 代替栄養が中心  代替栄養（非経口）
```

図2 摂食・嚥下スクリーニングフローチャート

◆3. ベッドサイドでできる簡便な嚥下評価法

　安全かつ簡便であり，繰り返し評価が可能な手法を紹介する．その感度と特異度にはばらつきが大きく，施行者間の一致性が低い[4)]．

① 反復唾液嚥下テスト（repetitive salivary swallowing test：RSST）[5)]
- **方法**：口腔内を湿らせた後に空嚥下を30秒間くり返す
- **判定**：2回/30秒以下で異常

2 改訂水のみテスト（modified water swallowing test：MWST）[5]

1. 口腔ケアを行い十分に口腔内の細菌数を減らす →ⓑ
2. 3 mLの冷水を口腔底に入れ，嚥下を指示する
3. 表1のプロフィールを評価する
4. 3 mL冷水の嚥下が可能な場合には，さらに2回の嚥下運動を追加する（評点が4点以上の場合は，最大3回まで施行し，最も悪い評点とする）

3 水のみテスト（water swallowing test：WST）[6]

1. 口腔ケアを行い十分に口腔内の細菌数を減らす
2. 患者は5分間坐位とする
3. 常温の水10（または30）mLを渡す
4. 「いつもと同じように水を飲んでください」と指示する
5. 飲み終わるまでの時間，プロフィール（表2），エピソードを観察する
6. プロフィール1で5秒以内を正常とする

4 食物テスト（food test）[3]

1. ティースプーン1杯（4 g）のプリンなどを嚥下させる
2. プロフィール（表3）を観察する
3. 嚥下が可能な場合には，さらに2回の嚥下運動を追加して評価する（評点が4点以上の場合は最大3回まで施行し，最も悪い評点とする）

5 経皮的動脈血酸素飽和度測定[7]

- 方法：パルスオキシメーターで食事場面をモニターする
- 判定：90％以下または1分間平均で3％以上の低下で摂食を中止する

ⓑ 口腔ケアを嚥下評価の前に必ず行う．口腔期の改善に加え，清潔は肺炎を予防するために欠かせない．義歯の洗浄，残存歯ブラッシング，口腔内粘膜清拭が重要である．

表1 改訂水のみテスト　プロフィール

1	嚥下なし，むせ または 呼吸変化あり
2	嚥下あり，むせなし，呼吸変化または湿性嗄声
3	嚥下あり，むせあり，湿性嗄声（＋／−）
4	嚥下あり，むせなし，湿性嗄声と呼吸変化なし
5	4に加えて，追加嚥下が30秒間以内に2回可能
判定不能	口から出す，無反応

表2 水のみテスト　プロフィール

1	1回でむせることなく飲むことができる
2	2回以上に分けるが，むせることなく飲むことができる
3	1回で飲むことができるが，むせることがある
4	2回以上に分けて飲むにもかかわらず，むせることがある
5	むせることがしばしばで全量飲むことが困難である

水のみテスト　エピソード
すするような飲み方，含むような飲み方，口唇からの水の流出，むせながら無理に動作を続けようとする傾向，注意深い飲み方など

表3 食物テスト　プロフィール

1	嚥下なし，むせ＋/－，湿性嗄声または呼吸変化あり
2	嚥下あり，むせなし，呼吸変化あり
3	嚥下あり，呼吸変化なし，むせ，湿性嗄声や口腔内残留を伴う
4	嚥下あり，呼吸変化なし，むせなし，湿性嗄声なし，追加嚥下で口腔内残留は消失
5	4に加え，追加嚥下が30秒以内に2回可能
判定不能	口から出す，無反応

4．その他の嚥下機能評価法

1 嚥下造影検査（videofluorographic swallowing study：VF）

X線透視装置を用いて実際に食物を摂取している場面を録画する．口腔，咽頭，食道内での食塊の動きの評価，特に誤嚥の評価に有力である．

2 嚥下内視鏡検査（videoendoscopic swallowing study：VE）

鼻咽腔ファイバースコープを用いて嚥下諸器官，食塊の動態などを観察する．声門閉鎖機能，唾液や分泌物，食塊などの咽頭残留の状態などを直視できる．

5．誤嚥を予防するための嚥下訓練法

リラクゼーション，咽頭部のアイスマッサージ，頭部挙上訓練，バルーン拡張法，随意的咳嗽などの間接嚥下訓練と以下に述べる直接嚥下訓練が行われる．

① think swallow（嚥下の顕在化）：嚥下に意識を集中し嚥下運動を強固にする
② **交互嚥下**：異なる性状の食べ物を交互に嚥下することによる咽頭残留除去
③ **複数回嚥下**：一口につき何回も嚥下することによる咽頭残留物の除去
④ **息こらえ嚥下**：声門下圧の上昇，嚥下後呼気の誘導による食塊の気道侵入防止
⑤ **一側嚥下**：健側下の側臥位により重力で食塊を健側咽頭に集める
⑥ **横向き嚥下**：咽頭一側の通過障害に対して健側の食道入口部を通過させる

◆6. 嚥下障害の患者に好ましい摂食体位

　30度仰臥位・頸部前屈＋突出が誤嚥しにくい体位とされている（**図3**）[8]．頸部前屈＋突出は下部の頸椎が屈曲している状態で，やや顎を突出させた状態である．実際には，最も好ましい姿勢は患者の病態や重症度により異なるため注意が必要である．

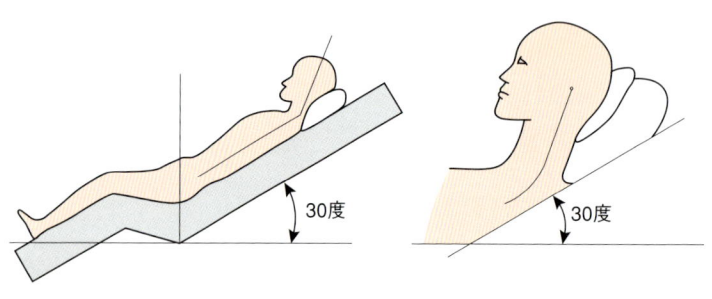

図3 誤嚥しにくい体位

〔代替栄養法〕
一次的もしくは恒久的に経口栄養が不足する場合は鼻，口，胃ろうからの経管栄養や経静脈栄養，代替栄養が考慮される．

<文献>

1) Leopold, N. A. & Kagel, M. C.: Swallowing, ingestion and dysphagia: a reappraisal. Arch. phys. Med. Rehabil., 64: 371-373, 1983
2) 平成11年度厚生科学研究費補助金長寿科学総合研究事業：「摂食・嚥下障害の治療・対応に関する総合的研究」（主任研究者：才藤栄一）．総括研究報告書, pp 1 -18, 2000
3) 平成13年度厚生科学研究費補助金長寿科学総合研究事業：「摂食・嚥下障害の治療・対応に関する総合的研究」（主任研究者：才藤栄一）．総括研究報告書, pp 1 -17, 2002
4) Ramsey, D.J., Smithard, D.G., Kalra, L.: Early assessments of dysphagia and aspiration risk in acute stroke patients. Stroke, 34: 1252-1257, 2003
5) 小口和代, 他：機能的嚥下スクリーニングテスト「反復唾液嚥下テスト」の検討(1)正常値の検討. リハビリテーション医学, 37: 375-382, 2000
6) 窪田俊夫 他：脳血管障害における麻痺性嚥下障害−スクリーニングテストとその臨床応用について. 総合リハ, 10: 271-276, 1982
7) Sherman, B. et al.: Assessment of dysphagia with the use of pulse oximetry. Dysphagia, 14: 152-156, 1999
8) 藤島一郎：『脳卒中の摂食・嚥下障害 第2版』, 医歯薬出版, 1998
9) 田山二朗：嚥下機能改善手術と誤嚥防止のための外科的治療. 日医雑誌, 138: 1771-1775, 2009
10) Fishman, R.H.: Israeli cloning ban endorsed by scientists. Lancet, 353: 218, 1999
11) Loeb, M.B., Becker, M., Eady, A. et al.: Interventions to prevent aspiration pneumonia in older adults: a systematic review. J. Am. Geriatr. Soc., 51: 1018-1022, 2003

摂食・嚥下障害の外科的治療

　嚥下障害については，①咽頭内圧上昇，②食道入口部拡大，③喉頭挙上補助，④声門閉鎖不全の改善，を目的にした機能改善手術と，気道と食道を分離し誤嚥を防止するための手術が適応となる場合がある[9]．基礎疾患や年齢，状態，期待される効果，手術に伴う不利益など複雑な要因があり，適応は画一的に述べることができない．

誤嚥に対する薬物治療

　アンギオテンシン変換酵素阻害薬（ACE阻害薬），アマンタジンやシロスタゾールが誤嚥性肺炎発症のリスクを軽減すると報告されている[10,11]が，人種，病態，基礎疾患や薬物の副作用などに議論の余地がある．

第1章 日常診療における実践手技とコツ

16 吸引器の使い方

根本隆章, 児玉貴光, 松田隆秀

感染症診療において, 病原微生物を特定することは抗菌薬の選択, 治療期間の決定や今後の治療経過を予測するうえで重要である.
呼吸器感染症, 特に肺炎の治療を行う際は, 良好な喀痰を採取することが不可欠であるため, 自力で喀痰を喀出できない場合は吸引器で喀痰を採取しなければならない.
また, 自力で喀痰を十分に喀出できない患者のケアの際には確実かつ安全に吸引を行う必要がある.

1. はじめに

細菌性肺炎は患者が罹患する場所によって市中肺炎と院内肺炎に分類される. なぜならば原因微生物が異なるからである. また適切な喀痰が採取できれば, **グラム染色**を行うことによって微生物特異的な治療を行える可能性が上がり, 治療成績の向上につながる利点がある. →ⓐ

適切な喀痰検体を採取することは不可欠であり, 本稿では吸引の基本的事項およびコツについて述べる.

2. 吸引器による喀痰採取が必要な状況

自力で喀痰を喀出できない場合である. →ⓑ
・呼吸筋力が弱く喀痰が出せない場合
・せん妄や認知症などで意思疎通がとれない場合
・開口障害がある場合
・気管挿管中

3. 喀痰採取するときに準備するもの

図1に示す.
挿管患者の吸引の場合に追加で準備するものを図2に示す.

ⓐ グラム染色の利点[1]
・菌名までは特定できないが, 原因菌をかなり絞れる
・培養結果の適切な評価や治療効果判定が行える
・迅速に結果が得られる

ⓑ 自分で喀痰を喀出できる場合:含嗽により口腔内をきれいにしてから深呼吸をさせる. その後, 肺の奥から吐き出すイメージをしつつ痰を出してもらう.

16 吸引器の使い方

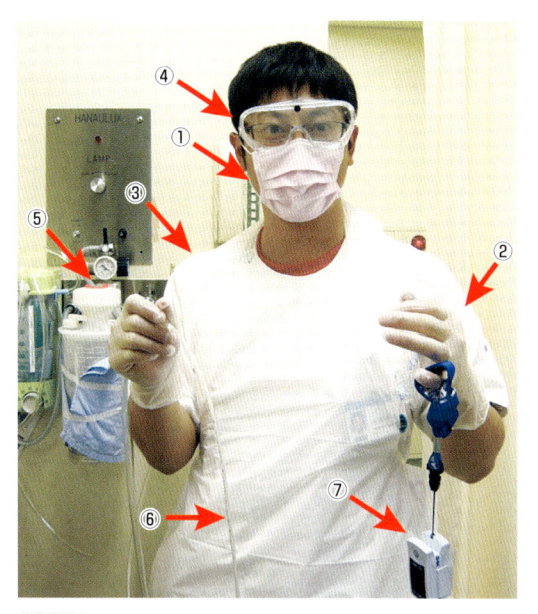

図1 吸引をするためのプリコーション
① マスク着用，② 手袋，③ エプロン，④ ゴーグル，⑤ 吸引器，⑥ 吸引チューブ，⑦ パルスオキシメータ

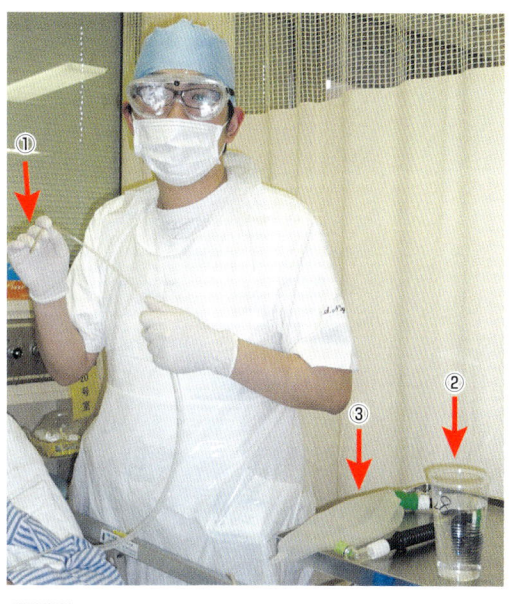

図2 挿管患者の吸引時の準備器材
① 滅菌手袋，② 滅菌水と消毒液，③ ジャクソンリース

◆4．吸引器による喀痰採取の方法

1 手順

1) 挿管されていない患者の場合

図3に挿入時の体勢を示す．

Sniffing positionをとり，鼻腔から吸引チューブを挿入する（このとき，誤嚥を防ぐため顔を横に向けるという意見もある）．

❶ 上咽頭の奥に跳ね返らせて，チューブの先端を前方の気管に入れるように挿入する　→ⓒ

❷ 嚥下運動が認められたら，一度咽頭のレベルまで戻してやり直す．咳嗽反射が認められたところでチューブを挿入する

❸ 陰圧をかけてチューブを回しながら抜いてくる．大体10～15秒で完了させるようにする（吸引時間が長いと気道内圧の低下，低酸素血症[2]，肺胞虚脱，無気肺などが生じる）　→ⓓⓔ

2) 挿管されている患者の場合

❶ 人工呼吸器を外し，数回高濃度酸素で用手換気を行うことで，十分な酸素化を行う[3]

❷ その後，陰圧をかけずに清潔操作で吸引チューブを挿管チューブ内に挿入する．抵抗を感じたところよりも1，2cm戻したところで陰圧をかけ，チューブを回転させながら，徐々に抜いてくる

ⓒ 口腔：5～10cm，鼻腔：10cm，気管内：10～20cmを目安に挿入する．

ⓓ 吸引する際は気道内に陰圧がかかり，小さな無気肺を形成してしまうことがある．無気肺は換気や酸素化を障害し，ときには発熱の原因となることもある．無気肺形成予防のため，吸引後は深呼吸をさせるか，陽圧換気を行うことが重要である．

ⓔ 吸引圧が高すぎると，気道粘膜の損傷，低酸素血症，肺胞虚脱，無気肺のリスクも高くなる．吸引圧は成人の場合80～150mmHg，少なくとも200mmHgを超えないようにする．

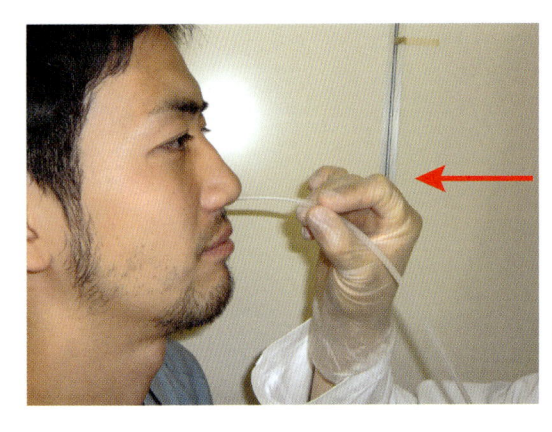

図3 挿入時の体勢
顔面に対して垂直にチューブを挿入する

❸ 抜いた後は，外側をアルコール綿で清拭し，消毒液と滅菌水を吸引して内腔の消毒を行う
❹ この作業を数回繰り返し，最後に無気肺を予防するための陽圧換気を行って人工呼吸器を装着する

2 注意点
・吸引中はパルスオキシメータをモニタして低酸素血症に陥らないように注意する
・気管内が乾燥していて吸引しにくい場合は，ネブライザーを行った後に再度吸引を行う

◆5．気管内吸引により起こりうる合併症[4]

・**無気肺**：不十分な吸引による分泌物の貯留もしくは吸引圧が高すぎることによる肺虚脱によって生じる
・**低酸素血症**：長時間の吸引や不十分な換気により低酸素血症が起こりうる
・**感染**：不十分な無菌操作により感染が起こりうる
・**気道粘膜損傷**：高すぎる吸引圧や同じ部位の吸引によって生じる
・**不整脈**：迷走神経刺激による徐脈，長時間吸引による低酸素状態から不整脈が起こりうる
・**血圧**：咳嗽反射による血圧上昇，用手的換気によって陽圧をかけすぎることによる低血圧が起こりうる
・**頭蓋内圧亢進**
・吸引の刺激に対する反応：**気管支攣縮**，嘔吐

　気管吸引は，気道に関係する処置であることから生命に直結する合併症を起こす可能性もあるため，これらの合併症を理解して正しい手技を行う必要がある．

　以上，吸引器による喀痰採取の方法を述べた．良好な喀痰を安全に採取して，適切な治療を行えるように役立ててほしい．

<文献>

1) Mandell, L. A.：Infectious Diseases Society of America/American Thoracic Society consensus guidelines on the management of community-acquired pneumonia in adults. Clin. Infect. Dis., 44（suppl 2）：S27-S72, 2007
2) Hagler, D. A. & Traver, G. A.：Endotracheal saline and suction catheters：sources of lower airway contamination. Am. J. Crit. Care., 3：444-447, 1994
3) Brooks, D.：Clinical practice guidelines for suctioning the airway of the intubated and nonintubated patient. Can. Respir. J., 8：163-181, 2001
4) AARC Clinical Practice Guideline. Nasotracheal suctioning-2004 revision & update. Respir. Care, 49：1080-1083, 2004
5) AARC Clinical Practice Guideline. Suctioning of the patient in the home. Respir. Care, 44（1）：99-104, 1999

吸引チューブの選び方

　吸引チューブの外径は，肺胞虚脱やSaO_2低下を防ぐために気管内チューブサイズの1/2程度がよいとされている．
　気管内チューブのサイズは内径（mm）で表され，吸引チューブのサイズは外径（Fr）で表される（3Fr＝1 mm）．
　例：7 mmの気管内チューブが挿管中であれば，7×3÷2＝10 Frを選択する．
　なお，吸引チューブの太さに関する強いエビデンスがあるわけではない．

うまく吸引するためのコツ！！

　一般的に吸引チューブの先端は主気管支の周辺までしか届かない．よって主気管支レベルまで気管内分泌液を移動させなければうまく吸引できない可能性がある[5]．
　①初めに気管支分泌物を主気管支まで移動させよう！
　②具体的には，まず聴診を行い，喀痰がどの辺りに存在しているか確認する
　③**体位ドレナージ**を行って主気管支に喀痰を移動させる．このとき，咳嗽を促すとさらによい．またネブライザーによって加湿を行い，吸引しやすい痰にしておくことも有効である
　④吸引後は聴診でしっかり吸引できたか確認を忘れないように

17 CSII

西澤　誠

> 糖尿病の慢性合併症を予防するには，若年発症した1型糖尿病患者では，より積極的な血糖コントロールが求められる．1型糖尿病の治療は，インスリン頻回注射法（multiple daily injection：MDI）により行われるが，多くの患者でコントロールが十分とは言い難い．一方，厳格な血糖コントロールを目指すと低血糖の頻度が増加するジレンマがあり，CSIIは選択肢として検討する価値がある．本項では，CSII導入における具体的設定・指導法について概説する．

1. CSIIとは

　インスリン分泌の枯渇した1型糖尿病の理想的な治療は，生理的インスリン分泌の再現であるが，日常診療で行えるのは皮下注射によるインスリン補充である．**CSII（continuous subcutaneous insulin infusion：持続的皮下インスリン注入）**は携帯型のインスリンポンプを用いて持続的にインスリンを皮下投与する方法で，1970年代に開発され，1型糖尿病患者の多い欧米で発展し，米国では約20％の1型糖尿病患者に用いられている．患者が少ない日本では，ポンプは，国産の製品もあるが，ほぼ海外メーカー（Minimed社）に依存する状況にある．

2. CSIIの利点・欠点（表1）

1 利点

　利点としては，まず血糖コントロールの改善があげられる．CSIIは，MDIと比較し，HbA_{1c}を0.5％程度下げることが示されている[1]．強調すべきは，これらの結果が低血糖頻度の減少を伴っていることであり，CSIIにより血糖変動が小さくなるとされる．持効型インスリンアナログの登場により，その差は小さくなっているが，いまだCSIIが優位であると考えられる[2]．また，CSIIの導入が，糖尿病合併症や大血管障害の発症を抑制できるかは今後の課題であるが，長期的には医療費の抑制にもつながる可能性も欧米で示されている[3]．

表1 CSIIの利点・欠点

利　点	欠　点
・血糖コントロールの改善	・患者の意欲・能力が必要
・重症低血糖の頻度減少	・留置針刺入部位の感染
・血糖変動幅の減少	・機械故障による急速な血糖上昇
・多様な食事に対する幅広い対応	（その際の対応を準備する必要あり）
・インスリン必要量の減少	・医療費の患者自己負担
・細かい投与量の設定が可能	・ポンプ購入における施設の負担
・長期的な医療費の抑制	

2 欠点

　一方，CSIIではインスリンが皮下にプールされないことから，注入が停止した場合，血糖は直ちに上昇し始める．ポンプ故障の頻度は，1台あたり4～5年に1度と少ないが[4]，故障時には，MDIを再開するなど他の方法でインスリン補充する必要がある．皮下留置針は入浴時も抜去は不要であるが，留置部位の感染には注意が必要である．MDIに比べ，医療費の自己負担額は多くなり，また，施設にとってもポンプが高価であることが問題となる．

3. CSIIの適応

　CSIIは，コストの面からも導入症例数は限られ，適応基準は施設ごとに異なるのが実情であろう．一般的には，通常のMDIでは十分な血糖コントロールが困難，あるいは生活に支障をきたす血糖変動を示し，**CSIIにより改善が期待できる1型糖尿病患者が対象**となる．具体的には，**夜間・早朝にMDIでは対応困難な低血糖あるいは血糖上昇を示す例がよい適応**となる．また，若年者や妊娠を予定する女性も導入を検討したい．

　一方，CSIIは，用い方を誤れば重症低血糖やアシドーシスを生じる危険がある．したがって，**治療に対する意欲と自己管理能力があり，ポンプの機能の理解や操作の修得が可能な患者**であることも重要である．

4. CSIIの導入手順

　インスリン分泌には，絶食下でも必要な基礎分泌と食後の血糖上昇を抑える追加分泌があるが（**図1**），CSIIの最大の強みは前者に対する細やかな補充が可能であることである．→ⓐ

　基礎注入量の設定とポンプ操作の習得のため，導入は原則として入院で行う（本項では，日本メドトロニック社のパラダイムインスリンポンプ712®について説明する）．→ⓑⓒ

ⓐ 生理的なインスリン分泌（必要量）をイメージすることが，投与量の設定と患者指導に役立つ．

ⓑ 基礎注入量の設定と患者のポンプ操作手技修得と実施時の注意点や問題発生時の対応法などの指導のため入院は必要である．

ⓒ 治療を有効かつ安全なものとするには，患者自らが基礎注入の設定を変更できるレベルまで指導することが重要である．

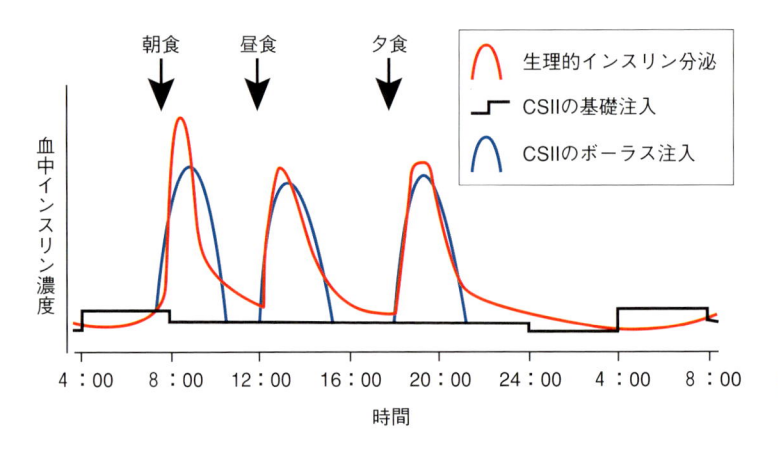

図1 インスリン補充療法の予備知識

1 基礎注入 (basal rate) の設定：基礎分泌の補充 (表2)

多くの糖尿病患者でインスリン必要量は，深夜24時から午前3時に減少し，それ以降午前8時頃まで増加するので[5]，インスリン治療時，**夜間の低血糖と朝方の血糖上昇が問題となる**．最新のポンプでは30分ごとに0.05単位/時の幅で設定することができるが，開始時は24時間一定で投与する．**24時間の注入量は，MDI時の基礎インスリン（持効型インスリン）量から10〜20％減量する**[6]．血糖値の変動を確認し，ポンプの設定について時間ごとに0.1単位程度の増減を判断する．夜間の基礎注入の決定には，夜間にも血糖値を確認する必要がある．また，食事の影響で判断し難い場合は，1食を抜いて血糖推移をみることも有効である．生活状況に合わせた基礎注入を複数プログラムし，使い分けることも可能である．

表2 基礎注入 (basal rate) の設定のテクニック

① MDIの基礎インスリン総量から10〜20％減じた量を24時間で割る（U/時間）
② 24時間定量注入をプログラムし開始する
③ 眠前と空腹時の血糖値から夜間の基礎注入が適切か判断する
　（午前3〜4時の血糖値から，その前後に分けて注入が適切か判断する）
④ 日中から夕食前の血糖値の変動から日中の基礎注入が適切か判断する
　（食餌により判断しづらい場合は，1食抜いて変動をみて判断する）

2 ボーラス注入 (prandial bolus) について：追加分泌の補充

基本的にはMDIでの投与量を用いるが，**食事中の炭水化物量を見積もり（カーボカウント），それに合ったボーラス注入を行うことで，食生活の融通性を高めることが可能となる**．ポンプは0.1単位刻みでボーラス注入量を設定でき，一定時間をかけて投与するボーラス注入プログラムがあり，会食など時間をかけた食事に対する対応も可能である．

◆5. インスリンポンプの装着（図2）

　CSIIで用いるインスリンは，**超速効型インスリン**が推奨される．留置針，カテーテル，リザーバー（インスリンシリンジ）は専用のものを用い，2〜3日ごとに交換が必要であるが，入浴時に留置針を抜去する必要はない．　→ⓓ

ⓓ ポンプを外すと血糖がすみやかに上昇するので，長くとも2時間を超えないよう注意が必要である（毎分1mg/dL程度で上昇するとされる[7])．

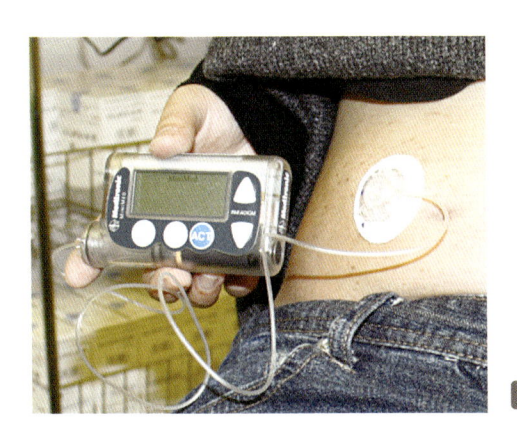

図2 実際の装着状態

◆6. 導入後の管理

　いったんプログラムを決めても，1日4回以上のSMBG（self-monitored blood glucose：自己血糖測定）を行い，血糖値が想定される範囲にあるか確認する．　→ⓔⓕ

　また，基礎注入量の見直しには，**夜間の血糖測定も必要**となる．これらは，自分の健康を保つためであり，前向きに取り組む気持ちが重要であろう．

　異常な高血糖を認めたときには，原因を把握するため，ポンプと注入ラインの確認を行うよう患者に指導する（図3）．ポンプの

ⓔ SMBGは4回以上行うよう指導する．
ⓕ 血糖の異常値が続く場合には，CSIIからMDIへ切り替えることができるよう，インスリン用注射器を数本前もって渡しておくのがよい．

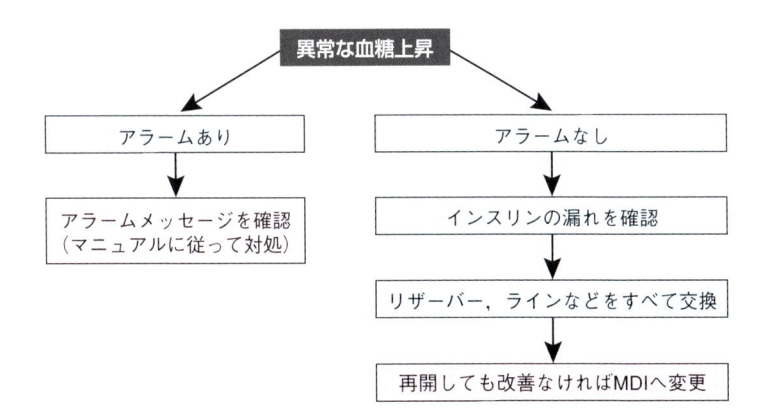

```
              異常な血糖上昇
              ／        ＼
        アラームあり      アラームなし
            ↓               ↓
    アラームメッセージを確認   インスリンの漏れを確認
    （マニュアルに従って対処）      ↓
                        リザーバー，ラインなどをすべて交換
                              ↓
                        再開しても改善なければMDIへ変更
```

図3 異常な血糖上昇時の対応（患者指導）

1章　実践手技とコツ

アラームは「ラインのつまり」では作動するが,「漏れ」の場合には作動しないので,刺入部位からの漏出を含めた漏れの有無を判断する．原因が不明瞭であれば，いったんポンプを外し，ラインなどをすべて新しいものに変え，穿刺部位を変え再始動する．それでも改善しなければ，ペン型インスリンあるいはシリンジを用いた治療（MDI）へ切り替え，医療機関を受診する．

7. おわりに

CSIIは，基礎注入・ボーラス注入の最適なプログラム設定で，血糖上昇を抑える有力な手段となり，その利点は，患者自身の治療に対する意欲と医療者の適切なアドバイスでより大きくなる．米国ではすでに持続的に血糖値を感知するセンサーと一体化した製品も開発され，今後，より簡便で安全かつ確実な治療法として発展が期待される．

<文献>

1) Daniela Bruttomesso, D. et al.：Continuous subcutaneous insulin infusion (CSII) 30 years later：still the best option for insulin therapy. Diabtes Metab. Res. Rev., 25：99-111, 2009
2) Elizabeth, A. et al.：A randomized, prospective trial comparing the efficacy of continuous subcutaneous insulin infusion with multiple daily injections using insulin glargine. Diabetes Care, 27：1554-1558, 2004
3) St Charles, ME. et al.：Health economic comparison between continuous subcutaneous insulin infusion and multiple daily injections of insulin for the treatment of adult type 1 diabetes in Canada. Clin. Ther., 31：657-667, 2009
4) Guilhem, I. et al.：Technical risks with subcutaneous insulin infusion. Diabetes Metab., 32：279-284, 2006
5) Lager, I. et al.：Reversal of insulin resistance in type I diabetes after treatment with continuous subcutaneous insulin infusion. BMJ, 287：1661-1664, 1983
6) Jeandidier, N. et al.：Treatment of diabetes mellitus using an external insulin pump in clinical practice. Diabetes Metab., 32：425-438, 2008
7) Howard, Z.：Quantifying the impact of a short-interval interruption of insulin-pump infusion sets on glycemic excursions. Diabetes Care, 31：238-239, 2008

第1章 日常診療における実践手技とコツ

18 導尿・バルーンカテーテル挿入に基づく治療

田中 拓

導尿は尿閉患者に対する基本的な処置であり，またバルーンカテーテルの留置は自分で排尿できる患者ではできるだけ避けた方がよいが，安静の維持や尿量の測定が必要なときには不可欠な手技である．

◆1．適応・禁忌

1 適応
- 尿閉，自己排尿の不可能な場合
- 診断目的での無菌的採尿が必要な場合
- 経時的な尿量測定が必要な場合

2 禁忌
外傷患者における尿道損傷が疑われる場合

◆2．準備

尿道カテーテル ➡ⓐ，消毒薬，潤滑剤（キシロカイン®ゼリーなど），蒸留水，尿バッグ，手袋，綿球，鑷子，固定用絆創膏

◆3．手技

1 準備
❶ すべての必要器材を滅菌シーツの上にあける（図1）．消毒か

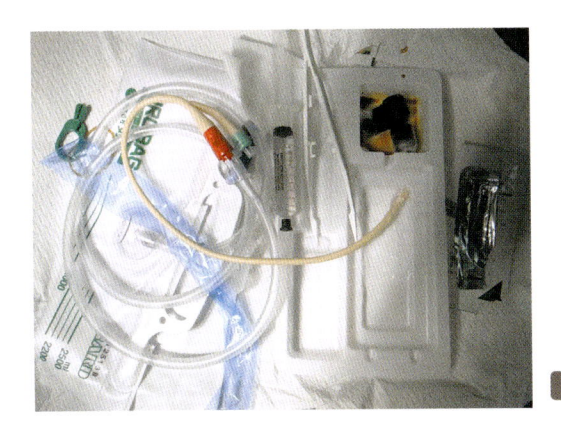

図1 使用する器具

ⓐ 「できるだけ細く柔らかいカテーテル」が原則である．一般的には成人で12〜16 Fr程度が使用される．一時的な導尿にはネラトンカテーテルが用いられることが多く，持続的な留置には先端にバルーンがついたカテーテルが使用される．

ら蓄尿のためのバッグまで一式包含された製品もある．
❷ バルーンカテーテルのバルーンに蒸留水を入れ，漏れがないことを確認する．
❸ 陰部の下に消毒薬や潤滑剤が落ちたとき付着しないようにシーツを広げる．

2 男性

❶ 右利きなら患者の右側に立ち，患者を仰臥位にし，脚を軽く広げて伸ばす．
❷ 陰茎の上と下に滅菌シーツを置き，清潔な手袋をつける．
❸ 利き手ではない方の手で陰茎を固定し，包皮を引き下ろす．
❹ 消毒薬をつけた綿球で亀頭を消毒する．包茎の場合包皮をむいておく．
❺ カテーテルを滅菌された鑷子で把持し，カテーテル尖端に潤滑と局所の麻酔を目的に潤滑剤をつける．
❻ カテーテルを尿道に入れ，軽く一定の力をかけ続け，押し進める（図2）．

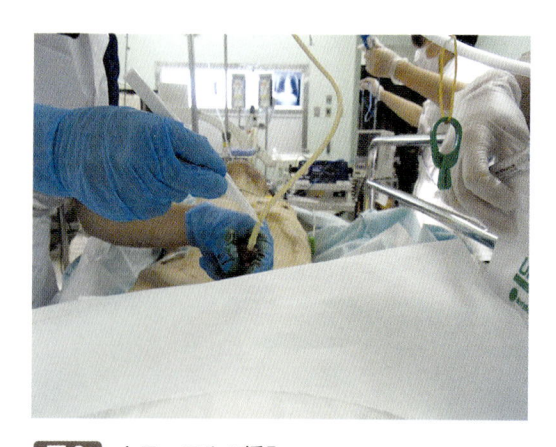

図2 カテーテルの挿入

❼ 抵抗を感じたら陰茎をベッドと水平に臍の方向に引き上げる．患者に深呼吸をさせながら，下腹部，肛門の力を抜くように伝え，ゆっくりとじわりと力をかけ続ける． ➡ ⓑ
❽ 膀胱内に入ると通常自然に尿が流出する．もし1分待って尿の流出がないようであれば，潤滑剤がカテーテル内を閉塞している可能性もあり，生理食塩液50〜100mLでカテーテル内を洗浄する．
❾ 尿の流出が認められる，もしくは抵抗なくカテーテル内の洗浄ができれば，ゆっくりとバルーンを膨らませ，膀胱頸部に引っかかるまで引き出してくる．バルーンを膨らましているとき，患者が痛みを訴えるようなら，バルーンが尿道内にあり，無理に膨らますと尿道損傷を起こす恐れもあるため，膨

ⓑ 陰茎をベッドと水平に臍の方向へ引いても抵抗が続くときは軽く左右にも傾けながら引き上げてみる．

らますことを中止する．
❿ 陰茎を臍の方に持ち上げるようにしてカテーテルが止まった位置で大腿もしくは腹部にテープで固定する．

3 女性

女性では外尿道口から膀胱までの距離が短く，挿入は比較的容易である．

❶ 右利きなら患者の右側に立ち，患者を仰臥位にし，脚を軽く広げて伸ばす．
❷ 滅菌シーツを置き，清潔な手袋をつける．
❸ 利き手ではない方の手で陰唇を広げ，外尿道口の位置を確認する．
❹ 消毒薬をつけた綿球で外尿道口の周囲を消毒する．
❺ カテーテルを滅菌された鑷子で把持し，カテーテル尖端に潤滑と局所の麻酔を目的に潤滑剤をつける．
❻ カテーテルを尿道に入れ，軽く一定の力をかけ続け，押し進める．
❼ 挿入したカテーテルからの尿の流出を確認した後，ゆっくりとバルーンを膨らませ，膀胱頸部に引っかかるまで引き出してくる．

挿入の際のトラブルシューティング

挿入に際し，抵抗があるようであればキシロカイン®ゼリー 5〜10 mL 程度を注射器に入れ，それを尿道に注入する．キシロカイン®ゼリーが簡単に通り抜けないようであれば解剖学的な尿道の狭窄，もしくは尿道括約筋のスパスムも考慮して泌尿器科へコンサルトする．

通常の尿道カテーテルでの挿入が困難な場合，先端が軽く屈曲し，腰の強いチーマンカテーテル®を使用する．尿道の走行に屈曲が沿うように挿入する．
上記の方法でも抵抗が強くカテーテルが挿入できない場合は泌尿器科医へのコンサルトを行う．

〈拡大図〉

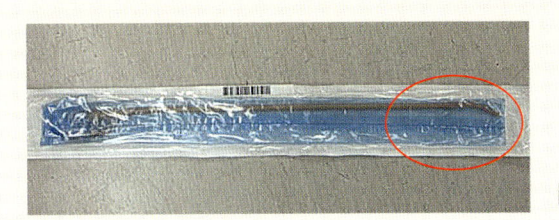

図3 チーマンカテーテル®

尿の流出がないときのトラブルシューティング

外尿道口の同定が困難な場合があり，挿入後に尿の流出がない場合は超音波で膀胱内を確認する．膀胱内に尿の貯留があり，さらにカテーテルも確認できる場合，まずカテーテル内の閉塞を解除するために生理食塩液 50〜100 mL でカテーテル内の洗浄を試みる．生理食塩液の注入が可能であるにもかかわらず，尿の流出がない場合，尿道への挿入が適切になされていないと考えて一度抜去し，清潔なカテーテルに交換した後再度挿入を行う．

◆4. 合併症

1 血圧低下
緊満していた膀胱から急速に導尿することで血圧の低下をきたすことがある．このため高齢者や脱水傾向のある患者では緊急事態に対処できるよう準備を整えておく．緩徐に尿を排出しても血圧低下の頻度は変わらない[1]．

2 尿路感染症
カテーテル挿入中の尿路感染症は頻繁に起こる合併症であり，尿の混濁や発熱に注意が必要である．**表1**にCDC（Center for Disease Control and prevention：疾病管理予防センター）によるカテーテル関連の尿路感染症予防についてのガイドラインを示す[2]．

表1 CDCによるカテーテル関連の尿路感染症予防についてのガイドライン

カテゴリーⅠ：強い推奨
・必要なときだけカテーテルを挿入する
・カテーテル挿入とケアの適切な手技を教育する
・手洗いを強調する
・無菌操作と滅菌された器材でカテーテルを挿入する
・カテーテルの固定をきちんと行う
・閉鎖された滅菌の尿流出を維持する
・尿検体は無菌的に採取する
・尿流出を維持する

カテゴリーⅡ：中等度の推奨
・カテーテルケアにあたる人の定期的な再教育
・適切で最も細いカテーテルを使用する
・閉塞の予防や解除目的に必要な場合以外の洗浄を避ける
・毎日の尿道口のケアを控える
・任意の間隔でのカテーテル交換を避ける

<文献>

1) Nyman, M. A. et al.：Management of urinary retention：rapid versus gradual decompression and risk of complications. Mayo. Clin. Proc., 10：951-956, 1997
2) CDC：Guideline for Prevention of Catheter-associated Urinary Tract Infections. 1981

第1章 日常診療における実践手技とコツ

19 急性血液浄化療法：CHDF

松井勝臣

急性血液浄化療法に明確な定義はないが，一般に「急性疾患あるいは慢性疾患の急性増悪に対して適応される血液浄化法」とされ，維持透析や一部の吸着療法のような慢性期の血液浄化療法（p117，第1章20）と区別される．**表1**に主な急性血液浄化療法の種類と適応疾患をあげた．本項では，**表1**のなかで，臨床で多く施行される持続血液濾過透析（continuous hemodiafiltration：CHDF）について概説する．

表1 急性血液浄化療法の種類と適応疾患

血液透析	
高カリウム血症，高アンモニア血症，急性中毒（アルコール，エチレングリコール，リチウムなど），透析患者の溢水など	
持続血液濾過透析	
多臓器不全，急性膵炎，急性心不全，劇症肝炎（血漿交換療法と組合わせた人工肝補助療法），急性呼吸窮迫症候群，腎不全患者の術後体液管理など	
血漿交換	
劇症肝炎，Guillain-Barré症候群，血管炎症候群（特に肺胞出血），血栓性血小板減少性紫斑病，中毒性表皮壊死症，一部の薬物中毒など	
血液吸着	
薬物中毒，敗血症，高ビリルビン血症など	

◆1．持続血液濾過透析：CHDFとは？
～原理・使用器具と設定条件～

1 適応

慢性期の維持透析の適応は，腎不全であったのに対し，急性期に行われるCHDFの適応は腎不全のみならず，多臓器不全や心不全，急性膵炎などの腎以外の適応（non-renal indication）も多い（**表1**）．もちろん多臓器不全や心不全には，急性腎不全も合併することが多いが，腎不全という病態だけでなく，種々のケミカルメディエーターの除去による全身状態の改善や，体液・電解質コントロールが目的となることが多い．

2 原理

CHDFの原理は，持続血液濾過（continuous hemofiltration：CHF）の"濾過"に加え，ヘモフィルターに血液と対向に透析液を流し，"拡散"によって血液を浄化する（図1）．"濾過"は中分子量の物質除去に優れ，"拡散"は小分子量の物質除去に優れており，両者を併用することで，幅広い物質の除去が可能となる．→ⓐ

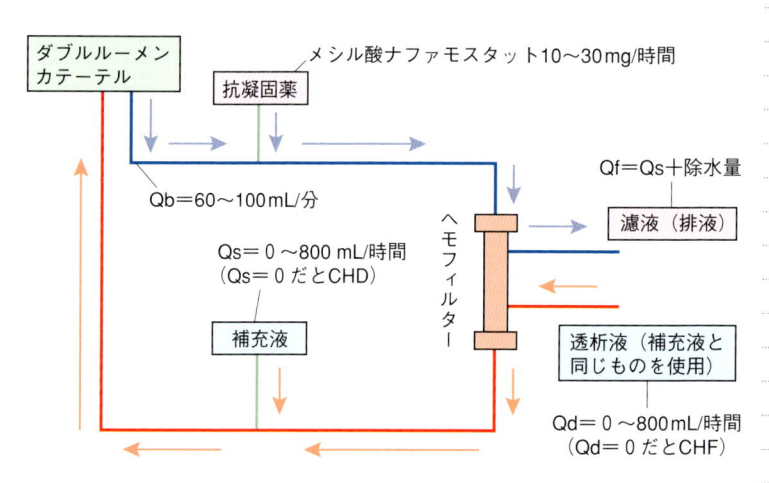

ⓐ CHDは"拡散"の原理を用いており，患者血液中の溶質分子量が小さいほど，除去効率に優れ，分子量が大きくなるにしたがって，直線的に除去能が低下する．一方，"濾過"の原理で浄化を行うCHFは，溶質分子量がある程度大きくなるまで一定のクリアランスを示し，小分子量物質から低分子量蛋白までの除去が可能であり，除去率は濾過流量Qfに依存する．

図1 CHDF回路図と設定条件
Qb：血液流量，Qd：透析液流量，Qs：補充液，Qf：濾液流量
CHD：continuous hemodialysis（持続血液濾過）

回路図中の表記：
- ダブルルーメンカテーテル
- 抗凝固薬 メシル酸ナファモスタット10～30 mg/時間
- Qb＝60～100 mL/分
- Qs＝0～800 mL/時間（Qs＝0だとCHD）
- 補充液
- ヘモフィルター
- Qf＝Qs＋除水量
- 濾液（排液）
- 透析液（補充液と同じものを使用）
- Qd＝0～800 mL/時間（Qd＝0だとCHF）

3 準備

CHDFで使用する器具は，維持透析の際に使用する器具と見た目は似ているが，基本的には，別の物を使用している（図1）．血液浄化装置は維持透析に使用するものと比べ，小型で可動式となっており，CHDF以外のアフェレシス療法にも使用できるものもある．濾過器はヘモフィルターと呼ばれ，CHDF専用のものは市販されておらず，CHF用のヘモフィルターを用いることが多い（「透析膜と濾過膜の予備知識」参照）．

透析膜と濾過膜 の予備知識

血液透析で使用する透析膜（dialyzer）と血液濾過で使用する濾過膜（hemofilter）の違いは，膜孔径や限外濾過率である．

dialyzerは拡散の原理を最大限に生かした小分子量物質の除去を主目的として開発されたため，透析膜の性能として小分子量物質の拡散能力は高いが，中分子以上の拡散能力が悪く，限外濾過能力が低いものが多い．

一方，濾過膜は濾過の原理による除水と中分子以上の物質の除去を目的としているため，膜孔が透析膜より大きく，限外濾過能力が高く，長時間の濾過（濾過膜への圧力）に耐えうることが特徴である．また，重症患者で使用されることも多いことから，生体適合性や抗血栓性に優れたものが多い．

ただ最近では，透析膜の限外濾過能力や耐久性が高い膜（high performance membrane）が主流となってきており，透析膜を用いてのCH（D）Fも可能となってきており，透析膜と濾過膜を区別する意義は乏しいのが現状である．

血液回路はCHFもしくはCHDF用のものが市販されており、維持透析に使用する回路と比べ、プライミングボリュームが少なく、循環動態に与える影響が少ない.

ブラッドアクセスは、透析施行時間が長く、体動などで穿刺針が抜けるリスクを回避するため、一般の透析患者で穿刺・使用するシャントではなく、内頸静脈もしくは大腿静脈に留置したダブルルーメンカテーテルを用いる. 抗凝固薬も出血傾向などを加味し、メシル酸ナファモスタットを用いることが多い. また補充液と透析液は、濾過器にCHF用のヘモフィルターを用いるため、補充液はもちろんのこと、フィルター外の透析液も血液中に流入する（back diffusion filtration）可能性がある. そのため、透析液は血管内への流入も考え、通常は補充液と同様のものが使用される（HFソリタ®, サブラッド®など）. ➡ⓑ

4 設定

一般的なCHDFの設定条件を、**図1**の回路図に示した. 実際のベットサイドで、どの数字が何を示しているか確認してほしい.

1) 血液流量（Qb）

患者の血圧を見ながら増減させ、**60〜100 mL/分**程度で行うことが多い.

2) 透析液流量（Qd）

透析効率を考えると、理想的には**Qbの2倍以上**がよい[1]が、実際には保険診療内で使用できる**補充液の量〔Qd＋補充液量（Qs）〕**が上限20 L/日程度のため、実際はQd＝500 mL/時間程度、Qs＝300 mL/時間程度で行うことが多い（Qd＋Qs＝800 mL/時間＝19.2 L/日）.

病態によっては、小分子量物質を除去したいときはQdを増加させ、Qsを下げ、中分子量物質を除去したいときは、Qdを下げて、Qsを上げる.

3) 濾液流量（Qf）

Qs＋除水量であり、限外濾過によりヘモフィルターの細孔を通過する量である. **Qfは、Qbの30%が上限**であり、例えばQb＝60 mL/分であれば、Qfは18 mL/分＝1,080 mL/時間が上限となる（➡ⓒ）.

4) 抗凝固薬

メシル酸ナファモスタット10〜30 mg/時間を用いることが多く、ヘモフィルターや回路内の血液凝固がみられれば増量し、出血傾向が強ければ適宜減量する（保険診療内で使用できるメシル酸ナファモスタットの量は、約700〜800 mg/日程度までとされている[2]）.

治療対象が違えば、CHDFの設定条件も変わってくるが、まず、基本的な設定条件を確認し、そこから微調整を行うのが現実的であろう.

ⓑ 一般に補充液と透析液は、市販の腎不全用補充液を用いる. 腎不全用補充液（カリウム濃度 2.0 mEq/L）を腎不全以外の患者や、低栄養の患者で用いた場合、低カリウム血症を呈することがあるため、注意が必要である.

ⓒ ヘモフィルターの種類によっては、Qdを高めに、Qsを低めに設定した方がよい場合がある. 例えば、サイトカイン除去目的などに使われるpolymethylmethacrylate（PMMA）膜は、polysulfone（PS）膜やcellulose triacetate（CTA）膜に比べ、膜自体の物質吸着能に優れている. そのため、Qsが低くても中分子量物質の吸着による除去が可能であり、無理にQsを上げる必要はない（どの膜でも、Qsと除水量を上げることは、膜の劣化を招く）. しかし、吸着による膜の劣化を引き起こすため、Qdはやや高めに（十分な透析効率を得るため、Qdを上げても膜の劣化は起きない）、抗凝固を十分に行い、膜間圧力差（transmembrane pressure：TMP）の上昇がないか、よく観察することが必要である.

◆2. CHDFは常に24時間行うものなの？
～持続療法と間欠療法の違い～

　持続血液浄化療法とは，一日あたり24時間持続的に行うことを指し，持続的でないものは全て，間欠的とする．CHDFは持続的に行う治療であり，治療期間が数日～数週間続くことが多いが，患者の状態や施設の条件によっては，一日あたり8～10時間のHDFを連日行う連日長時間（extended daily）HDFや，さらに透析条件を落としたHDFをメインとし，一部の症例でCHDFを行うことで，患者の24時間連続治療に伴う生体反応の軽減と，スタッフの負担軽減（日勤中の人手が多いときに負担を多くし，夜勤の負担を減らすよう，シフトを組める）を図る施設もある．

◆3. 各種アラームと対処方法

　急性血液浄化療法を要する症例は多臓器障害を合併していることが多く，重症度も高くなっているため，細心の注意と厳密な患者管理が必要である．受け持ち医は透析の準備よりも，バイタルサイン異常や各種アラームへの対応がメインとなる．下記にモニタリングでの注意事項と対応について説明する．

■1 バイタルサインのモニタリング

1）意識レベル

　鎮静をかけていない患者の意識レベルは，Glasgow Coma Scaleで評価する．

2）抗凝固薬の管理

　抗凝固薬の長期使用により，頭蓋内出血やその他の出血のリスクがあるため，**活性凝固時間**（activated coagulation time：ACT）を測定し，**ACT＝150～180秒**となるよう，抗凝固薬の量を調節する．ただし，メシル酸ナファモスタットを用いる場合は，ヘパリンでのACT測定に用いるスピッツではなく，凝固活性化剤にセライトを用いる必要がある．　→ⓓ

3）循環管理

　心電図，心拍数，血圧のモニタリングを行う．重症例では動脈カテーテルや中心静脈カテーテルでの連続モニタリングが必要である．血圧低下が見られた場合，両下肢を挙上し，除水量を減少させ，血液流量（Qb）を一時的に下げる．必要なら生理食塩液を輸液，カテコラミンの使用を検討する．CHDF開始時に，すでに血行動態が不安定な場合は，血液回路のプライミングをアルブミンやFFP（fresh frozen plasma：新鮮凍結血漿），赤血球濃厚液などで行う．

ⓓ ヘパリンでのACT測定器としてアクテスター®を使用していることが多く，凝固活性化剤としてカオリンが添加されており，メシル酸ナファモスタットを吸着してしまうため，メシル酸ナファモスタットでは，正確なACTが測定できない．

4）体温管理

重症例では膀胱温や直腸温を連続的にモニタリングする．特に乳幼児でのCHDFでは，体温が変動しやすく，連続的にモニタリングする必要がある．

2 アラームその1（図2）：脱血不良

脱血不良のアラームが鳴った場合，その原因として考えられるのが，カテーテル異常や回路の屈曲である．血液回路のピロー（図2でピローの位置を確認）を観察し，血液ポンプが回っているのにもかかわらず，ピローが張っていなければ，血液が採れていない状態である．

カテーテルが原因の場合，カテーテル内の凝血や，カテーテル自体の屈曲による閉塞，カテーテル脱血孔の血管壁へのへばりつきなどが疑われ，カテーテルから血液回路を外してシリンジでフラッシュを行ったり，カテーテルの位置を動かすなどの対応を行う必要がある．

患者の体位変換の後に，脱血不良が起こった場合，再度，体位を動かすことで，対応できる場合がある．また血液回路の閉塞が原因の場合，回路の屈曲がないか（よくみかけるのが，ベッドの柵にはさんでいたり，患者の体の一部で折れ曲がったりすることである）注意深く確認する．

3 アラームその2（図2）：静脈圧上昇

透析回路での静脈圧とは，患者の静脈圧ではなく，血液回路返血側の回路内圧を意味する（ヘモフィルターから出ていく側の圧）．回路内圧についてだが，「回路内圧＝血液流量×回路抵抗」で表され，血液流量が一定の場合，回路内圧の変化は，血液回路内の抵抗成分の変化によって生じる．

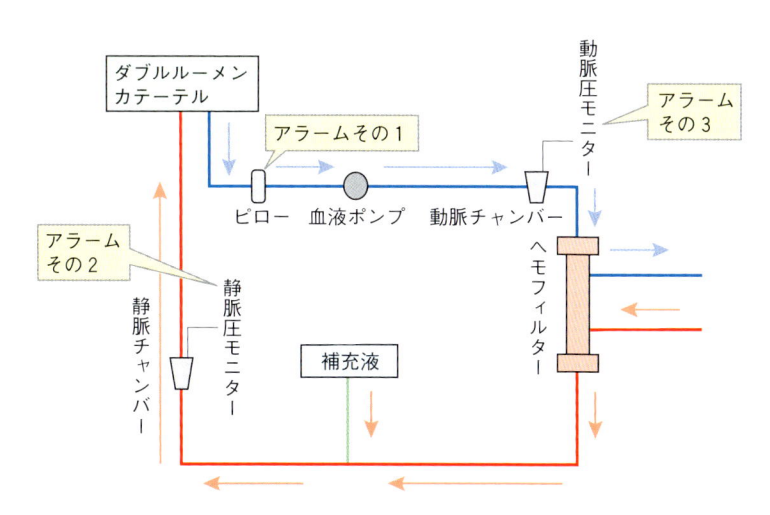

図2 各種アラーム異常

血液浄化施行中に静脈圧をモニタリングする目的は，その先の回路の状態を監視するためである．静脈圧を測定している場所を**図2**で確認してほしい．静脈圧の上昇は静脈チャンバー以降の血液回路の抵抗が上昇したものと推測される．その原因としては，静脈チャンバー内や血液回路内での血栓形成，静脈側回路の屈曲，ダブルルーメンカテーテルの血管壁へのあたり，などが考えられる．

チャンバー内の血栓形成は頻度が高く，チャンバーをペンライトなどで照らして，血栓の有無を目視で確認するとよい．大きな血栓を認めた場合は，回路交換を検討する．チャンバー以外の回路内の血栓形成は確認が難しく，透析開始時の静脈圧より**50 mmHg程度上昇**を認めた場合は，まずQbを50 mL/分程度に下げてみて，それでも静脈圧が低下しない場合は回路交換を検討する（→ⓔ）．ダブルルーメンの血管壁へのあたりについては，カテーテルを回転させたり，少し引くことで改善する．

◾ アラームその3（図2）：動脈圧上昇

動脈圧の上昇は，動脈チャンバー以降の血液回路の抵抗が上昇したものと推測される．

図2で場所を確認してほしい．この場合は，動脈チャンバー以降の回路内圧の上昇であり，回路の凝固が疑われる．その原因としては，静脈圧上昇と同様の原因ならびに動脈チャンバーやヘモフィルターの凝固が疑われる．まず回路が折れていないかを確認し，回路が折れていなければQbを下げて，返血を試みる．返血が困難な場合は，回路交換を行う．返血困難な状態は，回路の凝固を疑い，回路内の血液の色をみて，黒い場合は凝固している可能性がある．

◆ 4．おわりに

本項では，急性血液浄化療法のうち，CHDFについて，原理，設定条件，アラームの対処など，実際の臨床の場で対応が必要な内容について述べた．簡潔に記したため，詳細は成書に譲るが，実際の臨床の場で，どのような器具を用いて，どのように血液浄化を行っているか体感してほしい．

ⓔ Qbを下げたときに静脈圧が下がれば，返血可能である場合が多いので，返血をしてから回路交換を行う．

<文献>
1）峰島三千男：原理と作用機序．『急性血液浄化法マニュアル』，南江堂，pp15-19, 2002
2）平澤博之：緊急血液浄化法と健康保険．救急医学，17：225-227, 1993

第1章 日常診療における実践手技とコツ

20 慢性期透析療法：維持透析，吸着療法

松井勝臣

> 末期腎不全に対する透析療法，慢性疾患に対する吸着療法はともに体外循環による治療である．どちらも大部分は慢性期治療として位置づけられている．腎臓・透析専門医以外でもこれらの治療が必要な病態に遭遇することは多い．本項では慢性期の体外循環を用いた治療，特に血液透析と吸着療法について述べたい．

◆ 1．末期腎不全の透析療法

　末期腎不全において透析療法の適切な開始時期は，食事療法や保存的な薬物療法では尿毒症症状や体液量，酸塩基電解質異常などが管理できなくなった時点である．その際の選択肢として透析療法（血液透析，腹膜透析），腎移植（生体腎移植，献腎移植）がある．本邦では末期腎不全の治療として，血液透析，腹膜透析，腎移植の割合がそれぞれ95％，4％，1％と，他国に比べ，明らかに血液透析に偏った分布となっている[1]．これに関する是非については割愛させて頂くが，末期腎不全患者の治療を決める際には，上記の選択肢を全て提示したうえで，医療者側，患者側の最終決定を行う必要がある．➡ⓐ

　本項では最も導入頻度の高い，血液透析について概説する．

1 血液透析の導入基準

　本邦で透析導入基準に広く用いられているのが，厚生科学研究・腎不全医療研究班より1991年に公表された基準である（**表1**）．この基準では臨床症状，腎機能，日常生活の障害度を総合的に判断し点数化したうえで，総得点60点以上を透析導入としている．この導入基準は，1994年度厚生科学研究腎不全対策分担研究において追跡調査が行われており[2]，その妥当性が示された．しかし2006年度の透析導入患者の統計[3]では，導入年齢の高齢化，導入時の血清Cr値の低下を認めており，この透析導入基準を満たさない症例が増加している．**表1**の基準が策定された時点と現時点では，透析導入患者背景が大きく変わってきており，一概にこの基準をあてはめることが難しくなってきている．透析導入基準の改定が望まれるが，現時点では**図1**のように透析導入を考えるのが妥当であろう．

ⓐ 腎不全患者への治療オプション提示のツールとして，筆者の施設では，日本腎臓学会，日本透析医学会，日本移植学会の3学会共同で作成・発刊している小冊子「腎不全の治療選択　あなたはどの治療法をえらびますか？」を利用している．腎臓の働きと腎不全についての内容から始まり，治療オプション(血液透析，腹膜透析，腎移植)や医療費・社会福祉サービスなどについてわかりやすく説明されており，患者への説明に非常に有用である．それぞれの施設に冊子がない場合，日本腎臓学会のホームページにある診療ガイドライン（http://www.jsn.or.jp/guideline/）からPDFファイルでダウンロード可能であり，腎臓専門医でなくても利用可能である．

表1 透析導入基準（1991年 厚生科学研究・腎不全医療研究班）

1. 臨床症状

① 体液貯留（全身性浮腫，高度の低蛋白血症，肺水腫）
② 体液異常（管理不能の電解質・酸塩基平衡異常）
③ 消化器症状（悪心，嘔吐，食欲不振，下痢など）
④ 循環器症状（重篤な高血圧，心不全，心外膜炎）
⑤ 神経症状（中枢・末梢神経障害，精神障害）
⑥ 血液異常（高度の貧血症状，出血傾向）
⑦ 視力障害（尿毒症性網膜症，糖尿病性網膜症）

これら①〜⑦の小項目のうち3個以上のものを30点，2個を20点，1個を10点とする

2. 腎機能

血清クレアチニン（mg/dL）	クレアチニンクリアランス（mL/分）	点数
8以上	10未満	30点
5〜8	10〜20	2点
3〜5	20〜30	10点

3. 日常生活障害度

・尿毒症症状のため起床できないものを高度……………… 30点
・日常生活が著しく制限されるものを中等度……………… 20点
・通勤，通学あるいは家庭内労働が困難となったものを軽度…… 10点

4. 評価

上記の合計得点が60点以上となったものを透析導入の基準とする．ただし，年少者（10歳未満），高齢者（65歳以上），全身性血管合併症（糖尿病，膠原病動脈硬化性疾患）が存在する場合は，上記に10点加算する

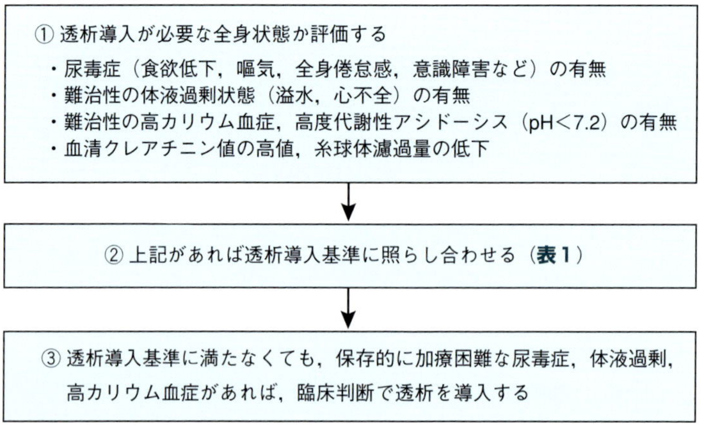

---

① 透析導入が必要な全身状態か評価する
　・尿毒症（食欲低下，嘔気，全身倦怠感，意識障害など）の有無
　・難治性の体液過剰状態（溢水，心不全）の有無
　・難治性の高カリウム血症，高度代謝性アシドーシス（pH＜7.2）の有無
　・血清クレアチニン値の高値，糸球体濾過量の低下

↓

② 上記があれば透析導入基準に照らし合わせる（**表1**）

↓

③ 透析導入基準に満たなくても，保存的に加療困難な尿毒症，体液過剰，高カリウム血症があれば，臨床判断で透析を導入する

図1 透析導入を考えるプロセス

2 透析導入に関する留意点と補足

1) 透析導入前患者教育と管理の重要性

腎臓専門医への紹介の遅延（late referral）は，死亡率，合併症発症率，透析の一時留置アクセスの利用率，医療費が高くなることが示されている[4]．本邦での観察研究でも，早期の専門医の介入により，腎機能障害の進行抑制と透析導入の遅延，透析導入後の生命予後の改善が得られている[5]．このことから，前述の末期腎不全透析導入基準を考慮する以前に，chronc kidney disease（CKD：慢性腎臓病）ステージ4以降の患者は，腎臓専門医への紹介および外来管理を開始すべきである（CKDステージは**表2**を参照）．→ⓑ

表2 慢性腎臓病（CKD）の分類

病期ステージ	重症度の説明	進行度による分類 GFR mL/分/1.73m²
	ハイリスク群	≧90（CKDのリスクファクターを有する状態で）
1	腎障害は存在するが，GFRは正常または亢進	≧90
2	腎障害が存在し，GFR軽度低下	60〜89
3	GFR中等度低下	30〜59
4	GFR高度低下	15〜29
5	腎不全	<15

透析患者（血液透析，腹膜透析）の場合にはD，移植患者の場合にはTをつける

2) 早期の血液透析導入は有用か？

透析の導入は患者のQOLを低下させ，医療経済には大きな負担を生じることから，透析導入時期の決定は重要である．前述の通り，近年の透析導入となる患者背景の変化，つまり，患者の高齢化や糖尿病性腎症，高血圧性腎硬化症の増加を認め，これらの疾患においては比較的早期に透析療法が導入されている．この理由として，これらの患者では心血管合併症を有することが多く，保存期腎不全の管理が困難であること，特に高齢者や糖尿病患者では筋肉が萎縮傾向にあり，血清クレアチニンによる腎機能評価が過小評価となり，透析導入基準よりも低いクレアチニン値であっても，尿毒症や電解質異常，体液過剰が生じることなどがあげられる．

では，早期に導入した場合とそうでない場合の違いはあるのであろうか？ 2002年のTraynorらの後ろ向きコホート研究[6]や，近年報告された前向き無作為試験であるIDEAL試験[7][8]によると，早期の透析導入によるメリットは認められなかった．よって現状では，透析の導入を判断する基準としては臨床判断に委ねることになる．

ⓑ 腎移植患者はCKDなの？
腎移植が成功しても，1個のドナー腎に頼る移植腎機能は，ほとんどの場合，不完全である．英国の腎移植レシピエント9,542人の術後CKD発症率についての横断調査[9]では，術後の推算GFRは，中央値が47.1mL/分/1.73m²で，CKDstage3T以上が76%に上り，4T以上の高度腎機能障害も全体の19%を占めた．また，バックグラウンドの違う移植後CKDと非移植CKDが同じであるかという疑問はあるが，Kuklaらの報告[10]によると，腎機能障害の進展速度は，移植後CKD患者で非移植CKD患者よりも緩徐であるが，生存率は，むしろ悪い傾向にあった．生存率を規定しているのは，心血管病変が主な原因であり，移植後CKDと非移植CKDでは，CKDの原疾患に違いはあるが，腎予後の観点からと，それに増して長期予後を規定する心血管病変に対する対策が必要になる．国際的なCKD啓蒙活動を行っているKDIGO（kidney disease improving global outcomes）は，「すべての術後レシピエントはGFRレベルや腎障害マーカーの有無にかかわらず，CKDとするべき」と提言している．つまり，移植患者はCKDであることを念頭に置かなければならない．

◆ 2．吸着療法

体外循環によって血中から病因物質（液性因子，細胞因子）を除去し，病態の改善を図る治療をアフェレシス療法と呼ぶ．アフェレシス療法は多種多様な適応ならびに方法が確立されつつあり，そのすべてを説明することはできないが，そのなかで吸着療法（**表3**），特に慢性期治療に用いられている吸着療法について概説する．

表3 吸着療法の種類と適応

1．血漿成分の吸着	
① 免疫吸着	免疫疾患
② 脂質吸着	高コレステロール血症
③ ビリルビン吸着	高ビリルビン血症
④ エンドトキシン吸着	敗血症
⑤ β2ミクログロブリン吸着	透析アミロイド症
⑥ 活性炭による吸着	薬物中毒，肝性昏睡
2．細胞成分の吸着	
① 白血球・顆粒球吸着	潰瘍性大腸炎，関節リウマチ
② リンパ球吸着	皮膚疾患，免疫疾患 多発性硬化症
③ T細胞吸着	炎症性脱髄性ニューロパチー

1 血漿成分の吸着療法

表3にあげた血漿成分の吸着療法のなかで，免疫吸着，脂質吸着は，患者血液を膜型血漿分離器を用いて血球成分と血漿成分に分離した後に吸着器を通過させ処理を行い（**図2**），ビリルビン吸着，エンドトキシン吸着，β2ミクログロブリン吸着，活性炭による吸着は，吸着剤に患者血液を分離せずに直接接触させ，病因物質を除去する（**図3**）．原理はどの治療法も似ており，それぞれの違いは，**図2**および**図3**に示した①の吸着器である．疾患，病態ごとに吸着器を選択し，それぞれの病因物質を物理化学的相互作用，生物学的親和力により除去する．

免疫吸着では，病因物質を吸着器へ吸着するために，リガンドと呼ばれる物質をあらかじめ吸着剤として固定した吸着器が用いられており，例えば，重症筋無力症の抗アセチルコリン受容体抗体を選択的に吸着するトリプトファン固定化吸着器（イムソーバTR®：旭化成クラレメディカル社）（この場合はトリプトファンがリガンドとなる）や，悪性関節リウマチ，Guillain-Barré症候群，多発性硬化症などに対して，リウマチ因子，免疫複合体，抗DNA

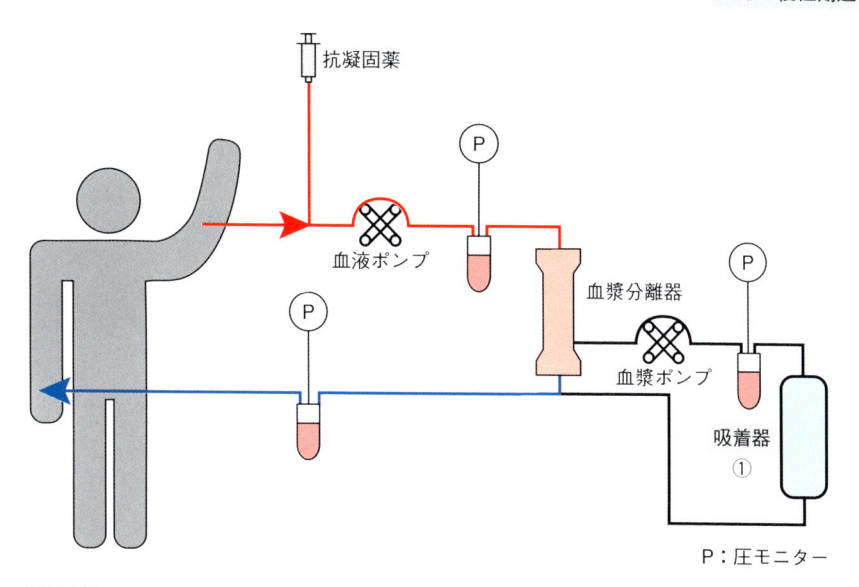

図2 血漿分離膜を使用した吸着療法

P：圧モニター

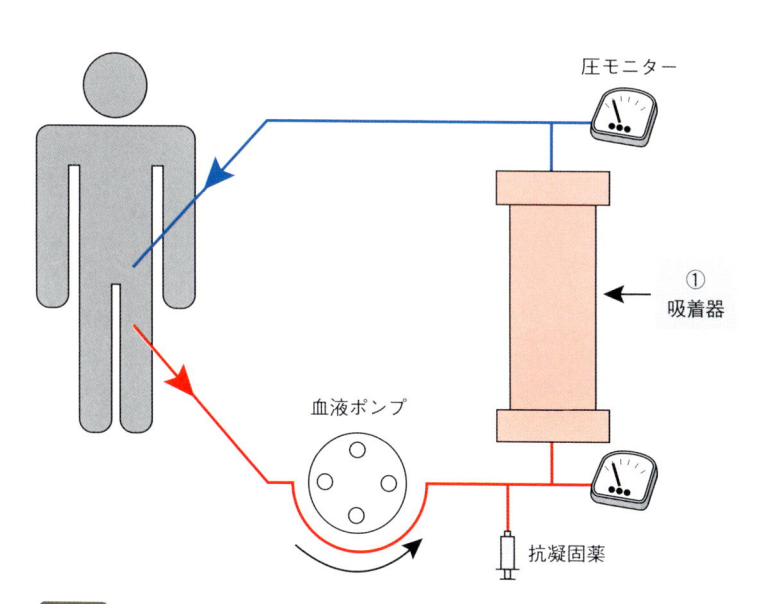

図3 直接血液吸着療法

　抗体などを吸着するフェニルアラニン固定化吸着器（イムソーバPH®：旭化成クラレメディカル社）が用いられている．脂質吸着は，家族性高コレステロール血症，閉塞性動脈硬化症，巣状糸球体硬化症に対して行うLDL吸着があり，本邦ではデキストラン硫酸をリガンドとした吸着器（リポソーバ®：カネカ社）が用いられている．上記の保険診療における適応と施行回数は，それぞれの疾患ごとに決められているので，成書を参照いただきたい．

2 細胞成分の吸着療法

表3の細胞成分の吸着療法のうち，最も身近なものとして定着しているのが白血球・顆粒球吸着である．適応疾患は潰瘍性大腸炎と薬物治療抵抗性関節リウマチで，**図3**のごとく，直接，患者血液を吸着器に通す．吸着器は，顆粒球吸着（granulocytapheresis：GCAP，吸着器はアダカラム®：JIMRO社）と白血球吸着（leukocytapheresis：LCAP，吸着器はセルソーバ®：旭化成クラレメディカル社）があり，潰瘍性大腸炎にはGCAPとLCAPが，薬物治療抵抗性関節リウマチにはLCAPが適応となっている． ➡ⓒ

◆ 3．おわりに

本項では慢性期の治療として，血液透析の導入基準と注意点，吸着療法の種類と概要について述べた．本邦において，どちらの治療も他国に比べ臨床での施行頻度が高い．しかし，吸着療法に代表されるアフェレシス治療は大規模なランダム化二重盲検比較試験が難しく，一般的な認知度も低いのが実情である．これらの治療は，実際の臨床で，施行方法や治療効果を感じていただきたい．

<文献>

1) Moeller, S. et al.：ESRD patients in 2001：global overview of patients, treatment modalities and development trends. Nephrol. Dial. Transplant, 17：2071-2076, 2002
2) 川口良人：透析導入ガイドラインの策定と追跡調査に関する研究．平成3年度厚生科学研究・腎不全医療研究事業報告書, pp156-164, 1993
3) 日本透析医学会統計調査委員会：「図説　わが国の慢性透析療法の現況」，日本透析医学会, pp45-53, 2007
4) Sprangers, B. et al.：Late referral of patients with chronic kidney disease：no time to waste. Mayo. Clin. proc., 81：1487-1494, 2006
5) Nakamura, S. et al.：Effect of early nephrology referral on the initiation of hemodialysis and survival in patients with cheonic kidney disease and cardiovascular disease. Circ. J., 71：511-516, 2007
6) Traynor, J. P. et al.：Early initiation of dialysis fails to prolong survival in patients with end-satge renal failure. H. Am. Soc. Nephrol., 13：2125-2132, 2002
7) Lameire, N., Van Biesen, W.：The initiation of renal-replacement therapy--just-in-time delivery. N. Engl. J. Med., 363：678-680, 2010
8) Cooper, B. A., Branley, P., Bulfone, L. et al.：IDEAL Study：A randomized, controlled trial of early versus late initiation of dialysis. N. Engl. J. Med., 363：609-619, 2010
9) Ansell, D., Udayaraj, U. P., Steenkamp, R., Dudley, C. R.：Chronic renal failure in kidney transplant recipients. Do they receive optimum care?: data from the UK renal registry. Am. J. Transplant., 7：1167-1176, 2007
10) Kukla, A., Adulla, M., Pascual, J. et al.：CKD stage-to-stage progression in native and transplant kidney disease. Nephrol.Dial.Transplant., 23：693-700, 2008

ⓒ 吸着療法時に注意していただきたい点を下記に列挙する．
1．カリクレイン−キニン系への影響：強い陰性荷電を帯びた素材〔特にLDL吸着のリガンドであるデキストラン硫酸（リポソーバ®：カネカ社）〕では，ブラジキニンを増加させる．降圧薬であるACE阻害薬はこの分解を阻害し，急激な血圧低下を起こすことがある．そのためACE阻害薬併用は避けなければならない．
2．体外循環による血圧低下以外にも，血管穿刺や過度のストレスから迷走神経反射を起こし，血圧が低下することがある．
3．体外循環時の抗凝固薬の使用やフィブリノーゲンの吸着（イムソーバTR®など），血小板の吸着（セルソーバ®など）により，出血傾向を示すことがある．

第1章 日常診療における実践手技とコツ

21 胃管・イレウス管挿入と治療

高垣伸匡

胃管，イレウス管は日頃から多用する手技である．この2つのうち上部消化管からの挿入手技について，文献的考察を行いたい．あわせて，挿入法として経鼻内視鏡を用いた新しい工夫が報告されているので紹介したい．

◆1．適応

経鼻胃管，イレウス管を使用する目的は，①体内からの液体・ガスの排出と，②体内への液体や薬剤の注入である．救急現場では胃洗浄の際に，日常では腸閉塞に対する腸管内の減圧，経腸栄養のルートなどの治療行為として頻用されている．③経鼻胃管については，診断として消化管出血や，結核の疑いがある場合などに胃内容物の回収を行うこともある．

◆2．挿入方法について

1 胃管の挿入

胃管挿入はトラブルの報告が多く，さまざまな工夫がある．

1）挿入時のトラブルについて

食道損傷[1]，気胸[2]，咽頭穿孔[3]，膿瘍形成[4]，心臓損傷[5]など，さまざまな偶発症が報告されている（多すぎるのでリファレンスは一部のみ）．

2）挿入方法と位置の確認について

胃管を凍らせて挿入する方法[6,7]，各種内視鏡で挿入する方法[8,9]，ガイドワイヤーなどのガイドを使用する方法[10,11]など，いろいろな工夫がなされている．

また，挿入後の位置確認の方法もさまざまな報告がある．二酸化炭素で確認したり[12]，チューブからの排液のpHで確認する方法も有名である[13]．筆者としては，前述のように内臓損傷の医療事故報告が多いので，挿入後はX線写真をとることにしている．

これらの挿入方法については，医療安全全国共同行動のホームページでも「8つの行動目標と推奨する対策」の項目で，「行動目標3：危険手技の安全な実施」として簡潔にまとめられているの

で，参考にされたい．

2 イレウス管の挿入

1）従来法

イレウス管挿入ついては『イレウスチューブ—基本と操作テクニック』（上泉 洋 著，白日高歩 監修，医学書院）をぜひ読んでほしい．一番詳しくかかれていると感じた※．

2）経鼻内視鏡を使用したイレウス管挿入法[14) 15)]

経鼻内視鏡を使った迅速かつ安全なイレウス管の挿入が可能である．

❶ 経鼻内視鏡を十二指腸下降脚まで挿入
❷ ガイドワイヤーを内視鏡から挿入しトライツ靭帯以深に留置する
❸ ガイドワイヤーを残して内視鏡を抜去する
❹ ガイドワイヤーに沿ってイレウス管を挿入し，適切な深みまで先端が届いたらガイドワイヤーを抜去しバルーンを膨らませて終了

筆者もこの方法を愛用していたが平均挿入時間が20分前後であった．経鼻内視鏡で上部消化管も観察できる．

3）ロープウェイメソッド[16)～18)]

上記の経鼻内視鏡を用いたイレウス管挿入方法では，ガイドワイヤーが抜けずに難渋することがある．その点を完全に解消したのがロープウェイメソッドである．→ⓐ

ほぼ経鼻内視鏡を用いた挿入法と同じであるが，ガイドワイヤーを2本使うことに工夫がある．まず細めの操作性のよいガイドワイヤーを，経鼻内視鏡から留置して，内視鏡は抜去する．このガイドワイヤーはイレウス管の先端から入れて，約4cm程度のところにある側孔から出す（これがロープウェイメソッドの名前の由来である）．このままではイレウス管本体が柔らすぎて挿入できないため，本体には腰のある太いガイドワイヤー（キットに付属のものを使用している）をあらかじめ先端近くまで挿入しておき，そのまま挿入する方式である（図1）．→ⓑ

経鼻内視鏡を使ったイレウスチューブ挿入法を2種紹介したが，この手法は両方とも鎮静下・仰臥位で挿入することが可能であることが一番の利点であると思う．患者さんは目が覚めたらイレウス管が入っている状態であり，従来法とは苦痛の度合いが全く違う．患者中心医療を体現した，大きな技術革新といえるのではないだろうか．

また重症膵炎のように安静が求められるときも，短時間で体位交換せずに挿入が可能であり医療者側にとっての利点ももちろん大きいのである．

※ こういう専門書はよく絶版になるので，要注意である．

ⓐ 仙台オープン病院の消化器科が発表された方法で，当院でも偶然同じ方法を施行していたが，非常に優れた方法である．

ⓑ ガイドワイヤーが2本になりやや煩雑ではあるが問題はない．なによりガイドワイヤーが抜けないなどのトラブルは皆無で，他の技術にも応用可能であるとも思われる．ぜひ広くとりいれてほしい方法である．元論文が英語であったが，最近消化器内視鏡学会誌に解説が載ったので，参考にされたい[18)]．

図1 ロープウェイメソッド

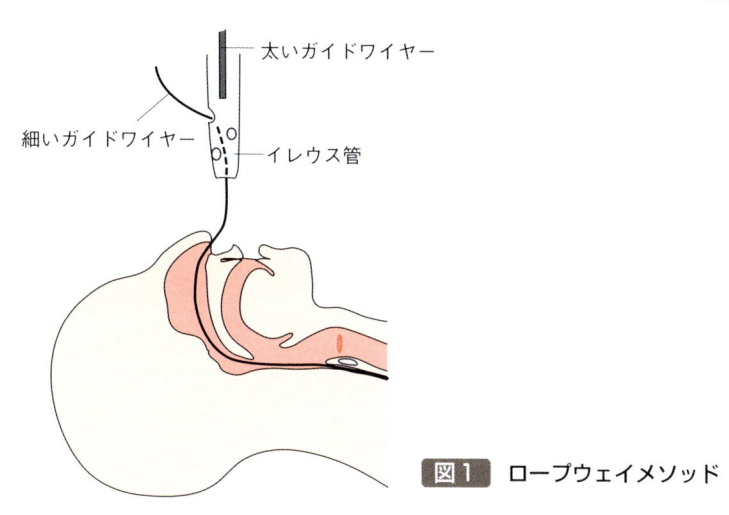

◆3. 治療について

1 腸管内容物の排出

腸閉塞が代表的な疾患であろう．

癒着性イレウスの治療においては胃管とイレウス管では，治療効果に差がないという報告があり[19]，イレウスのファーストラインは胃管で対応するという意見もある．筆者としてはこの論文はサンプルサイズが小さい可能性があり結論には注意が必要であると考えている．チューブの長い短いにかかわらず，イレウスは保存的治療で粘りすぎてはいけない．絞扼性イレウスなどは致死的であり，かつ診断が困難なことが多いのである．消化器なり外科に相談して併診してもらうべきである．

悪性腫瘍によるイレウスや，腸管麻痺に対する緩和的処置としても胃管，イレウス管，胃瘻は適用される．

2 経腸栄養 ▶ⓒ

さまざまなエビデンスがあるが，経腸栄養の実践についての適応や方法については，医師やスタッフとのディスカッションを大事にしてほしい．栄養の吸収が悪い患者さんもいるわけで，単純に腸管からカロリーを入れればよいという問題ではない．疫学試験でも明確な結論が出ているとは言い難い，と私は思っている．『静脈経腸栄養ガイドライン─静脈・経腸栄養を適正に実施するためのガイドライン』（日本静脈経腸栄養学会）が出版されており，参考にされたい．海外のガイドラインも充実しており[20～23]，各病院の方針とあわせて学んでほしい．患者本人や家人との話し合いも重ねて，十分に理解してもらえるように努めてほしいと思う．

ⓒ 栄養剤の種類については割愛させていただくがＴＮＴ (total nutritional therapy) のセミナーや，NST (nutrition support team, 栄養サポートチーム) 関連の講習会などで学習されるのが効率的で，お勧めである．

<文献>

1) Su, B. H. et al.: Esophageal perforation: a complication of nasogastric tube placement in premature infants. J. Pediatr., 154: 460–460 e1, 2009
2) Weinberg, L. & Skewes, D.: Pneumothorax from intrapleural placement of a nasogastric tube. Anaesth. Intensive. Care, 34: 276–279, 2006
3) Ronen, O. & Uri, N.: A case of nasogastric tube perforation of the nasopharynx causing a fatal mediastinal complication. Ear. Nose. Throat. J., 88: E17–18, 2009
4) Hirshoren, N. et al.: Retropharyngeal infected hematoma: a unique complication of nasogastric tube insertion. J. Trauma., 67: 891, 2009
5) Doshi, V. S. & Lim, J. K.: Nasogastric tube induced myocardial injury-fact or coincidence? Ann. Acad. Med. Singapore, 38: 168–169, 2009
6) Kopelman, D.: A randomized clinical trial of frozen vs. standard nasogastric tube placement. World J. Surg., 33: 1793–1794, 2009
7) Chun, D. H. et al.: A randomized, clinical trial of frozen versus standard nasogastric tube placement. World J. Surg., 33: 1789–1792, 2009
8) Bordas, J. M. et al.: Nasogastric tube insertion over a guide wire placed with a thin transnasal endoscope. Gastrointest Endosc., 43: 83, 1996
9) Martinez, Del, Pero, M. et al.: Through the endoscope: a novel method of nasogastric tube insertion during oesophagoscopy. Clin. Otolaryngol., 33: 180–181, 2008
10) Mahajan, R. et al.: Insertion of a nasogastric tube using a modified ureteric guide wire. J. Clin. Anesth., 21: 387–388, 2009
11) Kopterides, P. et al.: Endotracheal tube as a nasogastric tube introducer. Can. J. Anaesth., 56: 874–875, 2009
12) Meyer, P. et al.: Colorimetric capnography to ensure correct nasogastric tube position. J. Crit. Care, 24: 231–235, 2009
13) Stock, A. et al.: Confirming nasogastric tube position in the emergency department: pH testing is reliable. Pediatr. Emerg. Care, 24: 805–809, 2008
14) Sato, R. et al.: Transnasal ultrathin endoscopy for placement of a long intestinal tube in patients with intestinal obstruction. Gastrointest. Endosc., 67: 953–957, 2008
15) Endo, H. et al.: Usefulness of transnasal ultrathin endoscopy for the placement of a postpyloric decompression tube. Digestion., 75: 181, 2007
16) Kanno, Y. et al.: Long intestinal tube insertion with the ropeway method facilitated by a guidewire placed by transnasal ultrathin endoscopy for bowel obstruction. Dig. Endosc., 21: 196–200, 2009
17) Kanno, Y. et al.: Long-tube insertion with the ropeway method facilitated by a guidewire placed by transnasal ultrathin endoscopy for bowel obstruction: a prospective, randomized, controlled trial. Gastrointest. Endosc., 69: 1363–1368, 2009
18) 菅野良秀, 平澤 大, 藤田直孝: 経鼻内視鏡補助下イレウスチューブ挿入法. 日本消化器内視鏡学会雑誌, 52: 1572, 2010
19) Fleshner, P. R. et al.: A prospective, randomized trial of short versus long tubes in adhesive small-bowel obstruction. Am. J. Surg., 170:

366-370, 1995
20) McClave, S. A. et al.：Guidelines for the provision and assessment of nutrition support therapy in the adult critically ill patient：society of critical care medicine (SCCM) and American society for parenteral and enteral nutrition (A.S.P.E.N.). JPEN, 33：277-316, 2009
21) Clinical guidelines for the use of parenteral and enteral nutrition in adult and pediatric patients, 2009. JPEN, 33：255-259, 2009
22) Martindale, R. G. et al.：Guidelines for the provision and assessment of nutrition support therapy in the adult critically ill patient：society of critical care medicine and American society for parenteral and enteral nutrition：executive summary. Crit. Care Med., 37：1757-1761, 2009
23) Huhmann, M. B. & August, D. A.：Review of American society for parenteral and enteral nutrition (ASPEN) clinical guidelines for nutrition support in cancer patients: nutrition screening and assessment. Nutr. Clin. Pract., 23：182-188, 2008

第1章　日常診療における実践手技とコツ

22 S-Bチューブ挿入と治療

前田重信

> 上部消化管出血とりわけ食道静脈瘤の破裂による出血は，出血性ショックにいたりやすく，肝機能障害を伴っていることが多いため止血しにくく，致死的になる可能性が高い．上部消化管出血には内視鏡による止血処置が基本であるが，内視鏡止血困難例に対し一時的な止血目的にS-B（Sengstaken-Blakemore）チューブが使用される．S-Bチューブは上部消化管出血，そのなかでも食道静脈瘤からの約80％の出血に対し止血可能である[1]．

1. 食道静脈瘤破裂，胃噴門部静脈瘤破裂の治療

　上部消化管出血のなかでも胃潰瘍からの出血や十二指腸からの出血と比べて，食道静脈瘤，胃静脈瘤破裂に伴う出血はすでに約90％は肝硬変が存在する．そのため門脈圧上昇による変化で凝固機能異常を伴うことが多く止血困難例が多い．
　治療法には以下のものがある．
① 内視鏡的治療
② IVR（interventional radiology）を応用した治療
③ 外科手術
④ 薬物治療
⑤ 保存的治療
　現在は内視鏡的治療がその主流となってきている．
　内視鏡的治療は，内視鏡的硬化療法（endoscopic injection sclerotherapy：EIS）と内視鏡的静脈瘤結紮療法（endoscopic variceral ligation：EVL）の2つに大別される．
　まずは内視鏡的治療の適応を理解しておく必要がある．
　日本消化器内視鏡学会の「食道・胃静脈瘤内視鏡ガイドライン」[2]での適応静脈瘤は，

・出血静脈瘤
・出血既往のある静脈瘤
・F2以上の静脈瘤またはF因子に関係なくred color sign（RC2以上）陽性の静脈瘤

とされている．

一方，待機・予防例のEISにおいて禁忌とされるのは，

- 高度黄疸例（T-Bil 4.0 mg/dL以上）
- 高度の低アルブミン血症（2.5 g/dL以下）
- 高度の血小板減少（2万以下）
- 全身の出血傾向（DIC）
- 大量腹水貯留
- 高度脳症
- 末期肝癌（Vp3）
- 高度腎機能不良例

などである．これらの患者では，原疾患の自然経過を上回る治療効果が判断される場合以外は適応とならない．

なお，高度肝障害，高度腎機能低下例や硬化剤，造影剤アレルギーのある患者ではEVLを選択する．

2．S-Bチューブの適応

食道静脈瘤，胃噴門部静脈瘤からの出血で，内視鏡治療に持っていけないような出血性ショック，内視鏡治療止血困難例もしくは内視鏡治療適応外の活動性出血が適応となる．

3．S-Bチューブ挿入前の気管挿管

出血性ショックで意識低下や誤嚥の可能性が高い場合は，S-Bチューブ挿入前に気管挿管しておく必要がある．チューブ挿入に難渋する場合など，挿入中にも吐血や嘔吐物により窒息の可能性があるためである．また窒息しなくとも，嘔吐物により誤嚥し誤嚥性の肺炎を起こす可能性があるからである．

4．S-Bチューブの挿入方法

使用方法は，使用するチューブの取扱説明書を読みながら使用する．

例：TSBチューブ®（スミトモベークライト）（図1）

❶ 使用にあたり必要物品を準備する
- □ S-Bチューブ
- □ シリンジ（バルーン膨張用）
- □ 血圧測定用マノメーター（バルーン内圧測定用）
- □ 吸引管
- □ 潤滑剤（キシロカイン®ゼリーなど）
- □ 温水（胃内洗浄用）
- □ 絆創膏
- □ カテーテルチップ

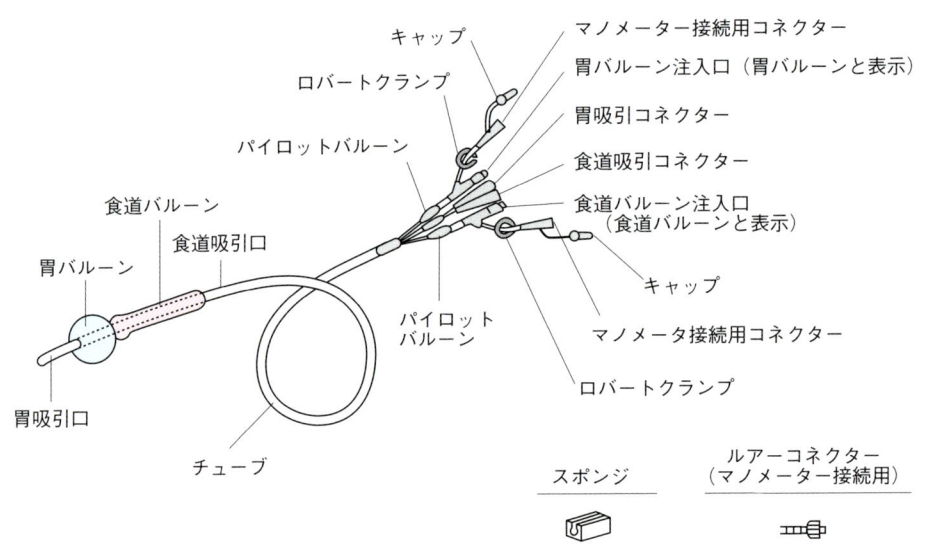

図1 S-Bチューブの1例（TSBチューブ®；スミトモベーシックライト）

❷ バルーン破損などをチェックする
❸ 患者前鼻孔から挿入し，胃内に入ったかどうか胃吸引コネクターより空気を入れ通常の胃管挿入時のようにチェックする．またはX線透視下でもチェックすればより確実である
❹ 胃バルーンに約250～300 mLの空気を挿入（注意：機種によって注入量を確認すること）　➡ⓐ
❺ S-Bチューブをゆっくり引っ張り，胃食道接合部に密着させた状態で，チューブをスポンジと絆創膏で鼻に固定する
❻ 牽引したまま（持続牽引時は500 gで牽引する），食道バルーン注入口から食道バルーンに空気をゆっくり注入し，膨張圧が30～35 mmHgになるまでバルーンを膨張させる（45 mmHgが上限）

ⓐ 空気はゆっくり注入し抵抗があったら注入をやめ，胃内にあるか再度確認が必要.

5. S-Bチューブの合併症と予防

　S-Bチューブは合併症が多く報告されていて時に重篤な合併症が存在する（重大な合併症14％，致死的合併症3％）[1]．合併症のなかには位置の異常で胃バルーンを食道で膨らますことにより起こる食道破裂（**図2**），上気道閉塞などがあり，致死的で重篤なものとなりうる．

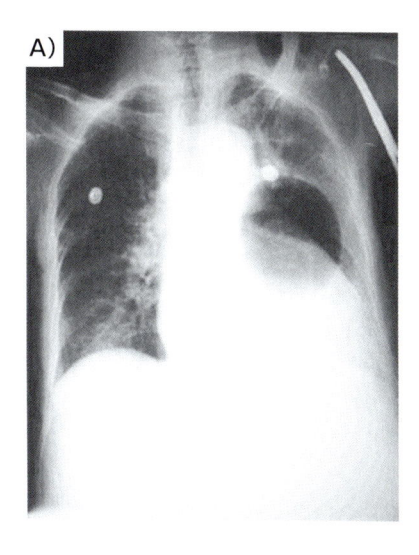

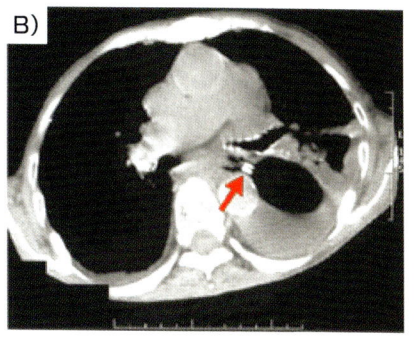

図2 胃バルーンを食道で膨らますことによる食道破裂の胸部X線（A）と胸部CT（B）[3]

1 気道閉塞

S-Bチューブ挿入後適切な場所でバルーンを膨らませない場合，バルーンによる気道閉塞の可能性がある．またバルーンを膨らませて固定後も不安定な場合，固定時は問題がないとしても，特に体動や体位返還時などにバルーンの位置が動き上気道閉塞を引き起こす可能性もあり，SpO_2モニターなどで呼吸状態をモニタ管理する必要がある．

2 バルーンによる圧挫傷

バルーンによる組織圧迫による，潰瘍，穿孔がある．予防のため圧迫時間を考慮したり，圧迫中にいったん減圧するなどの工夫が必要である．

3 誤挿入

気管に挿入しないように注意を要する．挿入時の強い咳や通常の胃管挿入時と同様にエアーなどを入れ，胃内に先端が入っていることを確認すべきである．また透視やレントゲン写真で確認するとよい．

4 挿入時の上部消化管損傷

特に食道穿孔を避けるためにも無理な挿入や挿入時の抵抗に気を配り慎重に挿入する．

記憶法 の予備知識

胃バルーン **3**00 mL，食道バルーン **4**0 mmHg，牽引重量 **5**00 g
3．4．5の法則で記憶してはいかがでしょうか？

<文献>

1) Marx : Rosen's Emergency Medicine, (7th ed). Chapter 22-Gastrointestinal Bleeding Management Sengstaken-Blakemore Tube. Mosby, Inc., 2009
2) 日本消化器内視鏡学会：『食道・胃静脈瘤内視鏡ガイドライン』医学書院，2006
3) Chien, J. Y. & Yu, C. J.：Malposition of a Sengstaken-Blakemore Tube. New. Engl. Med., 352（8）：e7, Figure 1, 2005

第1章 日常診療における実践手技とコツ

23 出血性胃潰瘍のマネジメント

高垣伸匡

消化管出血は，日常よく遭遇する疾患である．日本では内視鏡的止血術が広く行われているが，さまざまな工夫や新しいデバイスが次々に発表される活発な分野で，若い医師はいち早く基本を習得し，ベテランは常に知識や技術を刷新していく必要がある．ここでは出血性胃潰瘍のマネジメントについて記載する．

◆1．内視鏡的止血術の習得について

各種の内視鏡的止血術については，消化器内視鏡学会で講習が開かれており，最新の技術や従来の方法について動画を見て学ぶことができる．学会においては常に各施設が詳細な治療成績や独自の工夫を発表しており，止血技術が登場して約30年経つ現在でも新しい知見が次々出てくるのである．是非学会活動を通じて，経験を深めていただきたいと思う．→ⓐ

そして止血の具体的手技については，現場で指導医や先輩に直接に指導をうけることが最も重要である．出血性胃潰瘍の内視鏡的治療は，手技（エタノール局注やクリップ法など）による止血率には差がないとされる．つまりレジデントは，研修施設で中心的な技術に習熟すればよいのである．まず自分の指導医の得意なデバイスについて詳しく知り，ファーストラインとセカンドラインの治療選択の流れをマスターしよう．

ⓐ また，本や雑誌を熟読して基礎知識をつけておこう．つい教わった知識だけで凌いでしまいがちであるが，指導医からの教育を自分の身につけるには本の勉強は必須である．

◆2．レジデントに求められること

内視鏡や外科領域の教育は「メントレーション」「徒弟制」「マンツーマン」などの直接指導である．そういった分野では，レジデントの皆さんが学んできた文献や医療情報を利用して臨床に向かうスタイルは無効なのだろうか？ UpToDate®やDynaMed™は役に立たないのであろうか？

この点については文献などの情報（形式知）と，内視鏡手技などの技術（経験知，暗黙知）を自分のなかで融合し，情報を他者と共有することが若手医師に求められる仕事なのだと筆者は思う．指導医や先輩，同僚とのコミュニケーションを崩すことなく，文

献的な情報収集も活かして新しい技術や知見をとりいれながら，自分と施設の技術的な向上に貢献していくことが皆さんの目標であろう．

◆3．出血性胃潰瘍～求められるスキル

　診断，内視鏡治療までの治療とマネジメント，そして入院後の治療と再出血への対応などすべての過程を主治医として対応できるようにならなくてはいけない．今回は，NEJMのレビュー[1]を中心に出血性胃潰瘍のマネジメントを解説したい．レビューの内容は，出血性胃潰瘍の疫学，臨床所見（初期対応，重症度判定とリスク分類），治療概論（高リスク，低リスクに分けて解説），外科的手術とIVR治療についてである．subscribers onlyだが文献のウェブサイトでは，出血性胃潰瘍の内視鏡治療をアニメーションで見ることができる．

　もちろん『EBMに基づく胃潰瘍診療ガイドライン』（p139参照）も読んでほしい．これらの文献は，内視鏡の止血手技について詳細な解説を書いているわけではないが，内視鏡治療以外の薬物治療やヘリコバクター・ピロリ除菌治療の適用や効果について理解することができる．

◆4．診断

■1 現病歴について

　吐血と黒色便〔タール便（tarry stool），メレナ（melena）〕が多い自覚症状である．黒色便や煉瓦色の便などは下部消化管の出血でもみられることがあるので，「タール便だから胃潰瘍」と早合点してはいけない．また患者自身が吐血・下血を訴えて来院したり，開業医や他科の医師からコンサルトされることが多いが，実は吐下血ではないことも多々ある．必ず血液は自分で確認しよう[2]．

■2 身体所見

　消化管出血の診察においては，上記のような「出血の診断」と並行して「体液喪失」の存在，程度についての診断を行う．循環動態を把握することが重要である．脈拍100/分以上，収縮期血圧が100mmHg以下，立位をとった際のバイタルサインの変化（脈拍20/分が増加する，収縮期血圧が20mmHg低下する）などを評価する[1)3)]．

■3 注意点

　現病歴や身体所見はしっかりとる必要があるが，的確かつ短時間で行う必要がある．診察をしながら，内視鏡以外の検体・生理・画像検査をオーダーして出血の原因臓器を絞り込む．結核や

呼吸器アスペルギルス症による大量喀血にも用心が必要である[4]．また，以下の3つの因子のうち，2つがあれば93％の患者で上部消化管出血であったという報告がある[5]．

・黒色便（black stool）
・年齢が50歳以下
・BUN/クレアチニン比が30以上

　見た目に元気そうでも，高齢者や，基礎疾患をもつ患者はもちろん入院が必要であり，時に集学的治療が必要となることを忘れてはならない．

4 消化管出血の鑑別診断

　肛門出血をきたす上部消化管の疾患として，潰瘍性病変，胃炎・十二指腸炎，胃・食道静脈瘤，マロリーワイス症候群，食道炎，消化管悪性腫瘍，動静脈奇形，門脈圧亢進性胃腸症などが鑑別にあがる[6]．また小腸内視鏡やカプセル内視鏡の普及により，今まで観察不可能であった小腸の動静脈奇形や潰瘍，腫瘍などが出血源としてみつかる症例も増えている．上下消化管に出血源がない場合は小腸の画像検索が必要となることもある[7]．

◆ 5．治療

　診断と同時に，体液喪失に対する治療を平行して行う．ショック状態の患者に対してはもちろん，そうでない患者にも早急に循環血液量の評価と，必要な治療を始めるべきである．

1 消化管出血疑いの症例があることを情報共有する

　1人で診断，治療をするのは危険である．指導医とは密接に連絡をとってほしい．ICLSやBLSで習ったように，人を集めることが大事である．

2 基礎疾患など患者背景の把握

　基礎疾患がある患者では，リスクが高まるとされる[8)9]．NSAIDsやアスピリン（バイアスピリン®），抗血小板薬，ワルファリン（ワーファリン®）の使用状況なども把握する．他科や開業医の患者情報を鵜呑みにするのではなく，再度自分で確認し，身体所見も取り直すことがダブルチェックになる．

3 説明とインフォームドコンセント

　本人，家族に説明を行い，検査・治療のインフォームドコンセントをとる．書面で説明し，サインを肉筆でもらうことは必須である．学ぶことが多いので，指導医やベテラン医師とともに行うことをお勧めしたい．

4 採血とルート確保

　「18ゲージのサーフローで2カ所血管を確保する」などのルール

が病院ごとにあると思うので，確認してみよう．ワーファリン®使用中の患者ではPTかINRもチェックする．Over anticoagulationのマネジメントについては，ガイドラインも参考にされたい[10]．血液型のチェックやクロスマッチも検討すべきである．➡ⓑ

5 補液，薬剤による循環動態の維持を始める

晶質輸液の投与を開始する．またバイタルサインに応じて血漿増補液，輸血の使用を検討する．補液には何を使うのか，胃薬はH₂ブロッカーなのかプロトンポンプ阻害剤を投与するのか，昇圧薬はどれを選択するのか…など様々なアプローチがあるだろう．大事なのは循環動態を安定させて緊急内視鏡を安全に施行できるようにすることである．

6 冠動脈疾患の既往や呼吸状態に応じて，酸素投与を検討する

緊急内視鏡中に，挿管が必要になることもある．内視鏡室には挿管の器具は揃っているか？バッグマスクはきちんと組み立てられる状態だろうか？ストレッチャーは内視鏡室のドアをスムーズに通るか？どんな処置，手技でも物品や導線の確認は大切である．

7 画像検査

消化管出血では消化管穿孔や，腫瘍性疾患の可能性もある．胸腹部X線写真，腹部CTなどは条件が許す限り内視鏡の前に撮影し，複数の医師で確認したい．例えば意識レベルの低下した患者では，頭蓋内疾患の鑑別のため頭部CTも検討すべきで，出血にとらわれすぎずに必要な検査を選択しよう．

8 放射線科，外科，救急部への声かけ

何事も段取りが重要である．内視鏡で止血できないときはIVRや外科的治療が必要になるので，他科には内視鏡前に連絡をしておこう．また侵襲的な治療が困難な環境では，他院に転送する必要が生じる．転送をどのタイミングで決定するかはときに内視鏡治療そのものよりも重要かつ高度な判断である．他の医師とも相談することが望ましいが，現場に自分しかいない場合は早い段階で転送先になる病院に電話をして相談しよう．内視鏡治療に失敗して大出血に至ってから電話をしたら，送り先の外科が緊急手術で手が放せなかったり，病院が満床というような事態は，一本の電話で回避が可能のはずである．

◆6．NEJMのレビューより

前述のNEJMのレビューにも，検査までのマネジメントが紹介されている．（文献1 table1．より部分引用　翻訳　筆者）

○最初の診断で行うこと
・血行動態を評価する（脈拍，血圧，起立による血圧の変化など）

ⓑ 筆者はABO血液型異型輸血の予防のため，血液型が診療録に記載されていても，必ずチェックを行う[11]．

- 採血を行い，CBC，電解質（BUN，クレアチニン等も），INR，血液型，クロスマッチなどを評価する
- 治療を開始する．血液喪失の補正（晶質液，必要であれば輸血），酸素投与を検討する
- 経鼻胃チューブの留置と吸引を検討する．吸引した胃内容物の潜血チェックの必要性は決まっていない．
- 内視鏡を待つ間にプロトンポンプ阻害剤の投与による初期治療を検討する（80 mgの静注と1時間8 mgの持続静注），H_2ブロッカー投与については決まっていない．
- 緊急内視鏡を行う（来院後24時間以内）
- 内視鏡施行30〜60分前にエリスロマイシン250 mgの単回投与を検討する．
- 緊急内視鏡の前にBlatchford score, Rockall scoreなどのスコアリングツールを使ったリスクの評価を行う
- 内視鏡後には，コンプリートRockall scoreを使ってリスクの評価を行う

リスクスコアについては後述する．

やはり海外のレビューなので，エリスロマイシン投与が登場する．これについては面白いRCTがあるので，ご一読頂きたい．ただしエリスロマイシンは内視鏡前に投与する標準的な薬ではない（当たり前であるが）ので，注意が必要である．→ⓒ

ⓒ 筆者はこのRCT（上部消化管出血の患者にエリスロマイシンを投与した群とプラセボ群を比較．エリスロマイシン群では緊急内視鏡時，胃に凝血塊が30％でみられたがプラセボ群では52％であったという）を読み，エリスロマイシン法をやろうと思い立った[12) 13)]．いざ投与の段で，薬剤師さんが止めてくれたのを今でも感謝している．こういうことは事前の相談が必要であり，決して医師が勝手に試すことではない！

◆7．リスクスコアから学ぼう

消化管出血に関するリスクスコアを2つ紹介する．これらのリスクスコアは，ウェブでも詳細な説明を読むことができる．

リスクスコアは，あくまでも海外データであり民族的背景や胃薬の使用状況などが違う日本では，鵜呑みにしてはいけないと筆者は考える．しかしどんな身体所見やどの採血データが大事なのかなど，臨床における重要なポイントについてスコアから学ぶことは多いのである．

■ Rockall Score[8)]（表1）

1996年に発表された，上部消化管出血の歴史的なリスクスコアである．

これらを計算したスコアと予後が相関する．2点以下は予後良好とされる．内視鏡診断以前の所見で計算するイニシアルスコアと，内視鏡診断を加味したコンプリートスコア（表2）がある．

■ Blatchford Score[9)]（表3）

上部消化管出血を発症した患者に，医学的介入が必要かどうかを判定するスコアである．

表1 Rockall Score

	0点	1点	2点	3点
年齢	＜60歳	60〜79歳	80歳以上	
ショック	ショックなし（収縮期血圧100mmHg以上，脈拍＜100）	頻脈（収縮期血圧100mmHg以上，脈拍100以上）	低血圧（収縮期血圧＜100mmHg）	
合併症	なし		心不全，虚血性心疾患，その他の重篤な合併症	腎不全，肝不全，悪性疾患
内視鏡診断	Mallory-Weiss症候群，出血なし，出血のサインなし	その他すべて	上部消化管腫瘍	
内視鏡所見	黒色点のみ		上部消化管の血液貯留，凝血の付着，露出血管，噴出性出血	

表2 コンプリートスコアと死亡率

	3点	4点	5点	6点	7点	8点
再出血あり	10%	16%	23%	33%	43%	53%
再出血なし	2%	4%	8%	10%	15%	28%

表3 Blatchford Score

身体所見と採血	データ	ポイント
収縮期血圧	100〜109mmHg	1
	90〜99mmHg	2
	＜90mmHg	3
BUN	6.5〜7.9mmol/L	2
	8.0〜9.9mmol/L	3
	10.0〜24.9mmol/L	4
	25mmol/L 以上	6
ヘモグロビン（男性）	12.0〜12.9g/dL	1
	10.0〜11.9g/dL	3
	＜10.0g/dL	6
ヘモグロビン（女性）	10.0〜11.9g/dL	1
	＜10.0g/dL	6
その他の変数	脈拍＞100回/分	1
	黒色便	1
	意識消失	2
	肝疾患	2
	心不全	2

◇ 以下は筆者の心がけていることである．

〈① 緊急内視鏡の準備，後片づけは？ トラブルシューティングは？〉

夜間の緊急内視鏡の後，スタッフがいなければ内視鏡を洗うのは皆さんしかいない．スタッフが夜間に来れない病院なら，止血の準備は自分でできなくてはならない．どんなことでも役立つことがある．内視鏡を洗うと内視鏡の構造をより詳しく知るし，それがリスク回避につながる可能性もある．内視鏡室の仕事は些細なことでも積極的に習得しよう．

〈② 時間をコントロールできているか？〉

止血術で内視鏡を握ると，あっという間に時間が過ぎる．手技が始まってから何分過ぎたかをチェックする習慣は身につけたい．自分で治療を完遂したいという想いのあまり，失敗を繰り返して粘りすぎることもあるが，患者の病気を治すことが一番のアウトカムである．内視鏡的治療ができなければ，速やかに他の医師に交代したり転送の段取りを進めることが必要で，たとえどういう結果であっても適切な時間で治療を終了することが大切である．

6点以上では，50％以上の確率で内視鏡的治療が必要とされる．また，以下の所見があればスコアは0点と考える．

① ヘモグロビンが男性で12.9 g/dL以上，女性で11.9 g/dL以上
② 収縮期血圧＞109 mmHg
③ 脈拍＜100回/分
④ BUN＜18.2 mg/dL
⑤ 黒色便，意識消失がない
⑥ 肝疾患，心不全がない

8．内視鏡的止血手技[14]（表4）

表4に主な止血法を示す．これらが，現在行われている主な止血法である．今まで述べてきたように，先輩からの教えと本や論文の知識，学会やセミナーでの講義を参考に必要な技術をマスターしてほしい．これら止血法の具体的な内容については，資料は非常に充実しており学習はやりやすいと思われる．

表4 主な止血法

機械的止血法	組織凝固法
① クリップ法	① 高周波凝固法 　　接触法 　　非接触法（アルゴンプラズマ凝固法）
薬剤局注止血法	② ヒータープローブ法
① 純エタノール局注法 ② 高張ナトリウム・エピネフリン局注法	③ マイクロ波法 ④ YAGレーザー法
	止血剤散布法
	① トロンビン ② アルギン酸ナトリウム ③ エピネフリン添加生理食塩水

推薦図書，雑誌

1) 雑誌『消化器内視鏡』，東京医学社
　　初歩から技術や所見についての解説が多い雑誌としてお勧めしたい．
　　　『特集　当直医のための消化器救急診療マニュアル』　発行　2008年6月25日
　　　『特集　内視鏡の安全学－若手へのメッセージ』　発行　2007年9月28日
　　　『特集　緊急内視鏡早わかり』　発行　2006年10月31日
　　　『特集　レジデントのための内視鏡診療マニュアル』　発行　2006年6月13日
　　など，若手のための特集号もたくさん出版されている．熟読されたい．
2) 『EBMに基づく胃潰瘍診療ガイドライン　第2版』じほう，2007年
　　各施設での治療方針があるので，ガイドラインを読むことは少ないかもしれないが，是非お勧めしたい．ガイドラインは施設ごとの連携においても，共通言語となる．

<文献>

1) Gralnek, I. M. et al.：Management of acute bleeding from a peptic ulcer. N. Engl. J. Med., 359：928-937, 2008
2) Manning-Dimmitt, L. L. et al.：Diagnosis of gastrointestinal bleeding in adults. Am. Fam. Physician., 71：1339-1346, 2005
3) McGee, S. et al.：The rational clinical examination. Is this patient hypovolemic? JAMA, 281：1022-1029, 1999
4) Bidwell, J. L & Pachner, R. W.：Hemoptysis：diagnosis and management. Am. Fam. Physician, 72：1253-1260, 2005
5) Witting, M. D., Magder, L., Heins, A.E. et al. ：ED predictors of upper gastrointestinal tract bleeding in patients without hematemesis. Am. J. Emerg. Med., 24：280, 2006
6) Linda, L. Manning-Dimmitt, D.O., Steven, G. et al.：Diagnosis of gastrointestinal bleeding in adults. Am. Fam. Physician, 71：1339, 2005
7) 大宮直木，他：小腸出血診断のアルゴリズム．胃と腸，43：410-416, 2008
8) Rockall, T. A. et al.：Risk assessment after acute upper gastrointestinal haemorrhage. Gut, 38：316-321, 1996
9) Blatchford, O. et al.：A risk score to predict need for treatment for upper-gastrointestinal haemorrhage. Lancet, 356：1318-1321, 2000
10) Douketis, J. D. et al.：The perioperative management of antithrombotic therapy：American College of Chest Physicians Evidence-Based Clinical Practice Guidelines (8th Edition)．Chest, 133：299S-339S, 2008
11) Fujii, Y. et al.：Consecutive national surveys of ABO-incompatible blood transfusion in Japan. Vox. Sang., 97：240-246, 2009
12) Carbonell, N. et al. ：Erythromycin infusion prior to endoscopy for acute upper gastrointestinal bleeding: a randomized, controlled, double-blind trial. Am. J. Gastroenterol., 101：1211-1215, 2006
13) Alan, N., Barkun, M.D. et al. ：Prokinetics in acute upper GI bleeding：a meta-analysis. Gastrointestinal Endoscopy，72：1138-1145, 2010
14) 赤松泰次，金子晴典 他：内視鏡的止血術-First Choice, Second Choice. 消化器内視鏡，18（5）：694-697, 2006

第1章 日常診療における実践手技とコツ

24 外来小外科（創処置，小手術）

池田 和隆

形成外科では，皮膚の外傷や手術を数多く経験する．ここでは，一般的な創処置と小手術について概説し，さらにその工夫や，術後の処置について述べたい．
外来においての小手術には，新鮮外傷の創処置をはじめ，腫瘍，皮膚病変の生検，膿瘍等の切開・排膿，種々の皮膚・皮下腫瘍の切除・縫合のほか，陥入爪における爪の処置や手術などがある．

◆ 1．新鮮外傷の処置

1 はじめに

新鮮外傷は日常よく遭遇する疾患の一つである．新鮮外傷は交通事故や，労災事故のような重症患者から，打撲や擦過傷などの比較的軽症のものまであり，たとえminor injuryであっても，顔面や手など整容的，機能的な配慮を要する部位の受傷や，開放性骨折や感染創など的確な判断と処置を要する症例も少なくない．場合によっては，専門的な治療が必要であり，その判断には，経験と知識が必要である．

2 汚染創と感染創

汚染創とは土やガラス片などの異物により創内が汚染されているが，洗浄とデブリードマンにより清潔な創として一期的に縫合などの処置のできる創であり，多くの受傷直後の創はこれに当たる．これに対して感染創とは既に感染が生じている創であり，創内に細菌数が10^5個/mm^{3}以上存在し炎症所見が認められるものを指すが，一般にgolden timeである受傷6〜8時間を経過した創は感染創として扱う方が安全である．

3 創処置までに行うこと

1）全身状態の把握，取りあえずの止血

創傷処置を行う前に全身状態の把握や合併損傷の有無を確認することが必要である．それまでの間，小さな創では，ガーゼを当てて圧迫することで不必要な出血を止められる．四肢での特に動脈性の出血では，中枢側でのタニケットや血圧計のマンシェット（250mmHg程度）で一時的に駆血することが可能である．出血創

での盲目的止血は神経や主要動脈などを損傷するおそれがあるため慎むべきである．駆血は，検査や，創の観察，血管や神経を確認するまでの短時間（1時間が限度）に行い，何時間も行うべきではない．

2）麻酔を行う前に

局所麻酔を行う前に血行障害，知覚・運動障害の有無を確認しておかなければならない．

3）抗生物質の投与

症例ごと検菌し，菌種に応じて感受性の高い抗生物質を使用することが望ましいが，臨床現場では培養に数日を要するため実用的ではない．そこで，一般的に感染頻度の高い*S.aureus*，*S.epidermidis*，*E.coli*，*Clostridium sp.* を念頭に置いて広範囲抗菌スペクトラムをもつペニシリン系や第一世代セフェム系の抗生物質を，できれば受傷後3時間以内に予防的に投与する．もちろん，汚染の著しくない症例では経口投与も可である．

4 局所麻酔，創部の洗浄，デブリードマン

麻酔は，次項（p148）を参照．

創部の洗浄は生理食塩液もしくは水道水を用いて徹底的に行う．消毒剤の創傷内投与は，創傷治癒に不可欠な線維芽細胞や上皮細胞を死滅させることになり，明らかな感染が認められる場合にのみに留める．

デブリードマンの目的は，付着した土砂や異物の除去や，ひどく汚染された組織を除去し感染を予防すること，血流を失った組織を除去することである．必要ならば，局所麻酔下にブラッシングを行う．　→ⓐ

5 縫合処置

縫合法の基本は，各層別の縫合による死腔の完全閉鎖，細い糸での緻密な縫合とされているが，きれいな創痕にするためには創縁にかかる張力を減ずるべきで，細い糸での緻密な縫合が必ずしもよい結果とはならない．

実際の縫合では，

- 止血を完全に行い，皮下縫合をかけて死腔を残さない
- 皮膚表面をぴったりと合わせる．軽度外反してもよいが，内反させない
- 皮下縫合，皮下剥離などで，創縁にかかる緊張をとる
- 創縁の緊張がほとんどない状態にして，皮膚縫合は，創縁の腫れを計算して緩めに縫合する
- 創縁を愛護的に扱う．コッヘルでつまむのは厳禁である

適当な時期に抜糸する．皮下縫合が入っていれば，顔面では3〜5日，他の部位では，5〜7日で抜糸が可能である．長く糸を

ⓐ 創の消毒について：コンクリート路面や砂利道での外傷は，小さな土砂が皮膚・創面にめり込んでおり簡単には除去できないことがあり，当科では，滅菌した歯ブラシが用意してある．さらに，顔面や，手指では，重要な組織を傷めないように必要ならばルーペなどを用いて，愛護的に行い，デブリードマンも最小限にとどめる．

残すことは，縫合糸痕を残す．

6 その他の処置法

　頭部の割創では，皮下縫合をすると脱毛が起こりやすく，簡単にスキンステープラーで処置することもある．皮下縫合後，ステリテープで固定したり，オプサイド®（スミス＆ネフュー），テガダーム®（3M），パーミエイドS®（日東電工）などの半透過性フィルムを貼付して処置することも行われている．

　当科では，皮膚縫合の代わりに，シアノアクリル系接着剤である皮膚接着剤のダーマボンド®を用いている（図1）．緊張の少ない新鮮な創や，簡単な腫瘍切除後の皮膚縫合の代わりに用いている．抜糸もいらず，シャワー等も可能であり，ガーゼ交換も必要ないので便利である．やや高価であるが，医療費全体としては，エコである．

7 破傷風予防

　破傷風菌（*Clostridium tetani*）の産生する外毒素が致命的な全身症状を引き起こす疾患であるが，軽微な刺創からも起こりえるので，注意が必要である．破傷風トキソイドは16歳前後以降では抗体価が低下しており，破傷風免疫ヒトグロブリン（テタノブリン®IH，250単位静注）を投与する．

8 開放創とした方が安全な創
①洗浄処置までに6〜8時間以上経過している創
②動物咬傷
③古釘や木片による刺創
④顔面・手の欠損創

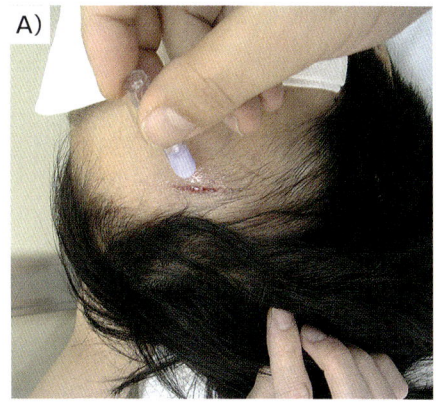

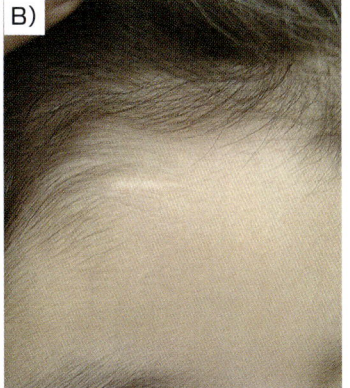

図1　皮膚接着剤による処置
A）消毒後，圧迫止血をして，ダーマボンド®を薄く3層程度塗布し，乾くのを待って，そのままでもよいが，当科では，デルマポア®を貼付し，翌日剥がして創を確認しオープン，入浴・洗顔を許可している
B）処置後半年後の状態．創瘢痕は，縫合処置したものと遜色ない

縫合困難とされる創は，可及的に洗浄後，wet to dry dressingを4〜7日間行う（→**ⓑ**）．連日の創の観察で，感染の兆候がなく，良好な肉芽が認められるようになってから創を閉鎖する[1]．

9 大きな欠損創に対する処置

一次縫合ができない大きな欠損創の場合，それをどうするかは，ケースバイケースである．局所皮弁（Limberg flap, rotation flap, advancement flap等），筋皮弁，植皮術〔全層植皮術，分層植皮術，PSVN（含皮下血管網）人工真皮移植術等〕，複合組織移植，血管柄付き遊離移植等がある．これらは，それぞれ成書を参考にされたい．

ここでは，Limberg flapにより再建した鼻尖部の皮膚の手術の経過を示した（**図2**）．

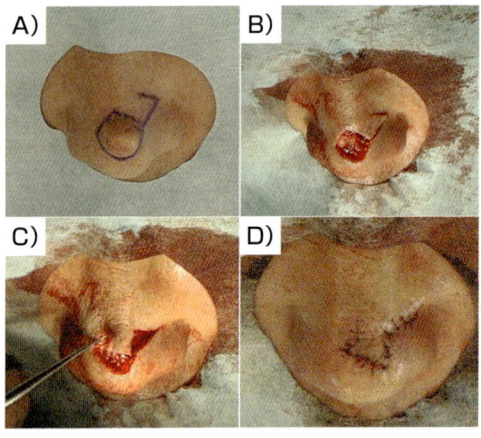

図2 Limberg flapにより再建した鼻尖部の皮膚の手術
A）デザイン，B）腫瘍を切除したところ，C）皮弁を挙上，D）手術終了時

10 消毒と創傷被覆材

消毒剤の組織傷害性についてはよく知られており，消毒は絶対不要とする人もあるが，壊死組織が付着してるとき，排膿が多いとき，バイオフィルム感染が認められるときは，消毒は必要であると考えられる．しかし，しつこく消毒をすることによって接触性皮膚炎になったり，上皮化を遅らせたりすることがあり，良好な肉芽組織が上がってきたら消毒は不要であり，シャワー・入浴も可能である．

近年，"moist wound healing" という考えで，多くの創傷被覆材が発売されており，筆者らもよく使用している．→**ⓒ**

表1に，代表的なものを挙げた．フィルム材は，保険適応していないが，その他のものは，真皮まで達した皮膚潰瘍，褥瘡等で保険請求できる．壊死組織がなく，感染を併発していない創に使

ⓑ Wet to dry dressing法：生理食塩水で湿らせたガーゼを創に当て，乾燥させた後，ガーゼをはがし，ガーゼに固着した壊死組織を除去する方法．滲出液が比較的少なく，壊死組織が厚くないときに行う．

ⓒ "moist wound healing" と "wound Bed preparation"："moist wound healing" とは，「創〔きず〕は，湿潤環境で管理すると，表皮細胞がより迅速に分裂，移動する．従って，乾いて痂皮（かさぶた）が固まった創より滲出液で湿っている創の方が治りやすい」ということである．適度な湿潤環境は，肉芽組織や上皮の形成に必要な線維芽細胞や上皮細胞を助長させる．
また，"wound Bed preparation" は「人が傷を持つ場合，自然治癒力により，創面の環境を整えることで治癒の促進をもたらす」という概念のことである．

表1 代用的な創傷被覆材

ドレッシング剤の種類	商品名（会社名）
ポリウレタンフィルム・ドレッシング材	テガダーム（3M） オプサイトウンド（Smith & Nephew） IV3000（Smith & Nepnew） バイオクルーシブ（Johnson & Johnson）
ハイドロコロイド・ドレッシング材	デュオアクティブ（Convatec） コムフィール（コロプラスト） テガソーブ（3M） アブソキュア（日東メディカル）
ポリウレタンフォーム・ドレッシング材	ハイドロサイト（Smith & Nephew）
アルギン酸塩被覆材	カルトスタット（Convatec） ソーブサン（アルケア） アルゴダーム（メディコン） クラビオAG（クラレ）
ハイドロジェル・ドレッシング材	ジェリパーム（竹虎） ニュージェル（Johnson & Johnson） イントラサイト（Smith & Nephew） グラニュゲル（Convatec） クリアサイト（日本シグマックス）
ハイドロポリマー	ティエール（Johnson & Johnson）

（※「1章29」p174の表1, 2も参照のこと）

用している．便・尿等からも保護され，週2回程度の交換，処置ですみ簡便である．

したがって，「傷は，異物や，壊死組織を除去し，乾かすよりは湿潤な状態にしておく方が傷の治りがよい」ということは常識となってきた．

◆ 2．外来小手術

① 皮膚生検

皮膚腫瘍の診断のためには，十分皮下脂肪織をつけた皮膚全層を採取する必要がある．市販のディスポパンチを使用すれば短時間に，簡単に採取できる．円形と紡錘形のものが市販されている．ひとつあると便利である．

② 切開・排膿

感染性粉瘤，蜂窩織炎，ひょう疽などに，メスを使って切開を加え膿を排出させる操作で，速やかに症状が改善する．

③ 炎症性粉瘤（infectious atheroma）

日常よく見られる皮膚が深部に入り込んだ嚢腫で，内部に角質

を含み，しばしば炎症を起こす．炎症を起こす前に切除が望ましいが，炎症を起こした際には，抗生物質投与や切開排膿し，炎症が治まってから一塊に切除する．

4 尋常性疣贅（いわゆるいぼ）

一般的には，液体窒素の冷凍凝固法を2週間ごとに行い治療しているが，当院では，飽和モノクロール酢酸で処置している．→ⓓ

ⓓ ガラス瓶に入っている飽和モノクロール酢酸を綿棒に浸し，疣に軽く塗り，乾いたら何も当てず帰宅．入浴等禁止せず普通の生活を過ごしてもらう．2週間に1度処置を行う．

5 その他の注意点

このように，皮膚・皮下腫瘍の治療には，その診断が大切であり，それなりに経験が必要と考えられる．もちろんその部位，大きさ，腫瘍の種類によって治療法や手術も異なってくる．その中には，悪性腫瘍も含まれており，疑わしいときには，専門医の判断を仰ぐのも一考である．

手術一般に言えるように，手術する部位の解剖（血管・神経の走行，筋肉の状態，その他重要な組織がないか等）が必要なことは言うまでもない．

手術の傷跡を少しでも目立たなくするためには，縫合法だけでなく，最初の皮膚切除の仕方，デザインも大切で，特に，顔面の腫瘍を切除する際には，しわ線の方向に沿ったメスの入れ方が大切である．また，術後の創瘢痕を少なくするために，約2ヵ月間テーピングを行っている（図3）．

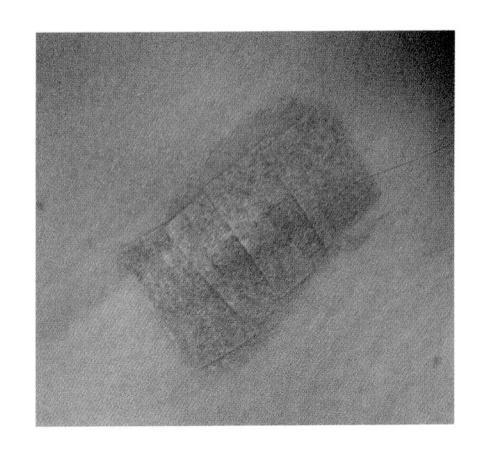

図3 術後創部のテーピング
傷痕に直交して，マイクロポア®などで約2ヵ月間テーピング指導する

<文献>

1) 青雅一，池田和隆，藤岡正樹，『形成外科プライマリケアマニュアル』，pp61-67，医歯薬出版社，2003
・ 山下俊樹，仁瓶善郎：『臨床研修イラストレイテッド 基本手技［一般処置］』（奈良信雄 編），pp188-191，羊土社，1998
・ 大慈弥裕之：7．陥入爪・巻き爪の治療．形成外科，47増刊号：370-375，2004

日常診療でよく遭遇する爪下血腫と陥入爪について

〈爪下血腫〉

指先をドアノブにはさんだり，重量物が足に落ちてきたり，スパイクなどで足を踏まれたり，窮屈な靴でマラソンをしたりした場合，指尖部の圧挫により爪甲下に生じる血腫を爪下血腫という．血腫の貯留による内圧の上昇で強い拍動性の疼痛を生じる．

診断は，指尖部の疼痛，爪から透見できる暗赤色の血腫が確認できれば容易である．末節骨骨折を伴うことがあり，単純X線撮影は必須である．

治療は，血腫が小さく疼痛が軽度の場合には，冷却やシーネ固定で経過観察する．強い拍動性の疼痛を認め，単純X線で骨折がない場合には，血腫のドレナージを行う．

筆者は，18Gの注射針を指で回して爪甲に穴をあけているが，教科書的にはクリップの先端をアルコールランプで赤くなるまで熱して，赤くなったクリップの一端を血腫の中央に当てると，容易に爪甲に穴が開き，血腫が排出される．血腫流出後にテープ（コーバン®等）による圧迫固定，またはガーゼ圧迫固定を数日間行う．

抜爪は，爪甲全体がはがれてしまっている場合に行われる場合もあるが，爪甲が指趾尖部の副子および損傷部位の保護の意味もあるのであまり勧められない．爪床の損傷を認める場合には，爪変形や爪甲剥離を発生することがあるので縫合処置が必要な場合がある．

〈陥入爪〉

陥入爪（ingrown nail）は，爪甲側縁が外側爪洞内の皮膚軟部組織に刺さり，炎症を起こす状態である．疼痛や側爪郭の発赤腫脹，感染，不良肉芽を生じたりする．

陥入爪の原因は，体質，指先が刺激を受けなくなったため，ハイヒールのような窮屈な靴を履いたためなど諸説いろいろあるが，大きな原因の一つは深爪である．

治療には，保存的治療と手術がある．前者には爪の切り方や靴の選択，足の衛生管理などのフットケアから，コットンパッキング，テーピング，シリコンチューブやアクリル板による爪甲側縁保護，形状記憶合金プレートや超弾性ワイヤーを用いた爪矯正（図4）までが含まれる．

手術には，種々の方法がある．爪の食い込みで疼痛がひどい場合に一時的に一部の抜爪行うこともあるが，一時的な抜爪のみでは再び陥入爪を起こすので，当科では，おもに爪母を切除し，爪甲の幅を減らす爪母切除法と側爪郭に切開を入れ，爪郭入れ替えを行う爪郭入替法（図5）を適宜行っている．その他，CO_2レーザを用いたり，フェノールによる方法もある．

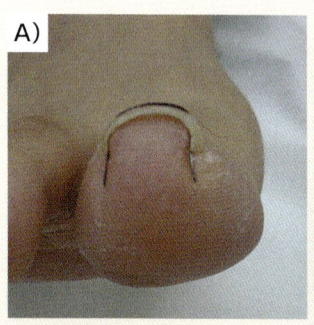

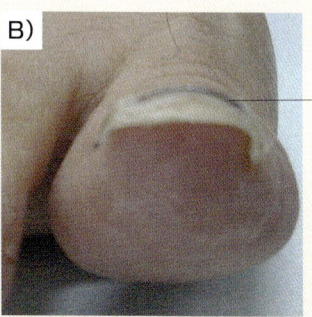

図4 形状記憶鋼線を用いた爪矯正
A）処置時
B）処置後1ヵ月

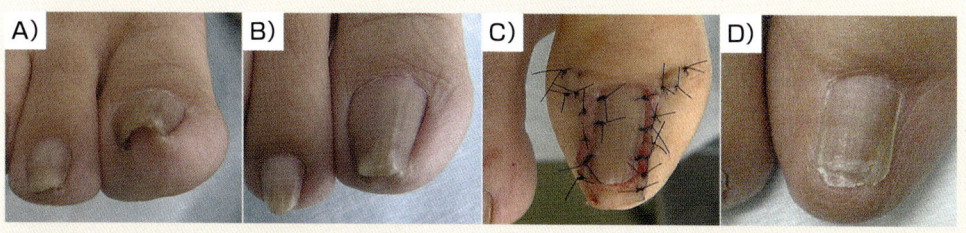

図5 陥入爪手術（爪郭入替法）の実際
A）B）術前の状態，C）術直後の状態，D）術後1年半の状態

第1章 日常診療における実践手技とコツ

25 局所麻酔（浸潤麻酔，伝達麻酔）

入江 仁

局所麻酔にはさまざまな種類があるが，浸潤麻酔や一部の伝達麻酔などは創処置，血管穿刺などの手技にも用いられており，診療科を問わずに施行できなくてはならない．ここでは創処置を前提とした浸潤麻酔と伝達麻酔（指ブロック）を扱う．

◆ 1．局所麻酔に用いる薬剤と特性

局所麻酔薬は神経細胞膜のNa^+チャネルをブロックすることで神経細胞の脱分極を抑制し鎮痛効果を示す．以下，代表的な局所麻酔薬であるリドカインについて説明し，その他の汎用されている薬剤については表1に示す．

【リドカイン塩酸塩（キシロカイン®，リドカイン）】

1 概略

リドカインはアミド型局所麻酔薬である．効果発現が早く毒性が小さいことから非常に使いやすく，さまざまな局所麻酔に用いられている．

表1 主な局所麻酔薬の特徴

一般名	リドカイン塩酸塩	メピバカイン塩酸塩	ブピバカイン塩酸塩	プロカイン塩酸塩	ロピバカイン塩酸塩
商品名	キシロカイン®，リドカイン	カルボカイン®	マーカイン®	ノボカイン®，オムニカイン®	アナペイン®
作用強度（相対力価）	1	1	8	0.5	8
作用発現時間	早い（2〜4分）	早い（2〜4分）	中間（5〜8分）	遅い（14〜18分）	中間（5〜8分）
作用持続時間	中等度（1〜1.5時間）	中等度（1.5〜3時間）	長い（3〜8時間）	短い（0.5〜1時間）	長い（3〜8時間）
成人極量（毒性）	200 mg	500 mg	2 mg/kg	1,000 mg	300 mg
pKa	7.9	7.7	8.2	8.9	8.2
型	アミド型	アミド型	アミド型	エステル型	アミド型

（文献1より改変）

2 副作用

1）局所麻酔薬中毒
薬物血中濃度の上昇が原因．血管内への誤注入による即時型と，局所からの吸収などによる遅延型（5〜30分後）とがある．

2）局所麻酔薬アレルギー
もともと頻度は少なく軽症なことが多い[2]．特にアミド型では稀とされる．従来のアミド型の製品には保存料としてメチルパラベンが添加されており，これによるアレルギーが起こりうるとされていた．しかし，近年ではポリエチレン製アンプルやプレフィルド製剤といった保存料なしの製品が主流となっているためさらに頻度は少ない[3]．

3 具体的な使用方法

通常，1％溶液（10 mg/mL）が用いられる．極量は添付文書では200 mgとなっているため1％溶液では20 mLが上限となるが，創傷の大きさによっては不足することがある（→ⓐ）．そのような場合の対処法として次のようなものがある．

1）0.5％溶液に薄めて用いる
0.5％溶液（5 mg/mL）でも十分な鎮痛を得られることが多いため，1％溶液を希釈して使用する．なお，0.5％リドカイン塩酸塩（キシロカイン®注射液0.5％）も製品化されている．

2）体重による容量補正を行う
局所麻酔におけるリドカインの極量は4 mg/kgとされており[4]，これをもとに投与量の増量を検討する．ただし，局所麻酔薬中毒の発現には十分な注意が必要である．

3）エピネフリン添加製剤を用いる
エピネフリン添加製剤は局所の血管収縮により麻酔薬の吸収が遅延するため，より高容量の投与が可能である．エピネフリン添加製剤の極量は7 mg/kg以下[4]で，添付文書上の極量は500 mgとなっている．ただし，使用量が増えると頻脈などの副作用が起こりやすくなる他，高血圧，動脈硬化などの基礎疾患がある場合や，ブチロフェノン系抗精神病薬などを内服している場合には使用禁忌となるので注意されたい（詳細は製品の添付文書を参照）．また，

ⓐ 浸潤麻酔でのキシロカインの極量
- キシロカイン®注射液エピネフリン含有1％　極量50 mL
- キシロカイン®注射液1％　極量20 mL
- キシロカイン®注射液エピネフリン含有0.5％　極量100 mL
- キシロカイン®注射液0.5％　極量40 mL

ジブカインナンバー〜筋弛緩薬と局所麻酔薬〜

脱分極型筋弛緩薬であるサクシニルコリンは全身麻酔などに用いられているが，ブチリルコリンエステラーゼ（butyrylcholin esterase：BChE）の遺伝型によっては効果が遷延することが知られている．これを事前に予測するためにアミド型局所麻酔薬であるジブカインが用いられている．ジブカインはBChEを阻害するが，その割合はBChEの遺伝型によって異なるため，阻害率によって遺伝型を判断することができ，サクシニルコリンの効果が遷延する危険性を予測することができる．この阻害率をジブカインナンバーという[5]．

血管収縮の点から終末動脈となる指趾，陰茎，鼻尖部，耳垂部などへの使用も禁忌とされている．→ⓑ

◆2．浸潤麻酔の実際

局所に直接麻酔薬を投与して，目的とする部位の麻酔を得る方法である．

① ブラシなどによる洗浄が必要な汚染創の場合，あらかじめ創部にリドカインゼリーを塗布したうえで，ラップなどで密閉して15分程度待つことで洗浄に耐えうる鎮痛を得られる．→ⓒ
② 穿刺，注入による疼痛をやわらげるため，麻酔薬を創縁内側から極力細い針（23G以上）を使ってゆっくりと注入する（→ⓓ）．血管内への誤投与を防ぐため，初めに必要な長さまで陰圧をかけながら穿刺し，ゆっくりと抜去しながら薬剤を注入する．
③ 粉瘤など炎症が強い部位では，炎症組織が押し広げられるため薬剤注入による痛みが強いうえに，組織内のpHが低いことで麻酔効果が減弱する（次頁の「予備知識」参照）．このような場合には患部の周りを囲むように健常皮膚に麻酔薬を注入し，そこから浸潤させる（field block法）（図1）．

◆3．伝達麻酔

末梢神経の近傍に局所麻酔薬を注入し，神経支配領域の麻酔を得る方法．創処置によく用いられるものとして指ブロックがある．一般的なOberst麻酔と経腱鞘ブロックについて以下に述べる．

■ Oberst麻酔（図2）
❶ 穿刺部位をよく消毒する
❷ 患指MP関節よりやや遠位の背側から基節骨へ向けて穿刺し，骨膜に当たったことを確認したらわずかに抜去させ，麻酔薬を1 mL

ⓑ 近年，エピネフリン添加製剤を基礎疾患がない患者の手指へ使用することの安全性を示唆する報告が増えてきている[6]が，現時点では文献4においても「使用すべきではない」との記載がある．今後の展開に注目しておきたい．

ⓒ この時間を利用してX線撮影などを行ってもよい．

ⓓ 麻酔薬を体温程度まで加温しておくことも有効である[2]．特にエピネフリン添加製剤は冷所保存されているため，冷たいまま使用することがないようにしたい．

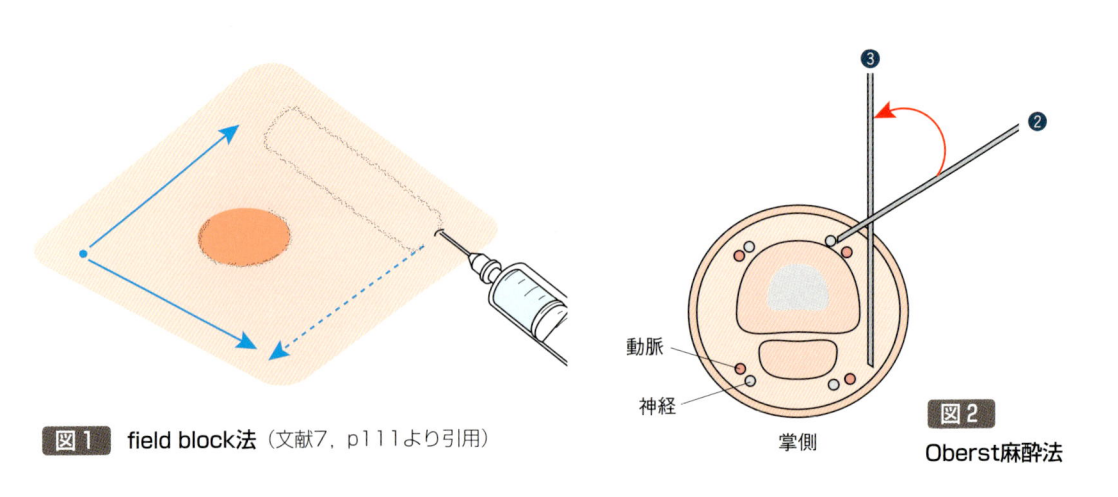

図1　field block法（文献7, p111より引用）

図2　Oberst麻酔法
動脈
神経
掌側

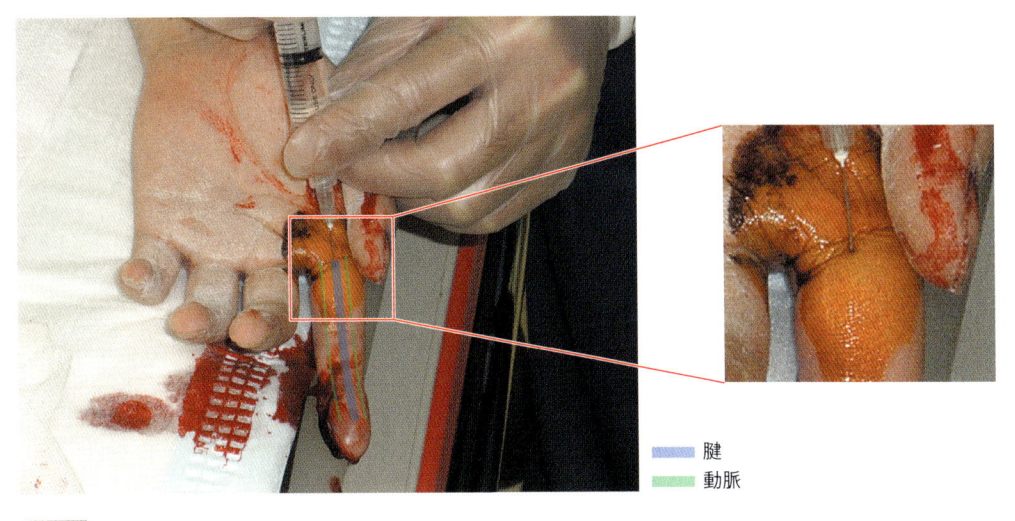

図3 経腱鞘ブロック

写真提供：児玉貴光，小林哲士（ピッツバーグ大学整形外科）

凡例：腱／動脈

注入する（**図2 ❷**）

❸ 針を皮下まで抜去したら方向を変え，基節骨に沿わせるように掌側へ向けて穿刺し，さらに1 mL注入する（**図2 ❸**）

❹ 上記❷，❸を対側にも同様に行い，15分程度，効果発現を待つ．なお，この方法では指に麻酔薬を注入するため，薬液の量が多くなると内圧が上昇し，物理的に動脈圧迫をきたして阻血に陥るおそれがあることに注意する　➡ ❺

2 経腱鞘ブロック

患部が指の掌側，または背側の近位である場合には経腱鞘ブロックが有用である．**図3**に示した部位へ垂直に針を穿刺し，骨へ当たったことを確認したらわずかに抜去し，針先をやや遠位に向けてゆっくりと1.5〜3 mL薬剤を注入するという方法で，穿刺を1回で終えられる利点がある．　➡ ❻

❺ 阻血による合併症を予防するため，薬液を注入するときは適宜，指先の血流の状態を皮膚の色調などから確認することが重要である．

❻ 実施するにあたってOberst麻酔と同じ点に注意する他，穿刺に際し屈筋腱を針が通るため清潔操作にも細心の注意を払う[8]．

組織内のpHと麻酔薬の酸解離定数（pKa）の予備知識

溶液中の局所麻酔薬の半分が電離して陽イオンになっているときのpHをpKaと呼び，麻酔薬ごとに異なった値をとる（**表1**）．神経細胞に作用するのは電離していない型であるため，pKaが小さい薬ほど早く効果が発現する．炎症を起こしている組織はpHが小さいために陽イオン型が多くなり，健常組織に比べ効果発現が遅くなる．これに対してリドカインに重炭酸ナトリウム（メイロン®）を10%加えpHを大きくする方法がある[2) 9)]．

<文献>

1）「ビジュアル基本手技9　確実に身につく！縫合・局所麻酔　創に応じた適切な縫合法の選択と手技のコツ」（落合武徳 監, 清水孝徳, 吉本信也 編), 羊土社, 2009
2）Dewachter, P. et al.：Anaphylaxis and anesthesia controversies and new insights. Anesthesiology, 111：1141-1150, 2009
3）松澤吉保：局所麻酔薬．「スーパーローテート各科研修シリーズ　麻酔科必修マニュアル（横田浩史 編), pp39-48, 羊土社, 2006
4）Deborah, C. H.：Infiltrative anesthetics, UpToDate, 17.3, 2010
5）Naguib, M. & A. Lien, C.：Pharmacology of muscle relaxants and their antagonists（Miller RD eds), Miller's Anesthesia. Philadelphia：ELSEVIER, 481-572, 2005
6）Denkler, K.：A comprehensive review of epinephrine in the finger：to do or not to do. Plast. Reconstr. Surg., 108（1）：114-124, 2001
7）『イラスト麻酔』高崎真弓著, 文光堂, 1994
8）林　寛之：指の創傷処置の裏ワザ．別冊ERマガジン, 4：258-261, 2007
9）横山武志, 山下幸一：局所麻酔薬．「若い医師のための麻酔科学【改訂版】」（諏訪邦夫 編), pp47-56, ベクトル・コア, 2009

第1章 日常診療における実践手技とコツ

26 救急外来小外科処置（縫合・止血）

小倉憲一

　救命救急センターで指導をしていると，縫合，そのものの手技だけをやりたがる研修医をよくみかける．しかし，縫合操作そのものはある程度の修練をつめば行えるようになると思うが，実際の臨床の現場において大切なことは，一例ごとに様相が異なる創に対して，しっかりとした一連の縫合戦略を立てることができるかどうかである．そのためには，ある程度の経験も必要かもしれないが，**1．縫合に使用する道具の知識**と，**2．縫合する部位の解剖学的理解，適切な止血操作，洗浄**のもとで，**3．創縫合**を行うことが必須である．

◆ 1．縫合に使用する道具の知識[1]

1 縫合糸の種類と特徴

1）ブレードか？ モノフィラメントか？

　皮膚表面を縫合する場合，絹糸などのブレードとナイロンなどのモノフィラメントに大きく分けることができる．

　表1に示すようにブレードは，モノフィラメントに比べ，表面が凸凹しており（表面の摩擦が大きく），結び目が緩みにくい特徴がある．しかし，ブレードの表面の凸凹には細菌が付着しやすく，感染には弱い．

　一方で，モノフィラメントはブレードと比べて結び目が緩みやすいが，**感染に強い**．また，組織を通過する際，摩擦が小さく組織障害が少ない傾向がある[1]．

　筆者自身は，救急外来では，頭部を除いたほとんどの表皮部分（顔面や四肢など）でモノフィラメントを用いることが多く，吸収糸は露出部に発赤などを起こすため表皮には使用しない（**表2**）．

表1　縫合糸の種類と特徴

縫合糸の種類	特徴
ブレード	結び目が緩みにくいが，感染しやすい
モノフィラメント	感染に強いが，結び目が緩みやすい
吸収糸	異物として残らないが，高価で張力に対して耐久性が低い
非吸収糸	安価であるが，異物として残る

表2 縫合糸の選択（表皮）

部位	縫合糸の選択
頭部	2-0の非吸収糸，ブレードなど
顔面	5-0または6-0の非吸収糸，モノフィラメントなど
四肢や体幹	4-0の非吸収糸，モノフィラメントなど
手指	5-0の非吸収糸，モノフィラメントなど

2）非吸収糸か？ 吸収糸

表皮の縫合では非吸収糸を用いるが，体内（皮下）の縫合には糸が異物として残らない吸収糸が望ましいとされている．→ⓐ

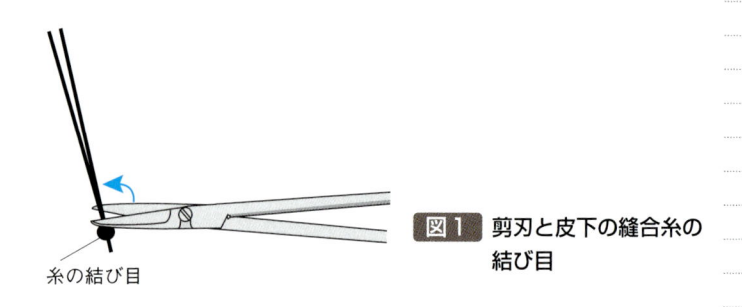

図1 剪刃と皮下の縫合糸の結び目

糸の結び目

ⓐ 皮下の縫合糸も異物となるので，日頃から皮下の縫合糸の断端はできるだけ短く切っておく習慣をつけておくとよい．剪刀（せんとう）の先端部分を糸の結び目の直上で，少し捻るように角度をつけてできるだけ剪刀の先端部分を用いて縫合糸を切ると短く切ることができる（図1）．

しかし，吸収糸は張力の耐久性が低く，緊張がかかる部位では創が離開することがあり，比較的早期に吸収される糸（バイクリルなど）を使用する場合には，特に注意が必要である．**浮腫や腫脹のため縫合層は受傷から数日後の緊張が一番強くなる．**

実際の使用に際しては，非吸収糸の値段が高いことも考慮しておく必要がある[1]（**表1**）．

2 針・持針器・鑷子（せっし）・鉗子（かんし）

1）針

針の種類には，大きさと弯曲がある．

当然のことであるが，大きく縫う場合には大きい針を，小さく縫う場合には小さいものを用いる．

針の弯曲には，円の占める割合によって，半円に近い強弯（5/8 circle，1/2 circleなど）と弱弯（3/8 circle，1/4 circleなど）がある．針は，そのカーブに沿って針を回す（運針）ようにして使用する．好みにもよるが，一般的には，皮下には強弯，皮膚表面には弱弯を使用した方が縫合しやすい．

また，**針の先端は，その断面が三角形をしている角針と，円形の丸針がある．**

角針では針を通すとき，三角形の角の頂点部分で皮膚を貫くので，カーブに沿って円滑に針を通さないと皮膚を裂いてしまうことがある．特に三角形の頂点が内側を向いている逆三角形では注

意が必要である（三角形の頂点が外側を向いているものを標準三角形という）．

丸針は，断面が円形になっており皮膚に与える損傷は少なくてすむ．しかし，切れ味が悪く厚い皮膚の縫合には向いておらず，粘膜縫合などに使用される．

2）持針器

持針器にはマチュー（Mathieu）型とヘガール（Hegar）型がある．

マチュー型：手で握りこむように持つ．ヘガール型と比べて，力が入りやすく，硬い組織で大きな太い針を使用するときに用いる．

ヘガール型：鉗子や剪刀などと同様に，いったん，母指と環指を持針器のリングに入れ，示指を伸ばしてその先端の方に当てる．示指のガイドによって，より繊細な動きが可能で，比較的小さな縫合に用いられる．→ⓑ

3）鑷子（ピンセット）

有鉤と無鉤の鑷子がある．手前に母指，その向こう側に第2～4指を添えてペンホールドタイプに保持するのが基本的な持ち方である．

有鉤の方が把持力は勝っている．しかし，有鉤では組織侵襲が大きく，皮膚などを強く把持しないように注意して用いる．→ⓒ

形態上，鑷子の種類には，ピンセットの他に，先細り，マッカンドー，アドソンなどがあり，それぞれに有鉤と無鉤がある．皮膚の縫合には，アドソンの有鉤が使いやすい．

4）鉗子

主な鉗子にはペアンとコッヘルがある．

ペアンは無鉤で主に血管や糸を把持するのに，コッヘルは有鉤で主に組織を把持するのに使用する．それぞれ標準的な長さのものと，モスキート型の細く短いものがある．また，先端が真っ直ぐなものと曲がったものがある．

モスキート型のペアンは，止血目的で使用されることが多く，ペアンで出血点を把持し，止血していることを確認した後に周囲を結紮する．→ⓓ

3 剪刀・メス・電気メス

1）剪刀

剪刀は，そのリングに母指と環指を入れて，ガイドとして示指を先端方向に伸ばして使用する．剪刀には，その目的別にクーパー，メイヨー，メッツェン，虹彩剪刀といった種類がある．

クーパー：先端が太く，繊細な切除には向いておらず，大きな組織の切除や太目の糸を切る際に使用する．

メイヨー，メッツェン：クーパーより先が小さく丸まっており，

ⓑ ヘガール型では，指を持針器のリングに入れたままリストを返しても，その動きには限界がある．直角に刺入するのが困難な場合には，持針器のリングから指を抜いて刺入し，十分に回転させた後，再度指をそのリングに入れるとよい．

ⓒ 有鉤鑷子では，皮膚を愛護的に扱う目的で，表皮をつままないようにして創の内側に鉤をかけて引き上げるとよい．

ⓓ 血管の結紮には，非吸収糸ブレードを使用するが，創面に糸（異物）が残るため，できるだけ電気メスが使用できない場合などに限って行う．また，血管の結紮に際しては，糸を引っ張り上げたときなどに血管が引きちぎれないよう，その場（血管の結紮部分）を動かさないで糸を結ぶスキルが必要となる．

細かな剥離や小組織の切除に用いる．
　虹彩剪刀：先が小さく尖っており，微細な組織の切除や剥離，細い糸を切るのに使用する．しかし，虹彩剪刀は切れ味がすぐに悪くなるので，組織の切除などにむやみに使用しない方がよい．

2）電気メス

先端の形態からモノポーラーとバイポーラーに分かれる．
バイポーラーはピンセット型の電極で，その間の組織を通電することで焼灼する．軽く出血点をつまみながらフットスイッチを踏んで焼灼する．バイポーラーは，対極板が不要で，救急外来では止血目的で使用されることが多い[1]．　→ⓔ

4 スキンステイプラー（皮膚縫合器）

一般に，奥に死腔が存在しないような創で応急的に用いられる．
スキンステイプラーは創縁を強く挟んでしまい，その強さを調節できないため**縫合糸痕（suture mark）**が問題となる．そのため，顔面などの露出部では絶対にスキンステイプラーを使用すべきではない．
また，皮弁状になっている創の場合には，創縁が内反しやすく注意が必要である．ときどき，無麻酔でスキンステイプラーを多用しているのをみかけるが，スキンステイプラーがいかに痛くて不快なものであるかを知っておく必要がある．
抜鉤時にはリムーバー（抜鉤器）を用いる．

5 外科テープ・接着剤

浅く緊張のない創で使用する場合がある．
創の方向に直角に貼付して使用する．1日1回貼りかえる．

◆ 2．縫合する部位の解剖学的理解

1 頭皮の解剖

研修医が頭皮の一層縫合を行う場合，頭皮の表層のみに糸をかけているのをよくみかける．周知のごとく頭皮は血行が豊富で創縁から勢いよく出血している場合が多く，**通常，その出血の原因となる動脈は，図2のように頭皮と帽状腱膜の間を走行しているので，帽状腱膜下まで達するように縫合しなければその止血は完了しない**．そのためには，針先を頭蓋骨にあてるようなイメージで縫合するのがよい．　→ⓕ

頭部に関する限り「ドレーンは感染を招来することはあっても治すことはない」と思われる．そのため，**デブリードマンや洗浄といった感染予防の基本手技を大切にして頭皮は原則一次縫合を行う**．また，汚染創である頭部外傷に伴う頭皮創に対して二層縫合を行うことはあまり好ましいことではない[2]．

毛髪に囲まれた頭皮の中の創部にガーゼを当てる必要がある場

ⓔ 研修医がバイポーラーで止血する際，焼きちぎるような勢いで組織をつまみ，いったん止血してもすぐにまた出血をくり返しているのをときどきみかける．そういうときは**少しバイポーラーの先端の把持をゆるめ，先端にわずかな間隔を開けて焼灼する**ような気持ちで行うとうまくいく．
また，組織をうまくつまめない場合には，出血点の両側にバイポーラーの先を当てて通電するのも一手である．

ⓕ 最近では，比較的浅く小さい創に対し，簡便なためかスキンステイプラーなどで縫合を行う先生が多い．しかし，スキンステイプラーでは縫合部を下にして寝ると痛みで眠れないことがあることや，帽状腱膜までのしっかりとした止血が得られないことを知っておく必要がある．

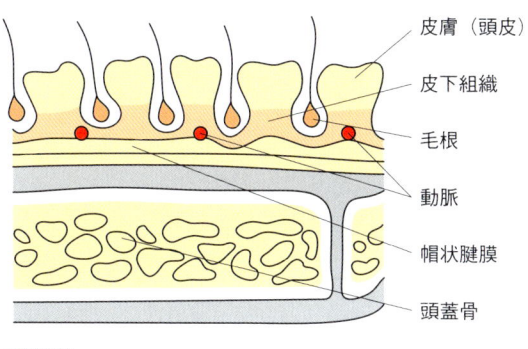

図2 頭皮と帽状腱膜と動脈

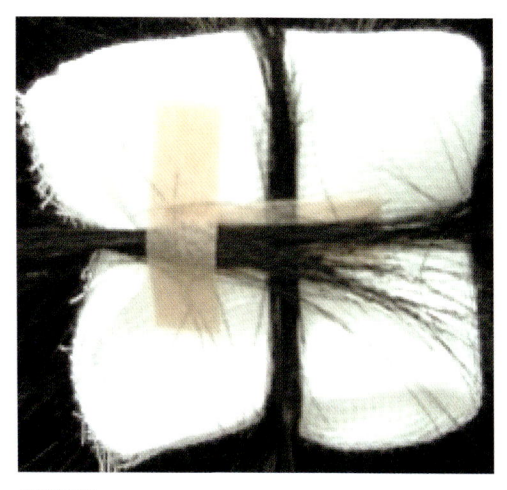

図3 毛髪の中のガーゼ固定

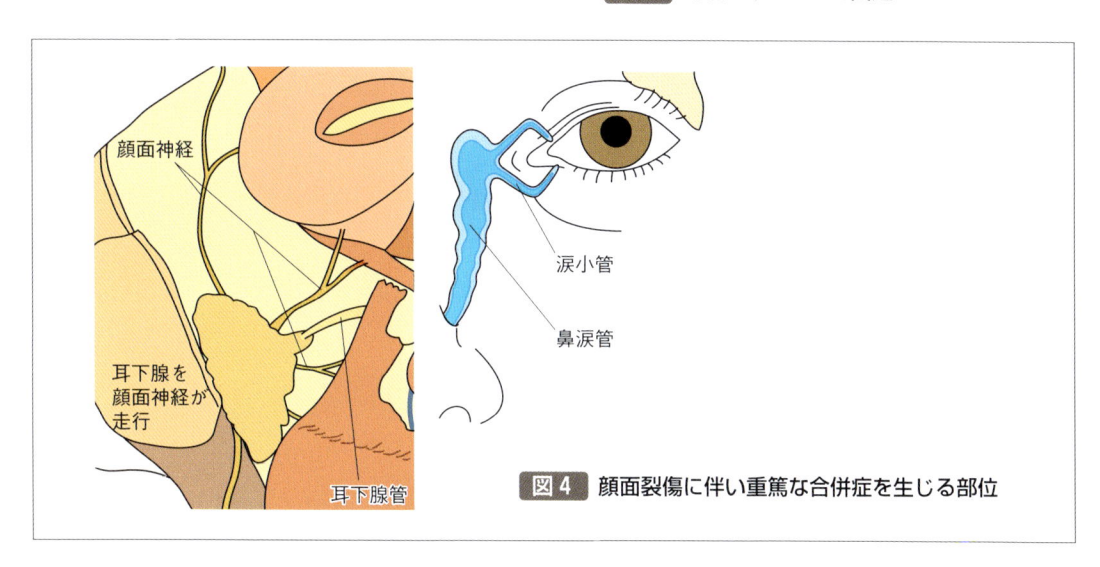

図4 顔面裂傷に伴い重篤な合併症を生じる部位

合，髪の毛を細く束ねて，ガーゼの上でできるだけ細いテープで髪をとめるとガーゼの固定がよい（図3）．

裂創がひどく確実な縫合などのために徐毛を行う場合，サージカルクリッパーなどを使用する．その際，美容的な意味でも，その先端部分をうまくコントロールしながらできるだけ徐毛を少なくするように努める．

2 顔面の解剖[3]

顔面裂傷に伴う重篤な合併症は比較的稀で，耳前部裂創の顔面神経断裂，頬部中央部の耳下腺管断裂，下眼瞼内側裂創の涙小管断裂くらいしかない（図4）．

また，これらに緊急性はなく，受傷数日後でも十分に対応可能である．大切なことは翌日に形成外科などを必ず再診してもらうようにしておくことである．

顔面も血流に富み，連続的な出血のため縫合前の観察が十分にできない場合も多い．そのような場合には，10〜20万倍エピネフリン添加滅菌生理食塩液を用いてガーゼで圧迫止血し，縫合前の創部観察をできるだけしやすい状況にしておく．

顔面の創縫合に際しては「小さく，浅く」針をかけることを心がけるべきで，針をかけるおおよその目安は創縁から2〜3mm，糸と糸の間隔4〜5mmである．

1）部位別特徴
- 眼瞼裂傷：皮膚が薄く真皮を縫合しない
- 耳介裂傷：3層（前後の皮膚と耳介軟骨）をそれぞれ縫合する
- 口唇貫通創：転倒などで自分の歯牙が口唇を貫通する顔面刺創では，原則的に皮膚側は縫合するが，粘膜側は縫合しない．口腔内粘膜の裂創を縫合する場合には針を大きく深くかける．また，口唇縁を合わせるよう努力する

2）歯牙による裂創
子供やスポーツ選手においては，相手の歯牙が顔面にあたる裂創が稀ではない．

手や足と異なり顔面では，人や猫の咬傷であっても血流が豊富で創感染が生じにくく，美容上の問題が重視され一時縫合を行うことも多い．また，抜糸後も遮光の目的でテーピングなどを数ヵ月行うとよい．

3 上肢・手の解剖

神経と動脈のうち，指の生存にとってより重要なのは動脈である．両側の指神経が切れても指は知覚を失うだけだが，両側の動脈が切れ血流が遮断されると，指は壊死の危険性に陥る．

解剖学的には，神経は動脈のすぐ掌側に位置し，動脈を守るように神経が走行している（図5）．救急外来でも，深い指の裂創で神経断裂のみで，動脈が損傷していないケースをよくみかける．

手掌・足底の裂創では，真皮までの縫合は禁忌である．

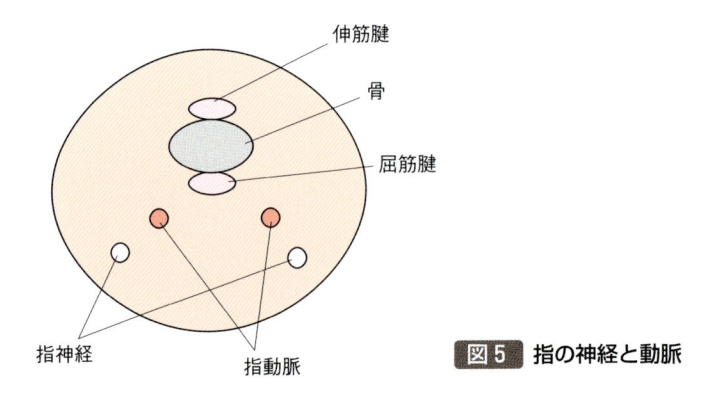

図5 指の神経と動脈

◆ 3. 創縫合

1 創縫合の手順[4]

① 体位：通常の手術同様，縫合前の体位も大切である．
体位の基本は，縫合部位が最も高い位置になるようにすることである．また，術者自身が縫合しやすい体位（創に対して平行な位置など）をとることも大切である．
幼少児では，必要に応じてバスタオルなどによる一時的な拘束を必要とする場合もある．

② 消毒（異物の除去と洗浄）：実際の縫合処置に入る前に，異物が残らないようにしっかりと創部を観察する．→ ⓠ
あらかじめX線写真などを撮影して皮下などに異物がないことを確認しておくことも重要である．

③ 布掛け

④ 局所麻酔

⑤ 皮膚縫合（必要に応じてデブリードマン）：結紮は，絹糸では2回結べばよいが，ナイロンなどのモノフィラメントは3回，場合によってはそれ以上結ぶ必要がある．結紮については，一連の動作として自分なりのパターンを確立するまでひたすら練習する！

⑥ 必要に応じてドレッシング（縫合創の被覆）やテーピング，ドレーンの留置

2 創縫合の実際

針の刺入は皮膚に対して直角に行う．運針に際しては，創縁からの距離の深さや隣の縫合との間隔が同程度になるようにするとよい（**図6**）[5]．

刺出に抵抗がある場合や針に対して1回の運針が長い場合には，鑷子で皮膚を押さえ，刺出点で針を迎えるとよい．針の先端が皮膚面から出たところで縫合針を鑷子で把持し引き抜き，その先端の1/3近くが皮膚表面から出たところで，できるだけ針の尖端で

ⓠ 交通外傷などで受傷した場合，比較的創が小さくても，皮下にガラスの破片などが入り込んでいることがよくある．そのような場合，あわてないでしっかりと注意深く創底を観察することが重要である．また，創が小さい場合，皮下組織を持ち上げるようにすると異物をうまくとり出せることがある．

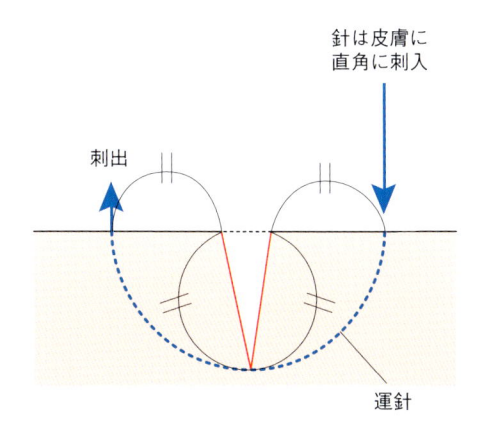

図6 刺入点と刺出点

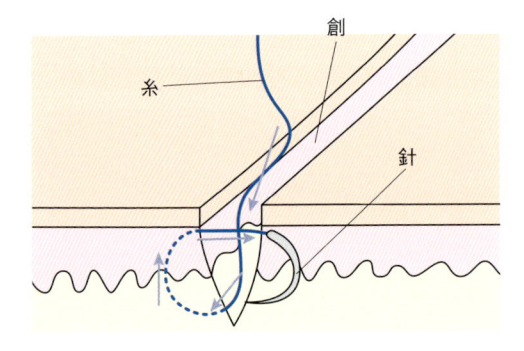

図7 真皮の縫合

はない部分を持針器で把持する．→**h**

　表皮の縫合は，表層のレベルを合わせ（層々に接合），まくれ込みなどを正しながら行うことが大切である．

　皮下（真皮，筋膜）の縫合は，死腔を減らし表層に緊張がかからないよう（表層が窪んだりしないよう）に，針を掛ける深さに注意して行う．また，真皮の縫合に際しては，**図7**のように糸の結び目が下方にくるようにする．

　最終的に，創縫合は左右の創が寄っていて出血がないことと，正確に創縁を密着させ創面が段違いなどになっていないことを確認する．一見，創が合っているように見えても左右の創が重なりあっていることがあるので十分に注意する．

　縫合後1〜2日で浮腫や腫脹が強くなり，創縁にかかる緊張が最も強くなる．創縁の血流を保って，皮膚壊死をきたさないように結紮の緊張をできるだけ弱くしておく．

3 縫合法[1]

1）結節縫合法

　単一結節縫合とマットレス縫合がある．

　単一結節縫合：縫合糸を1回1回結んでいく方法で，創縁を正確に接触させることができる最も一般的な方法である．

　マットレス縫合：創縁の接触面積を大きくしたい場合や，単一結節縫合では正確に創縁を密着させにくい場合に用いる．創縁に垂直に行う垂直マットレス縫合と創縁に水平に行う水平マットレス縫合がある．ただし，通常，層々で接合できれば，無理にこのマットレス縫合を選択しなくてもよく，日常出合う創の多くは単純な単一結節縫合で十分である．

2）連続縫合法

　連続して糸を通していくover and over法と1回1回絡めていくBlanket法がある．

　連続縫合法では縫合にかかる時間を短縮でき，ひとつひとつの糸にかかる圧力が結節縫合よりも少なく，縫合糸痕を残すことが

h やや深い創では，1回の運針で刺出しようとせず，まず創底に刺出し，それから対側の底から対側の皮膚面に向けて刺出する．

比較的少ない．

3）知っていると便利な縫合[1]

- 長い創の縫合：片方の端から順に縫合していくと最後に両創縁の長さが合わなくなることがしばしばある．そのような場合には，最初に仮縫合を行ってあらかじめ両創縁のゆがみがないようにしておくとよい．
- 斜めの創の縫合：創縁が斜めに切れている場合は，厚くなっている創縁を薄くなっている創縁よりも多めに掴むようにする．
- 皮弁の縫合：皮弁の血流を考え，皮弁側では皮弁に糸を出さず，皮下に糸を通す垂直マットレス縫合法を行うとうまくいく場合がある．
- 三点縫合：皮弁，特に三角の皮弁の先端は，縫合によって血流が悪くなったり，その部分を正確に合わせるのが困難であったりすることがよくある．その場合，皮弁の先端では皮下のみに糸を通すとうまくいくことがある（図8）．

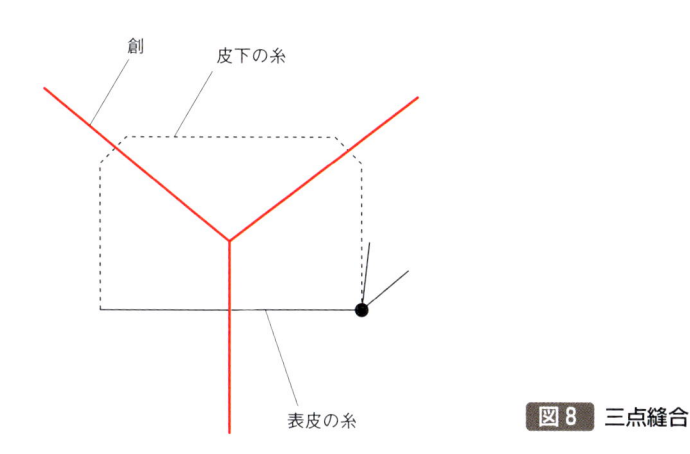

図8 三点縫合

（創／皮下の糸／表皮の糸）

<文献>

1) 『ビジュアル基本手技9 確実に身につく！ 縫合・局所麻酔 創に応じた適切な縫合法の選択と手技のコツ』（落合武徳 監，清水孝徳，吉本信也 編），羊土社，2009
2) 植村研一：『頭蓋内疾患の初期診療 頭痛/頭部外傷/脳卒中 ― 一般臨床家医のためのポイント集 ―』，pp127-131，篠原出版，1977
3) 夏井 睦：『ドクター夏井の外傷治療「裏」マニュアル すぐに役立つ Hints & Tips』，pp77-81，三輪書店，2007
4) 平出 敦：『当直で困らない 小外科のコツ 改訂版』，pp51-52，羊土社，2009
5) 上田裕一：『すぐに役立つ臨床基本手技・処置スタンダード』，p49，文光堂，2006

第1章 日常診療における実践手技とコツ

27 シーネ固定とギプス固定

片山　繁

地域診療所や中小病院にて全科診療をしていると，四肢外傷疾患に遭遇することも多い．アクセスがよければ，後方施設の整形外科に依頼するのがbetterであるが，離島や山間部など医療資源に乏しい場所で従事している場合や，患者が高齢者で交通の手段がなく，安易に整形外科に受診できない場合も少なからずありうる．外傷疾患は，その場で対応を求められることがほとんどであり，専門医でなくとも，その対応や今後の治療に参加できるよう，シーネ固定，ギプス固定の基本技術を紹介する．

1. 四肢外傷疾患で，整形外科医にすぐ相談し，治療を依頼した方がよい症例

① 開放骨折
② 体表から診ても変形が強く，X線写真で明らかに転位のある骨折
　良好な整復位が得られた場合はこの限りではないが，長幹骨の骨幹部骨折（上腕骨，大腿骨など）は整復操作も難しく，血管を損傷しやすい．
③ 受傷部より末梢の血行障害，神経障害を伴う症例
　小児の肘関節の骨折（上腕骨顆上骨折など）は，腫脹により血行障害，神経障害をきたしやすい．
④ 整復不能の関節脱臼，あるいは関節内脱臼骨折

2. シーネ，ギプスを施行する前に行いたいこと

1 局所の清拭

外固定してしまうと創部の清拭が困難になること，また皮膚汚染部からピンホール様の開放骨折がみつかることもあり，流水や生理食塩液できちんと清拭する．

2 転位がある骨折の整復

透視下で行うことが望ましい．長軸方向に徒手牽引し短縮が戻されたら，側方，回旋し転位を整復する．参考までに橈骨遠位端骨折の整復法を供覧する（図1）．

整復操作をする場合，血管神経損傷には十分注意し施行する必

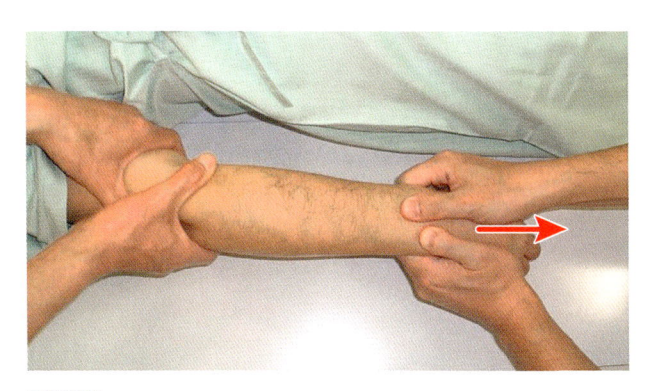

図1 橈骨遠位端骨折の整復法
助手に上腕を把持してもらう．骨折部を母指で押さえ，牽引をかけながら患者の手関節を掌屈し整復する

要はあるが，よい整復が得られた場合は格段に受傷部の疼痛が軽減する．整復後は必ず，疼痛，腫脹，しびれの有無を確認する．
→ⓐ

3 十分な説明

保存的療法の短所を必ず説明する．骨折後の変形治癒や偽関節の危険性，複合性局所疼痛症候群など，合併症の可能性を説明する．

また逆に骨折がはっきりしない場合，受傷時の単純X線撮影で骨折の有無の断定は不可能で，症状が強い場合は，骨折の可能性を説明し，シーネ固定など処置を行っておく方が無難である．

◆ 3．固定材料

1 アルミニウムスプリント（アルフェンスシーネ®など）
指骨骨折に利用する．

2 ワイヤーラダーズスプリント（ソフトシーネ®，ソフトスプリント®など）
長期の固定には向かないが，手間が少ない．

3 ギプスシーネ（ライトスプリント®，オルソグラス®，GRスプリント®など）
比較的固定力は良好，転位のない骨折ではギプス固定と同等以上の有効性があり，着脱も可能である．腫脹にも対応しやすい．

4 プラスチックギプス（スコッチキャスト®，キャストライト®など）
固定力は最も強いが，腫脹が強い場合はギプス障害出現の可能性があり注意を要する．最初ギプスシーネとし，腫れが落ち着いたらギプスに巻き直すこともある．

ⓐ 無麻酔で施行する場合は痛みを伴うことを十分に説明する．1%キシロカイン®を骨折部に局注し麻酔する方法もあるが，骨折部に腫脹をきたしやすく整復が困難になることもある．成人はドルミカム®を3〜5mg静注し，軽度に眠らせてから整復する方法もある．患者の呼吸状態に十分注意する必要はあるが，拮抗薬にフルマゼニル（アネキセート®）があり，安全性は比較的高い．

◆4. 骨折，捻挫の固定法
～原則骨折した部分の上下2関節を固定する

1 アルミニウムスプリントを使った固定法
主に手指，足指の固定に使用する．手指はMP関節屈曲位で固定する．シーネの端はテープなどで覆い，皮膚に当たり潰瘍になることを防ぐ．中指の骨折などは，環指と2本合わせて固定することもある（図2）．➡ⓑ

2 ギプスシーネを使った固定法
長さを測定し，固定したい長さに切る．シーネの芯材の端が皮膚に当たり潰瘍をつくる可能性があり注意する．十分水につけた後，絞り，バスタオルでよく水分を除去する（図3B）．**末梢より中枢側**に向け弾性包帯を使用し患部を固定していく（図3C，D）．3～5分で一次硬化するため，手早く処置する（図3）．➡ⓒ

3 プラスチックギプスを使った固定法
ストッキネット，褥包帯を巻く．包帯のシワでギプス固定後の疼痛や，血行障害の原因となることがあり注意する．その後手袋

ⓑ 骨折を伴う槌指変形は，シーネ，スプリントの固定よりも，手術療法を行うことが多い．

ⓒ 橈骨遠位端骨折や足関節捻挫では馬蹄形に固定を行う方法もある（図4）．

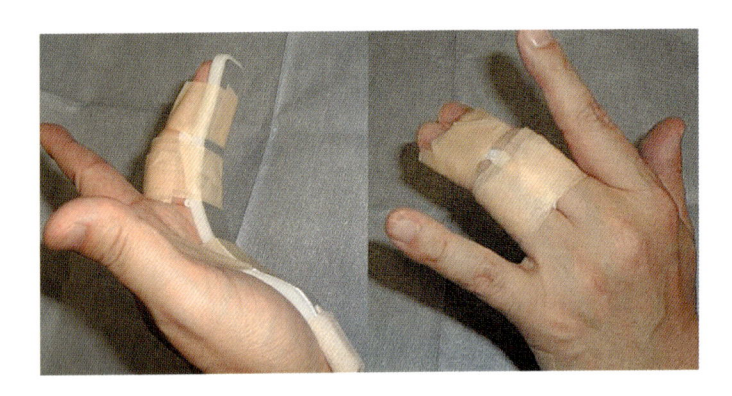

図2 アルミニウムスプリントを使った固定法

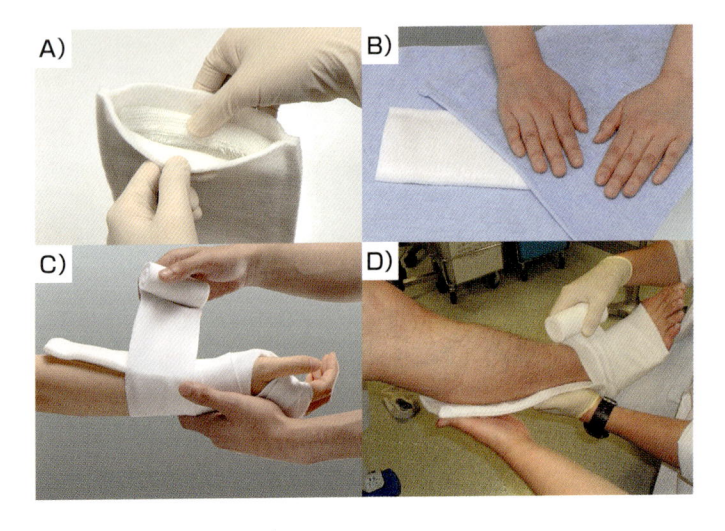

図3 ギプスシーネの取り扱い，巻き方
末梢より弾性包帯を，中枢側に巻いていく

を着用し，水につけ軽く絞ったギプス包帯を，骨折部より中心に，まず末梢そして近位へと締め付けないよう巻いていく．ギプスの端は，擦れて潰瘍をつくらないよう，テープでとめる．→ⓓⓔ

ⓓ 橈骨遠位端骨折の場合は，手関節中間位で固定する．手のMP関節をしっかり出す（図5）．

足関節捻挫や足関節外顆骨折などの，短下肢ギプスでは，足関節が内反尖足気味となりやすいため，中間位を心がける．また腓骨神経麻痺に注意する（図6）．末梢の腫脹が予想される場合，ギプスに割面を入れる（図7）．

ⓔ 医療用器具ではないが，ホームセンターで売っている木の枝の剪定用はさみが，固まった後のシーネやギプスの端をカットするのに有効である（図8）．

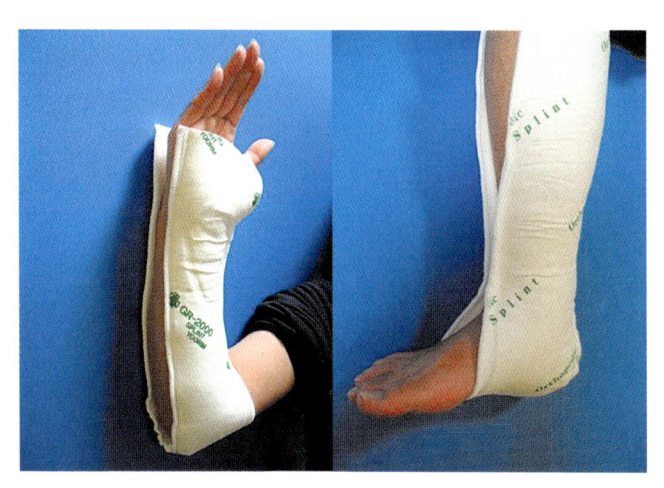

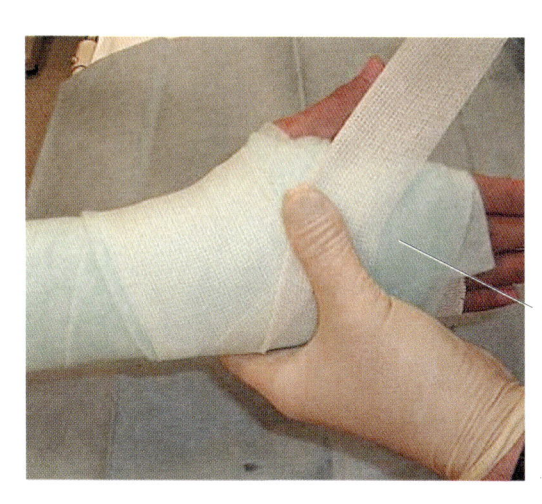

図4 馬蹄型シーネによる固定法

MP関節はギプス端を折り曲げしっかり出す

図5 橈骨遠位端骨折のギプス固定

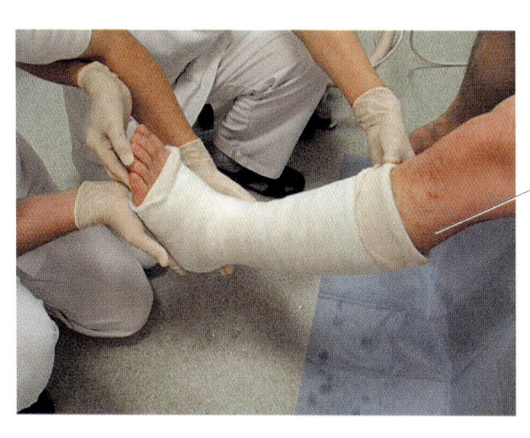

ギプス端で腓骨小頭を抑えない（腓骨神経麻痺に注意する）

図6 短下肢ギプスの巻き方
足関節が中間位になるよう，助手にきちんと把持してもらう

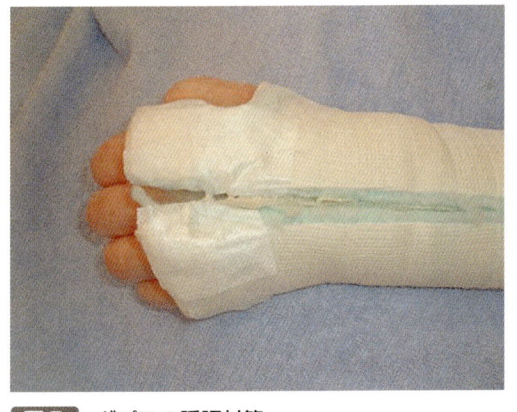

図7 ギプスの腫脹対策
末梢よりギプスに割面を入れる，下巻きも切る

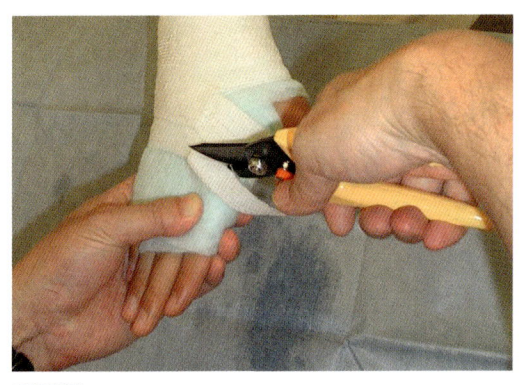

図8 剪定はさみの利用

◆5．シーネ，ギプスを施行後行うこと

　整形外科に依頼するのであれば，スプリントやギプスシーネで一次固定は十分である．自身で診察する場合は，固定後は必ず翌日診察を説明し，疼痛，腫脹の確認を行う．

　固定期間はギプス，シーネをはずした後，装具を使用することもあるが，通常，指骨骨折で約4週間，橈骨遠位端骨折で約4〜5週間，足関節捻挫で3週間，足関節外顆骨折で4〜6週間である．施設により，若干の違いもあるので，後方の整形外科医ともよく連携を取って治療にあたる．

◆6．シーネ，ギプス固定における合併症

1 血行障害　コンパートメント症候群

　シーネ，ギプス固定部より末梢の皮膚色や疼痛，腫脹の有無には十分注意する．特に腫脹を認め，安静時の強い疼痛があり，末梢手足指の他動時の疼痛がある場合は，固定具をゆるめ，整形外科医との相談が必要である．

2 偽関節

　整復不良，固定不良が原因となり，一定確率で起こりうる合併症である．シーネ，ギプス固定していても疼痛が持続している場合起きている可能性が高い．治療開始後2週間経過しても疼痛が持続している場合，早めに整形外科医とも相談する．

3 複合性局所疼痛症候群（complex regional pain syndrome：CRPS）

　骨折，軟部組織の損傷，ギプス固定などをきっかけにして，慢性的な痛みと浮腫，皮膚温異常，発汗異常を伴う慢性疼痛症候群

を発生することがある．Sudeck骨萎縮も1つの病態で，ギプスを除去した後，強固なリハビリ期間を必要とし治療に難渋する．

◆ 7．おわりに

　最後に，最近では遠方でも電子メールなど電子媒体を利用してjpeg画像などをやりとりし，整形外科医と相談がしやすい環境になった．もちろん個人情報の取り扱いには十分注意しなければならないし，微妙な骨折の確認は本人を診察してもらわないと難しいが，明らかに画像上所見がある場合などは，的確なアドバイスがもらえる可能性が高い．整形外科医と親密になりながら，積極的に外傷治療に参加してもらいたい．

<文献>
- 岩田充永：目でみる診療基本手技　救急手技　内科医に必要な救急処置　骨折・捻挫の固定法．Medicina，45（13）：342-346，2008
- 『ビジュアル基本手技2　カラー写真でみる！骨折・脱臼・捻挫－画像診断の進め方と整復・固定のコツ』（内田淳正 他編），羊土社，2005
- Boyd, A. S. et al.：Splints and casts：indications and methods. American Family Physician, 80（5）：491-499, 2009
- 石黒隆：上肢の骨折に対する保存療法の実際．骨折，30（4）：565-572，2008
- Turner, R. G. et al.：Complications of distal radius fractures. Orthopedic Clinics of North 38（2）：217-228, 2007
- Tran, de Q. H. et al.：Treatment of complex regional pain syndrome：a review of the evidence. The Canadian Journal of Anesthesia, 57（2）：149-166, 2010

第1章 日常診療における実践手技とコツ

28 鼻血への対応

石川浩太郎

鼻出血は日常診療の現場で遭遇する機会の多い重要な症状であり，プライマリケアを行うすべての医師に，初期治療としての処置が要求される．家庭でも行うことができる簡単な止血法で対処が可能なものから，耳鼻咽喉科専門医が診療を行っても入院や手術が必要なものまで，その重症度は実に幅広く，対応に苦慮する場合も多い．この章では，総合医が急患室で鼻出血患者に遭遇した場合に処置が行えるよう話を進めていく．

◆ 1. 解剖と原因部位

鼻出血治療の第一歩は，**原因部位の特定**を的確に行うことである．そのためには鼻腔内血管，特に動脈系の解剖を理解することが重要である．鼻腔内の血管系には2つの系統があり，その支配領域を把握する必要がある．**鼻腔血流の90％は外頸動脈系に由来する**（図1）．
・内頸動脈系（主に鼻腔の上部1/3）
　　内頸動脈…眼動脈…前・後篩骨動脈
・外頸動脈系（鼻腔，副鼻腔の大部分）
　　外頸動脈…顎動脈…蝶口蓋動脈 ➡ⓐ

鼻中隔前方では内頸動脈系と外頸動脈系の血管吻合や動脈・静脈の血管吻合が存在する．この部位を**Kiesselbach（キーゼルバッハ）部位**と呼び，鼻出血の好発部位としてきわめて重要である（図2）． ➡ⓑ

ⓐ 鼻腔内は，構造が複雑であり，血管系の解剖学的位置を理解しておくことは，迅速な治療に結びつく．

ⓑ 外鼻孔を広げれば容易に観察が可能である．日頃から，正常の鼻粘膜を観察しておくことも大切である．

図1 鼻腔側壁の血管模式図

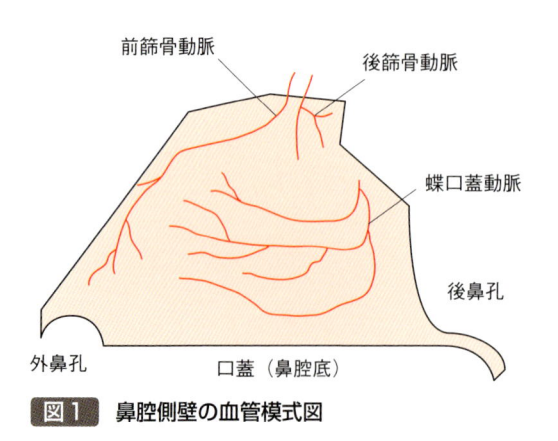

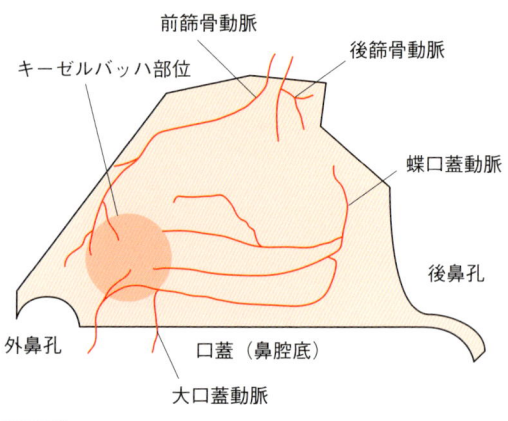

図2 鼻中壁の血管模式図

2. 疫学と原因

鼻出血の最も頻度が高い年齢層は20歳以下の若年者である．しかし，若年者の鼻出血は軽症例が多く，簡単な止血処置で対応可能な場合が多い．一方，入院を必要とするような重症例は50歳前後に多く認められる[1]．動脈性鼻出血：静脈性鼻出血の比率をみると，40歳未満はその比率が1：3であるのに対して，40歳以上では1：1と動脈性出血の割合が増える[1]ため，重症例の割合が増えると考えられる． →ⓒ

鼻出血の原因として，その70〜85％を占めるのは**特発性（自発性）鼻出血**であり，鼻をほじる，鼻をかむ，感冒，一過性の脈圧上昇などがその原因となる．一方，原疾患が明らかな症候性鼻出血としては，外傷，循環器疾患（高血圧など），血液疾患（白血病など），鼻腔異物，鼻・副鼻腔腫瘍などがあげられる．**抗凝固薬内服の有無**を確認することは，病歴聴取の際に重要な事項であり，ワルファリンやアスピリン製剤を内服中の症例には十分注意を払う必要がある． →ⓓ

ⓒ 動脈性出血の場合，一度止血しても，数時間以内に再出血し，その出血量が多い場合もあるので注意が必要である．

ⓓ 出血量の多い患者に遭遇すると，慌ててしまい，聞きもらしてしまう場合も多い．必ず内服薬の有無を確認するよう習慣づけをする．

3. 症状と診断

鼻出血患者に遭遇した場合，最も重要なのは出血部位の把握である．われわれ，耳鼻咽喉科専門医は，前鼻鏡や鼻咽腔ファイバースコープなどを駆使して，出血部位の確認を行うが，総合医が出血の多い鼻腔内で出血部位を特定することはなかなか困難である．そこで，まず以下に示すような診断法をお勧めする．

- 左右どちらからの出血かを確認する．鼻出血は原則として片側性で，両側性とみえる場合でも後鼻孔を経由して反対側の鼻腔に逆流している場合がほとんどである．**患者に「まずどちら側から出血したか？」を尋ねることはきわめて重要である．** →ⓔ
- どちら側の出血が推測できたら，**患者を軽くうつむかせる**．前鼻孔から滴状，もしくは少量持続性の出血を認める場合は，鼻腔前方が原因の場合が多い．
- 前方からの出血が疑われる場合は，**Kiesselbach部位**の確認を行う．鼻中隔前方に位置するため，前鼻鏡さえあればペンライトでも出血点を見ることが可能である．
- 外鼻孔から持続的に出血するとともに，**咽頭に回った血液を吐き出し続ける**ときは，出血部位が鼻腔後方の場合が多く，出血量も多いことが予想される[2]．このような場合は，耳鼻咽喉科専門医に紹介することを考えて診療にあたる必要がある．

ⓔ 鼻腔後方からの出血の場合，特にどちらからの出血かがわかりにくい．うつむいた体位は，出血側決定の判断に有効であり，血液の咽頭流入を防止できる．

◆ 4. 治療法

1 来院前

急患室での当直勤務帯では，患者が来院する前に，問い合わせの電話を受ける場合が多い．電話での応対では以下のことを行うように心がける．

・患者の体位は坐位または半坐位（どうしても困難な場合は側臥位）として，口を開いて軽く呼吸し，咽頭に流入した血液を吐き出すように指示する．
・鼻をつまむように，鼻入口部横の**鼻翼をしっかりと押さえ鼻中隔を圧迫**するように押さえさせる．間違って鼻根部を押さえる患者が多いので，十分に説明する（**図3**）． ➡ ❶
・患者もしくは家族に簡単な病状の説明をして，安心させて鎮静を図る．特に小児の場合は親が慌てている場合が多い．親にしっかり説明することが重要である[3]．
・受診時には服用している薬の情報を忘れずに持参するよう注意する．

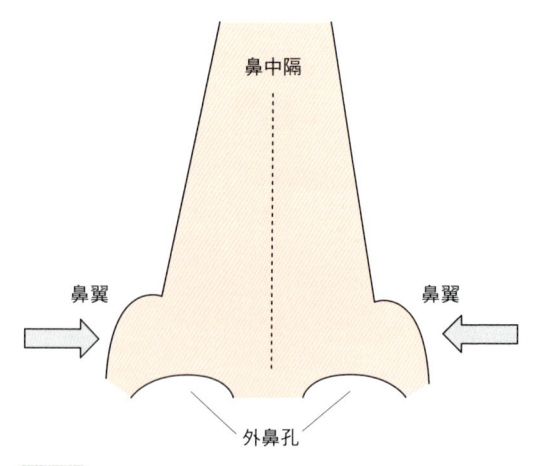

❶ 昔からの言い伝えで，頭部を後屈し，首の後ろを叩く患者がいまだに多い．十分に指導することが重要である．

図3 止血時の圧迫部位
（鼻中隔／鼻翼／外鼻孔）

2 来院時

1）全身状態の把握

簡単な現病歴，既往歴，合併症，使用薬剤の有無などを確認しながら，血圧などのバイタルサインを確認する．出血が持続しているなかで行うため，要点のみを簡潔に聞き出すことが重要である．必要に応じて点滴による静脈確保を行っておく． ➡ ❷

❷ ついつい病歴聴取に時間をかけすぎる傾向がある．迅速な処置を最優先とする．

2）止血処置

① 軽症の鼻出血の場合，来院前に指示した鼻翼を圧迫する止血法で，すでに止血されている場合が多い．止血法を適切に行えていない場合は，まず医師の手でしっかりと圧迫止血を試みる．
② 出血が継続する場合は，可能な範囲で吸引管を用いて鼻腔内の凝血塊を吸引除去する．
③ 薬剤アレルギーがないことが確認し，5,000倍希釈のアドレナリン液と4％リドカインとの混合液を浸した短冊状のコメガーゼを鼻腔内に挿入する．→ⓗ
④ 上記の処置で鼻腔粘膜が収縮し，出血の勢いが弱まり，鎮痛も得られるので，コメガーゼを抜去してから鼻腔内を観察する．
⑤ Kiesselbach部位からの出血であれば，総合医レベルでも止血処置は可能である．血管瘤や露出血管からの出血であれば，バイポーラによる焼灼止血が有効である．または抗菌薬の軟膏を塗布したコメガーゼを留置して圧迫止血を行う．留置したガーゼは数日後に抜去する．
⑥ これらの処置を行う際に，患者が迷走神経反射を起こし，気分不快，意識消失などを起こす可能性があることを考慮し，常に適切かつ迅速に対応できるよう準備をしておかなければならない．→ⓘ

3 耳鼻咽喉科専門医へ紹介が必要な場合

以下に示すような症例は，耳鼻咽喉科専門医に紹介することを推奨する．
・明らかにKiesselbach部位よりも後方の鼻腔内から出血しており，咽頭への血液の流れ込みが多い場合
・いったんは止血しても数時間おきに多量の鼻出血を反復する場合
・外傷，合併症，抗凝固薬内服などのため，一般的な処置で止血できない場合

耳鼻咽喉科専門医までの移動時間が短い場合は，患者を坐位でうつむかせ，鼻翼の圧迫を継続して紹介すればよい．搬送時間がかかる場合や咽頭への血液の流入量が多い場合は，
・救急車などを利用し，**より早く到着できる移動手段を選ぶ**
・可能な範囲で軟膏ガーゼを鼻腔内に留置する．**留置したガーゼの枚数を必ず紹介状に記載**する
・咽頭への流れ込みが多い場合は，外鼻孔から咽頭まで，経鼻胃管チューブを入れる要領で尿道バルーンカテーテルを挿入し，バルーンが口蓋垂の下に確認できたら，これを膨らませた後に引っ張りあげ，上咽頭側から後鼻孔を閉鎖する（図4）．→ⓙ
などの処置が有効である

ⓗ このとき，綿球を使用すると患者が鼻をすすった際に奥に入り鼻腔異物となる危険性があるため，やや大きめのコメガーゼの方が安全である．

ⓘ 顔面蒼白，冷汗，嘔気などの症状が現れたら，すぐに頭部を低い位置とする体位を確保する．

ⓙ バルーンに注入する水は多すぎると患者の苦痛が強い．5 mLくらいが適当である．

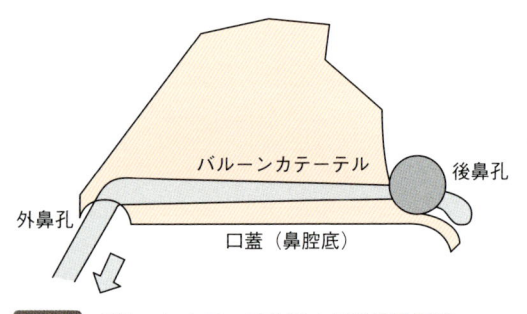

図4 バルーンカテーテルによる後鼻孔圧迫

◆5．おわりに

　鼻出血は，総合医にとってストレスの多い病態であることは間違いないが，目の前で出血している患者から逃げることができない状況のなかで，この項の内容が，少しでもお役にたてば幸いと願っている．

<文献>

1) 切替一郎原，野村恭也：『新耳鼻咽喉科学』，pp306-312，南山堂，1998
2) 『耳鼻咽喉科レジデントマニュアル』（市村恵一 編），pp134-146，中外医学社，2008
3) 『小児耳鼻咽喉科診療指針』（日本小児耳鼻咽喉科学会 編），pp180-182，金原出版，2009

第1章 日常診療における実践手技とコツ

29 褥瘡の処置・スキンケア

中村敏弘

褥瘡とは継続的に起きた外力（圧力＋ずれ力）が発端となり，阻血性障害，再灌流障害，リンパ系機能障害，細胞・組織の機械的変形などが複合的に関与してできた皮膚潰瘍である．治療等に関しては日本褥瘡学会から「褥瘡予防・管理ガイドライン」（以下，ガイドライン）が刊行されているが，一部ではいわゆるラップ（開放性ウェットドレッシング）療法も広まっている[1)2)]．本稿では両者の治療法を概説するが，重要なのは創傷治癒の概念の理解，創部の観察，治癒を促す環境を可能な限り整えることである．

1. 褥瘡治癒の過程と深達度の関係

創傷治癒過程（図1の①→④）において，種々の細胞成分および増殖因子・サイトカイン等の因子が創傷治癒を促す．浅い創（真皮までの損傷）の場合は創部内にも毛包が存在するため，上皮化が一般的に速やかである．一方，深い創（皮下組織およびそれを越える損傷）の場合は，まず欠損部の肉芽形成を待ち，その後は創辺縁のみからの上皮化に頼るため治癒に時間を要する（→ⓐ）．滲出液内の細胞成分，液性因子が十分に機能するためには，創部の**適度な湿潤環境**を保持することが重要である．この環境を作り出すために，被覆材等の選択が重要となってくる．

ⓐ 創の深達度分類には，日本褥瘡学会2008年改訂版のDESIGN-R深さ項目[1)]，米国褥瘡諮問委員会（national pressure ulcer advisory panel：NPUAP）のステージ分類[3)]などがある．

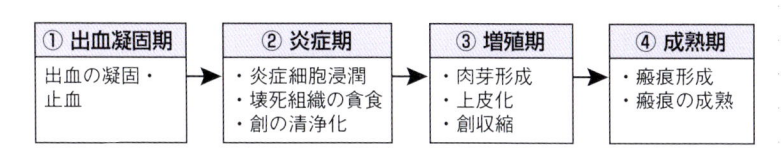

① 出血凝固期	② 炎症期	③ 増殖期	④ 成熟期
・出血の凝固・止血	・炎症細胞浸潤 ・壊死組織の貪食 ・創の清浄化	・肉芽形成 ・上皮化 ・創収縮	・瘢痕形成 ・瘢痕の成熟

図1 創傷の治癒過程（文献1より改変）

2. 被覆材（表1）

従来多用されていた滅菌ガーゼの単独使用は，創部の乾燥化，肉芽への固着などを起こすため，ガイドラインでは近代的な創傷被覆材から概念上除外されている（→ⓑ）．各材質には**表2**のような特徴があり，創部の状況に応じた選択を行う．

ⓑ 消毒とガーゼ：ガイドラインでは特定の状況以外では消毒は勧めていない．ラップ療法では"消毒はしない"が原則．創部は生理食塩液か水道水で洗浄する．両者ともガーゼの単独使用は勧めていないが，ガーゼに軟膏を塗布すれば使用は可能．

表1 皮膚欠損用創傷被覆材一覧（主なもののみ抜粋：括弧内は材質）[4]

	主な商品名	材料価格基準
真皮に至る創傷用	アブソキュアーサジカル（ハイドロコロイド），デュオアクティブET（ハイドロコロイド），ベスキチンW（キチン），他	8円/cm²
皮下組織に至る創傷用	〈標準型〉アクアセル（ハイドロファイバー），アブソキュアーウンド（ハイドロコロイド），アルゴダーム（アルギン酸塩），カルトスタット（アルギン酸塩），ソーブサン（アルギン酸塩），デュオアクティブ（ハイドロコロイド），ハイドロサイト（ポリウレタンフォーム），他	13円/cm²
	〈異形型〉グラニュゲル（ハイドロジェル），他	37円/g
筋・骨に至る創傷用	ハイドロサイトキャビティ（ポリウレタンフォーム），ベスキチンF（キチン）	25円/cm²

注：皮膚欠損用創傷被覆材は，いずれも2週間を標準として，特に必要と認められる場合については3週間を限度として算定できる．同一部位に対し複数の創傷被覆材を用いた場合は，主たるもののみ算定する（→ⓒ）

表2 主な被覆材の材質とその特徴

主な材質名	主な特徴
ハイドロコロイド	創面は外界と遮断されるが，ゆるやかに密閉された湿潤環境が得られる（→ⓓ）
ハイドロジェル	シート状，チューブ，パック入りのものがある．チューブ入りのものは，壊死組織のデブリードマン効果および，肉芽形成や上皮化の促進効果が期待できる
ハイドロファイバー	浸出液によりゲル化し，湿潤環境を維持する．吸収性が高い
アルギン酸塩	密閉せずに湿潤環境をつくる．止血効果もある（→ⓔ）
ポリウレタンフォーム	吸水性が高い．厚みがあり，クッション効果が得られる

（※「1章24」p145，表1も参照のこと）

ⓒ 保険診療上，3週間を越える被覆材の使用は認められていないが，深い創の治癒には3週間以上の期間を要する．以前より保険診療の基準と臨床との間に矛盾が存在していて，ラップ療法の始まりの遠因にもなっている．

ⓓ ハイドロコロイドに関しては，従来のガーゼを用いた治療に比べ有用であるとする文献がある[5)6)]．

ⓔ 褥瘡に限らず，出血を伴う創で使用すると効果的である（出血があると，他の被覆材は使用しづらい）．

◆ 3. 実施の処置

■ ガイドラインに沿った処置

1）浅い褥瘡の場合

創面の保護と適切な湿潤環境を保持することにより，線維芽細胞や血管内皮細胞の活性化を図る．治療としてはドレッシング材や油脂性基剤の外用薬（ワセリン，アズノール®軟膏など）の使用が適している．

2）深い褥瘡の場合

ⅰ）壊死組織に対する処置

適切な（壊死組織と周囲の組織の境界が明瞭となった）時期に，

外科的切除を行い，壊死組織除去作用を有する外用薬（ブロメライン軟膏，フランセチン・Tパウダーなど）を用いる．外科的処置が困難な場合は，自己融解作用が期待できるゲーベン®クリーム，あるいはハイドロジェル材を使用する．

ii）炎症に対する処置

壊死組織を除去した後，感染抑制作用を有するユーパスタ，ヨードホルムガーゼ，カデックス®などを使用し炎症の緩和を図る．滲出液が多い場合は，ユーパスタ，カデックス®の使用が推奨されている．

iii）肉芽・上皮化の形成

創の状況に適した被覆材を使用し，場合によっては外用薬（フィブラスト®スプレー，アクトシン®軟膏，プロスタンディン®軟膏，オルセノン®軟膏）を併用する．

iv）褥瘡のポケットに対する処置

保存的治療で改善がみられないとき（皮下に壊死組織が残存している場合など）は，外科的切開も考慮する．

2 ラップ療法の処置

ラップ療法では創の深さに関わらず処置は同一である．創部は水道水で洗浄し，創部よりやや広めにラップ（ポリエチレン製の食品包装用フィルムや穴あきの水切り袋）で覆う単純な処置である（→ f）．**軟膏等の使用は原則不要である**．黒色痂皮に対しては，ドレナージ用の小孔を開ける．感染時は抗菌薬の内服あるいは点滴を行う．

自験例を提示する（図2）．在宅で寝たきり状態の78歳の男性で，右腓腹部に皮下組織に及ぶ褥瘡が生じた．1日1回上記の処置を家人が行い，約4ヵ月後には完治に近い状態にまで回復している．特に在宅においては効果的な治療法と考えられるが，医療用として認可されていないものを使用していることが問題視されている．このため**実施にあたっては，説明と同意が必要である**．

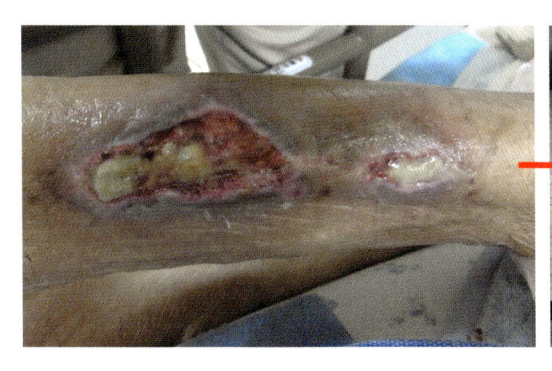

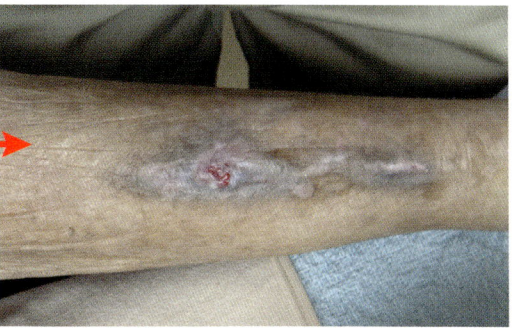

f ラップ療法でも現在は，時期（最初の3週間）によっては医療用被覆材の使用を勧めている．洗浄に関しても，「衛生上の不安」を回避するため生理食塩液の使用も勧めている．

図2 腓腹部にできた深い褥瘡（左）と処置開始約4ヵ月後（右）

3 増悪因子の排除

上記治療法の選択に関わらず，圧迫・ずれの排除，栄養状態の改善などは積極的に行う．

圧迫・ずれの排除について：地球上で生活している限り，重力から完全に逃れることは不可能である．ある部位の減圧（pressure reduction）・除圧（pressure relief）を図れば，他の部位の接触圧が上昇してしまう．そのため減圧・除圧ではなく，圧の再分布（pressure redistribution）という考え方が提唱されている．日本褥瘡学会のガイドラインでも「体圧分散マットレスを使用すること」が推奨度A（行うよう強く勧められる）で記載されている．

仰臥位用体圧分散用具の素材にはエア（個々に応じた体圧調整ができるが，安定感が得にくい），ウォーター（個々に応じた体圧調整ができるが，体温維持のための水温管理が必要），ウレタンフォーム（圧分散効果および安定感が得られやすいが，個々に応じた体圧調整はできない），ゲル（耐久性およびずれ力の吸収に優れるが，体温管理に注意を要する）等があるが，どの素材にもメリット・デメリットがあるので特徴を熟知した上で使用すべきである．また実際にこれらの用具を使用するときには，下肢の挙上，体位変換，頭側挙上などが組み合わされることが多いが，常に体圧を分散させるという配慮が必要である．

座位保持に際しては姿勢の基本として90度ルールと言われるものがある．これは股関節，膝関節，足関節を各々90度に保った状態にし，接触面積を最大限にする考え方である．座面にはウレタン（座面全体になじむが，厚みの違いで体圧差を生じる），エア（座面圧の調整ができるが，不安定さやエア抜けが起こることがある），ジェル／ゲル（座面全体になじみ，ずれを包み込む機能があるが，体の動きでジェル／ゲルが動いてしまう）等の座位用体圧分散用具を用いることが多いが，仰臥位用と同様にメリット・デメリットがあるので，特徴を理解したうえで使用すべきである．

◆ 4．スキンケア (→❾)

褥瘡発生予防に関わるので，特に高齢者では積極的に導入すべき処置である．

清潔保持：失禁は浅い褥瘡の発生と関連がある．石鹸を使用する際は低刺激性のものを使用する．洗浄に際しては，強い摩擦行為は避けるべきである．

ドライスキンの予防：保湿剤あるいはワセリンなども有効である．

ずれ力の軽減：骨突出部にフィルムドレッシング材を貼付し，摩擦軽減を図る．

---

❾ スキンケアの定義：皮膚の生理機能を良好に維持，向上させるために行うケアの総称．

浮腫の軽減：原因（心性，腎性，低栄養など）を鑑別し，原因の除去，あるいは軽減を図る．

◆5．おわりに

褥瘡に限らず，創傷治療にあたっては以下の原則を理解しておくとよい．

1）原則として消毒は行わない

創部の最初の処置は生理食塩液，あるいは水道水の洗浄で十分である．創表面に細菌が付着しているのは当たり前で，消毒をしても一時的な細菌数減少しか得られない．むしろ，耐性菌の出現，消毒による自身の細胞損傷の方が問題である．

2）適度な湿潤環境の保持

創部の密閉は皮下から体表への滲出液の流れを阻害し，感染の危険性を高めることになる．過度な滲出液は治癒を遅らせるので，コントロールが必要である．緩やかな密閉，あるいは適度なドレナージが効く状態を確保することが重要である．

＜文献＞
1）『褥瘡予防・管理ガイドライン』（日本褥瘡学会編），照林社，2009
2）鳥谷部俊一，『褥創治療の常識非常識－ラップ療法から開放性ウェットドレッシングまで－』，三輪書店，2005
3）＜NPUAPホームページ＞http://www.npuap.org/pr2.htm
4）『診療点数早見表 2010年4月版』，医学通信社，2010
5）Chaby, G. et al. : Dressings for acute and chronic wounds : a systematic review. Arch. Dermatol., 143 : 1297-1304, 2007
6）Heyneman, A. et al. : A systematic review of the use of hydrocolloids in the treatment of pressure ulcers. J. Clin. Nurs., 17 : 1164-1173, 2008

第2章
治療マネジメントの実際とコツ

第2章 治療マネジメントの実際とコツ

01 皮内反応と対応

大橋博樹

2004年日本化学療法学会より「抗菌薬投与に関連するアナフィラキシー対策のガイドライン」[1] が発行され，それまであたり前のように実施されていた皮内反応の実施よりも実際の薬物投与の際に出現するショックおよびアナフィラキシー様症状に対する準備をしておくことがより効果的で現実的であるとの見解が示された．抗菌薬など投与時の注意点や，ショックやアナフィラキシー様症状出現時の対応の習得は，すべての医師に必須の技能であり，迅速で確実な対応が要求される．

◆1．薬剤投与前に行うこと

- 既往歴を十分に聴取する．特に抗菌薬やこれから用いる薬剤に関連したものに関するアレルギー歴は必ず確認する
- ショックなどに対する救急処置のとれる準備をしておく ➡ⓐ
- 気管支喘息などのアレルギー疾患や他の薬剤に対するアレルギー歴がある場合は慎重に投与する
- ショックの既往がある場合は当該薬剤の投与は原則禁忌．抗菌薬の場合，類似抗菌薬の投与は原則禁忌とするが，皮膚反応試験（プリックテストや皮内反応）陰性を確認したうえで，慎重投与することは許容される
- ショック以外の過敏症の既往がある場合も当該抗菌薬は原則禁忌であるが，皮膚反応試験陰性を確認したうえで，慎重投与することが許容される

ⓐ 救急処置の準備：救急カート，酸素，輸液セット（乳酸リンゲル液など），アナフィラキシー出現時に使用する薬剤（後述）．

◆2．投与時に気をつけること

- 即時型アレルギー反応を疑う症状に注意
  局所：皮膚発赤，膨疹，疼痛，掻痒感など ➡ⓑ
  全身：血圧低下，咳，喘鳴，発汗，悪心，悪寒，頻脈，頭痛，めまい，腹痛など
- 投与開始直後から投与終了後まで注意して観察する ➡ⓒ
- 投与終了後も異常を感じたら，直ちに申告するよう患者に説明する

ⓑ 局所反応は注射部位から中枢にかけて起こる．

ⓒ 意識障害や急変を迅速に把握するため，投与中は開眼しておくよう指示するとよい．

◆ 3. アナフィラキシー出現時の対応

まずは投与中止と，バイタルサインのチェック！ そして，症状と所見から重症度に応じた対応を！

1 軽症

血圧低下なし，意識清明，症状は軽度． ➡ ⓓ

＜軽症患者への対応＞
① 輸液投与：乳酸化リンゲル液などで静脈ルート確保
② 酸素投与：必要に応じて
③ 対症療法：必要に応じてマレイン酸クロルフェニラミン（ポララミン®注）やコハク酸ヒドロコルチゾン（ソル・コーテフ®）
④ 症状の改善がみられなければ，アドレナリン0.1％液（ボスミン®）0.2～0.5 mgを皮下注

2 中等症・重症

・中等症：血圧低下を認めるが意識障害なし．あるいは軽度の気道閉塞症状 ➡ ⓔ
・重症：意識低下・喪失と高度の気道閉塞を伴う ➡ ⓕ

＜中等症～重症患者への対応＞
① まずはアドレナリンを！
　アドレナリン0.1％（ボスミン®）0.2～1.0 mgを皮下注あるいは筋注．静注の場合は，アドレナリン（ボスミン®）0.25 mgの10倍希釈をゆっくり静注．効果不十分な場合は，5～15分ごとに追加投与 ➡ ⓖ
② 輸液投与：乳酸化リンゲル液などで静脈ルート確保
③ 酸素投与および気道確保：まずは高濃度（60％以上）の酸素投与を．不十分であれば気管挿管を行い，100％酸素での人工呼吸に切り替える．喉頭浮腫が強く，挿管困難な時は輪状甲状切開を行う．気道の攣縮がある場合はアミノフィリン（ネオフィリン®）を5 mg/kg静注する
④ 循環管理：必要に応じてドパミン投与を行う
⑤ ステロイド投与：コハク酸ヒドロコルチゾン（ソル・コーテフ®）100～200 mgを4～6時間ごとに静注 ➡ ⓗ

ⓓ 症状の目安：局所の疼痛，熱感，悪心，嘔吐，くしゃみ，掻痒感，じんましんなど．

ⓔ 症状の目安：血圧70～80 mmHg，顔面蒼白，発汗，強い嘔吐，呼吸困難，喘鳴など．

ⓕ 症状の目安：脈拍微弱，血圧測定不能，不整脈（発作性頻拍など），痙攣，高度の喘鳴，泡沫状の喀出痰，さらに進行すればチアノーゼ，心肺停止も．

ⓖ β遮断薬内服中の患者では，アドレナリンの効果が減弱することが知られており，グルカゴンを用いることがある．

ⓗ ステロイドは一般的に投与後2時間程で十分な血中濃度に達する．即効性を期待するものではないことに注意．

表1 重症度のまとめ

	血圧低下	意識障害	気道閉塞症状	症状の程度
軽症	（−）	（−）	（−）	軽度
中等症	（＋）	（−）	（＋−）	中等度
重症	（＋）	（＋）	（＋）	重度

（文献2より改変）

⑥ 抗ヒスタミン薬投与：マレイン酸クロルフェニラミン（ポララミン注®）2.5～5 mg静注

◆4．現在行われている皮膚反応試験

1 抗菌薬の皮膚反応試験

病歴からアレルギーが疑われる患者においては，即時型アレルギーの有無を調べる方法としてプリックテストと皮内反応の有用性が認められる．→ ⓘ

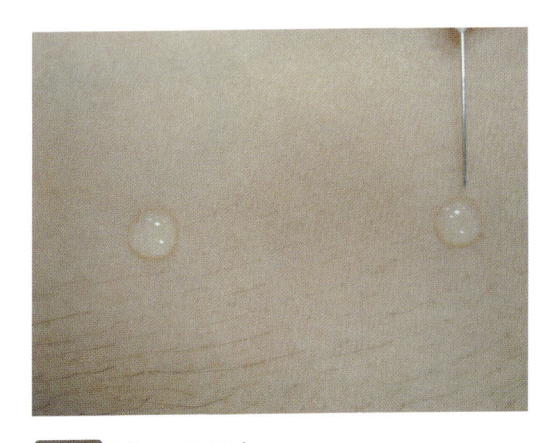

1）プリックテスト

当該薬剤の0.16％溶液をアルコール綿で清拭，乾燥させた患者の前腕屈側の皮膚に1適滴下する（図1）．27 G程度の注射針で適下部分を出血しない程度に穿刺し，1～2分後，適下液をガーゼで軽く押さえて吸い取る．対照として，生食を用い同じ腕の薬剤滴下部より十分離れた位置に同様の方法でプリックテストを実施する．

・陽性：膨疹径が4 mm以上あるいは対照の2倍以上，または発赤径が15 mm以上
・陰性：膨疹，発赤があっても対照と差のないものは陰性

2）皮内反応試験

ツベルクリン注射器に皮内針をつけ，当該薬剤の希釈液を0.02 mL皮内へ注射する．正しく皮内に入ると直径4～5 mmの膨疹ができる（図2）．15分後に判定を行う（表2）．

皮膚反応試験が陽性の場合には，投与を行わない．→ ⓘ

2 小児における予防接種前の皮内反応試験

米国では，卵アレルギーを有する小児の麻疹含有ワクチン接種でもアナフィラキシーのリスクは少なく，皮内反応はワクチンに対するアレルギー反応を予測できないため，不要としている．

ⓘ プリックテストは用いる薬剤量が少ないため，先に行った方が安全である．

ⓘ 皮膚反応試験陰性であっても，アナフィラキシー発現の可能性はあるので，投与の際は注意する．

図1 プリックテスト

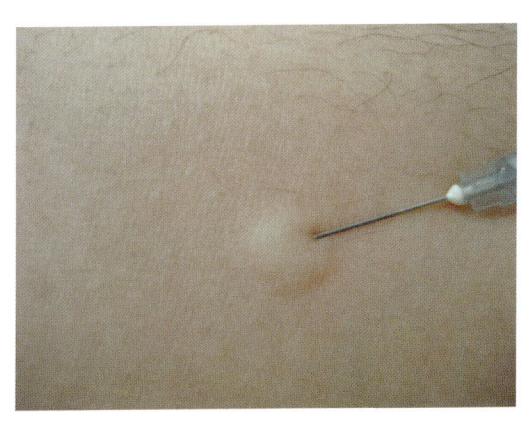

図2 皮内反応試験

表2 皮内反応試験の判定

判定	径（縦軸・横軸の平均）mm	
	膨疹	発赤
陰性（－）	0〜5	0〜9
疑陽性（＋－）	6〜8	10〜19
陽性（＋）	9〜15	20〜39
強陽性（2＋）	16以上	40以上

膨疹9 mm以上，発赤20 mm以上のいずれかを満足すれば陽性
ただし，膨疹9 mm近くでも発赤を伴わない場合は陰性

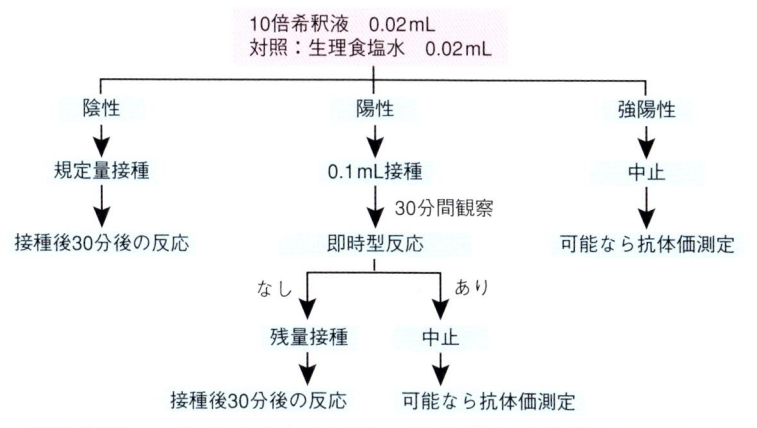

（文献1より改変）

図3 ワクチン液による皮内反応を行う場合
BCGワクチンには適用しない（文献3より引用）

10倍希釈液 0.02 mL
対照：生理食塩水 0.02 mL

陰性 → 規定量接種 → 接種後30分後の反応
陽性 → 0.1 mL接種 → 30分間観察 → 即時型反応
　なし → 残量接種 → 接種後30分後の反応
　あり → 中止 → 可能なら抗体価測定
強陽性 → 中止 → 可能なら抗体価測定

〈判定基準〉
陰　性：膨疹 8 mm以下　　発赤 19 mm以下または膨疹，発赤が対照と変わらない
陽　性：膨疹 9〜14 mm以下　発赤 20〜39 mm
強陽性：膨疹 15 mm以上　　発赤 40 mm以上

しかし，日本では副反応に対する関心は高く，卵摂取後のアナフィラキシーの既往のある児や卵白RASTスコア6で，接種医や保護者が接種後のアナフィラキシー反応を懸念している場合，現時点では事前に予測できる有用な方法がないため，接種ワクチンによる皮内反応試験が行われている（図3）．

＜文献＞

1）「抗菌薬投与に関連するアナフィラキシー対策のガイドライン（2004年版）」，社団法人日本化学療法学会臨床試験委員会皮内反応検討特別部会
2）岡田賢司：アレルギーの体質があるとき，予防接種はどうするか．母子保健情報，57：64-67，2008
3）厚生労働省予防接種研究班（ハイリスク児）：日本小児アレルギー学会誌，17：103-114，2003
・社団法人日本化学療法学会臨床試験委員会皮内反応検討特別部会報告書．日本化学療法学会雑誌，51（8）：497-506，2003
・遠城寺宗徳 他：皮内反応の判定時間，注射部位，注射量について．アレルギー，11：297-298，1962

第2章 治療マネジメントの実際とコツ

02 ショック時の全身管理

越後谷良介

> ショックは緊急の対応が必要となる病態であり，一歩間違えば死に直結する可能性がある病態でもある．早期にショックを把握し適切な対応をとることが必要である．

1. ショックの認知

ショックとは，不適切な組織循環動態もしくは不適切な組織の酸素化とされる．決して血圧が下がることではないことに注意する（→ⓐ）．ショックは五感を用いて早期認知しなければならない．代表的なショックの徴候は，頭文字をとって5Pと表現されることもある．

〈ショックの5P〉
- 皮膚・顔面蒼白　　　　pallor
- 肉体的・精神的虚脱　　prostration
- 発汗・冷汗　　　　　　perspiration
- 脈拍微弱　　　　　　　palselessness
- 不十分な呼吸　　　　　pulmonary insufficiency

バイタルサインに加えて，このような所見を迅速にそして的確に評価しショックを早期に認知することが重要である．ショックの症状は**表1**を参照のこと．

表1　ショックの徴候

早期徴候	晩期徴候
頻呼吸	意識レベル低下
頻脈	中枢性チアノーゼ
CRT遅延（2秒以上）	血圧低下
蒼白，皮膚湿潤	徐脈
脈圧狭小化	
乏尿	
乳酸アシドーシス	

CRT : capillary refilling time（毛細血管再充満時間）　→ⓑ

ⓐ 〈ショックと認知しにくい状況〉
- 普段の血圧が高い場合
  通常の収縮期血圧より30mmHg以上の低下があれば，ショックと判断する
- ショックの早期
  脈圧が小さくなり，頻脈となるが血圧低下までには至っていない
- β阻害薬などの内服歴
  早期徴候の頻脈が出現しにくい

ⓑ CRT：強く爪の部分を5秒間圧迫し離して，爪の下の色が戻るまでの時間を計測する．2秒以上かかれば異常で，ショックの徴候と判断する．ただし，年齢や外気温，薬剤などの影響を受けるので，ほかの所見とともに判断する．

2. ショックの分類

ショックはその原因から大きく4つに分類される（**表2**）．

表2　原因からみたショックの分類

循環血漿量減少性ショック hypovolemic shock	心原性ショック distributive shock	血管分布異常性ショック cardiogenic shock	閉塞性ショック obstructive shock
出血 重度脱水	心機能低下 頻脈性不整脈 徐脈性不整脈	敗血症 アナフィラキシー 神経原性 薬剤性	心タンポナーデ 肺塞栓症 緊張性気胸

　原因によって対処は異なってくる．もちろん初療時には原因がはっきりしないことあり，2つ以上の原因が重なっていることもあるが，原因検索は重要である．判明した原因に対する治療を継続して行っていく必要がある．→ⓒ

◆ 3．ショックの初期対応

　初期対応は原因に応じて行うべきではあるが，まずは救急のABCに沿って対応する．

A：airway（気道）

　まずは酸素投与を行う．ショックに陥っている場合には末梢組織への酸素供給が低下しており，酸素投与を行うことは適切であると考えられる．またショックによって意識レベルが低下している場合には，気道確保のための気管挿管が必要となる場合もある．外傷の場合は，頸部保護も重要となるが，気道確保が最優先事項である（p82参照）．

B：breathing（呼吸）

　基本的に全例酸素投与を行う．呼吸数およびSpO₂値の測定を行う（→ⓓ）．ショックに呼吸不全を合併している場合には，NPPV（p211）や気管挿管による人工呼吸器管理（p84）が必要となることがある．

C：circulation（循環）

　ショックはCの異常である．もちろん緊張性気胸や肺塞栓症といったBとCの異常を認める場合もある．ただちに末梢血管確保を行い，循環動態の安定を図りつつショックの原因検索を行う．また，一般採血に加え緊急手術や輸血に備えて，感染症や血液型の検査を提出することも考慮する．

　初期の対応として行うべきものをまとめた語呂（「さるも聴診器！」）もある[2]．

さ	酸素投与
る	ルート（静脈路）確保
も	モニター（心電図，SpO₂）
聴	超音波（エコー）
診	心電図（12誘導）
器	胸部X線（外傷なら骨盤X線も）

ⓒ 救急外来におけるショック患者の原因検索において，正確な診断が下せるのは25％程度であるという報告もある[1]．

ⓓ SpO₂の注意点
以下の場合は測定値の信憑性が低くなる．
・末梢冷感が強い
・低血圧
・低体温
・爪の汚れ（マニキュアなど）
・一酸化炭素中毒

◆4. 原因検索の鍵

　問診や身体所見など，いずれの情報収集に関しても短時間で行わなければならない．各ポイントを下記に示す．

1 問診

　主訴および来院理由をしっかりと聴取することで原因検索の一助となることが多い．本人から聞き出すことが困難であれば家族や付き添いの方から聴取する．既往歴や内服薬，アレルギーの有無なども聴取することが望ましい．

> ・来院のきっかけとなった症状（主訴と同一のことが多い）
> ・症状の持続時間
> ・症状の変化（例えば疼痛なら，痛みの場所・性質・緩解増悪因子など）
> ・免疫抑制状態の有無（高齢，糖尿病，ステロイド内服中，化学療法中，HIV）

2 身体所見

1) バイタルサインに着目する

　特に心拍数と呼吸数には注意を払う．頻脈はショックの早期に認められることが多い（→ⓔ）．早期敗血症の唯一の症状が頻呼吸ということもある．また前述の通り，血圧低下はショックにおける末期の所見である．

ⓔ ただし心原性ショックの場合は徐脈のこともありうる．

2) 頸静脈に着目する

　ショックは中心静脈圧（CVP：central venous pressure）（p43）の高低でみると原因検索を行いやすい（図1）．中心静脈圧を簡単に推定する方法として，頸静脈に着目する方法がある．頸静脈から具体的なCVP値を推定する方法に関しては，文献3に譲る．

　ポイントは以下の通りである[4]．

> ・臥位で頸静脈が虚脱していれば循環血漿量減少
> ・坐位で頸静脈が怒脹していれば溢水状態

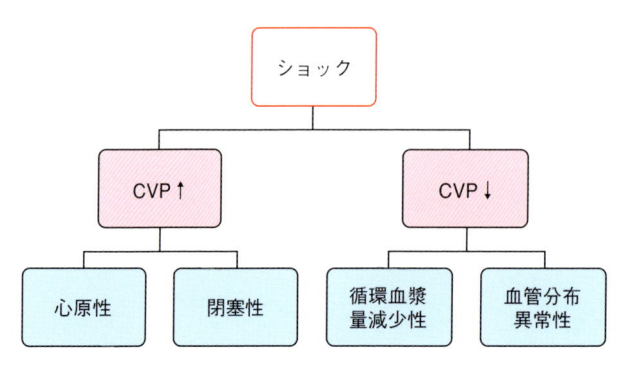

```
              ショック
              ／    ＼
          CVP↑      CVP↓
         ／  ＼     ／  ＼
      心原性 閉塞性 循環血漿 血管分布
                   量減少性 異常性
```

図1 ショックにおけるCVPでの分類

CVPの状態を評価することでショックの原因検索を進めることができる．

3 検査所見

1) 乳酸に注目する（特に敗血症性ショックの時）

多くの検体検査所見はショックの診断には役に立たない．しかし乳酸値は組織循環（嫌気性代謝）を反映するとされており，経時的にフォローしていくことで治療効果の判定にも役に立つ[5]．4mmol/Lをカットオフとすることが多い[6]（下記のコラムも参照のこと）．

2) 超音波を利用する

ショックの評価および原因検索として，非侵襲的で簡易的な検査としては超音波検査がある．以下にRUSH examというショックにおける超音波利用法について述べる（→❶）．評価する項目は以下の3つに分類される．

① Pump　心臓の状態，すなわち正常に動いているかどうか
② Tank　血管内容量の評価
③ Pipes　血管自体の評価（血管が裂けたり破けたりしていないか）

① Pump

観察する部分は図2（Pump）の通り．A～Cで簡単な心機能の評価を行う．

② Tank

観察する部分は図2（Tank）の通り．AでIVC（下大動脈圧）を評価，続いてFAST（focused assessment with sonography in trauma）を行い，前胸部で気胸の有無を検索する．

❶ RUSHは，rapid ultrasound in shock in the evaluation of the critically illの略である[7]．

乳酸と死亡率 の予備知識

乳酸値は体内における細胞の低酸素状態を反映しており，4mmol/Lを超えると死亡率が高くなるとされる．乳酸値が上昇する可能性がある病態を表3に挙げる．

表3　乳酸値が上昇する可能性がある病態

酸素供給の不足	酸素需要の増加	不十分な酸素の利用
脱水	高体温	SIRS
出血	シバリング	糖尿病
敗血症性ショック	痙攣	TPN
重度貧血		ビタミンB_1欠乏症
低体温		HIV感染症
一酸化炭素中毒		薬剤（メトホルミン，サリチル酸，抗ウイルス薬，イソニアジド，プロポフォール，シアン化物）
外傷		

SIRS：systemic inflammatory response syndrome，TPN：total parenternal nutrition

③ Pipes

観察する部分は**図2**（Pipes）の通り．A〜Dの4カ所で大動脈を評価し，大動脈解離や大動脈瘤を検索する．またEとFで肺塞栓症の原因となるDVT（深部静脈血栓症）の検索を行う．

各ショックと観察される所見については**表4**を参照のこと．

図2 RUSH exam
（文献8より引用）

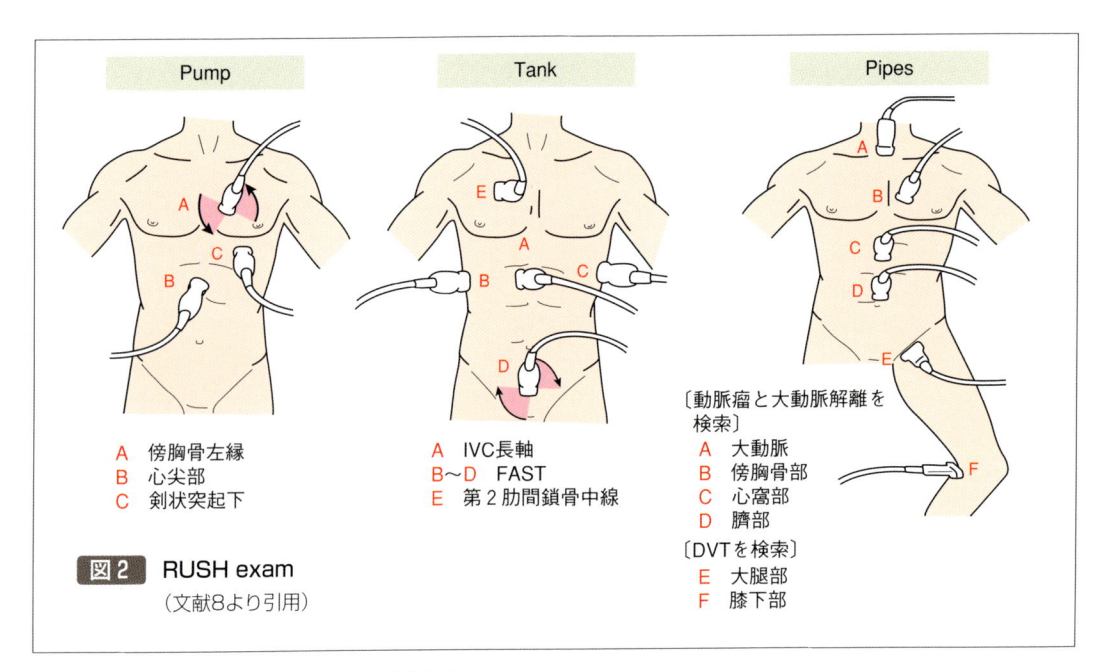

Pump
A 傍胸骨左縁
B 心尖部
C 剣状突起下

Tank
A IVC長軸
B〜D FAST
E 第2肋間鎖骨中線

Pipes
〔動脈瘤と大動脈解離を検索〕
A 大動脈
B 傍胸骨部
C 心窩部
D 臍部
〔DVTを検索〕
E 大腿部
F 膝下部

表4 各ショックの超音波所見

RUSH評価	循環血漿量減少性ショック	心原性ショック	閉塞性ショック	血管分布異常性ショック
Pump ポンプ機能	過収縮 心腔縮小	過収縮 心腔拡大	過収縮 心嚢液 心タンポナーデ 右室拡張	過収縮（早期）収縮低下（晩期）
Tank 血管内容量	IVC虚脱 JV怒張なし 腹水 胸水	IVC拡張 JV怒張あり 肺水疱音 胸水 腹水	IVC拡張 JV怒張あり 胸膜スライドなし	ICV正常（早期）腹水 胸水
Pipes 血管の異常	腹部大動脈瘤 大動脈解離	正常	DVT	正常

IVC：下大静脈，JV：頸静脈，DVT：深部静脈血栓症
（文献8より引用）

FAST の予備知識

focused assessment with sonography in traumaの略．外傷におけるショックの原因検索で行われる超音波手技．心窩部，モリソン窩，脾臓周囲，直腸膀胱窩に液体貯留があるかどうかを判断する．短時間，そして繰り返し評価することが重要である（p48参照）．

5. 各ショックに対する対応

治療の概略については**表5**を参照のこと．要点を下記に述べる．

1 循環血液減少性ショック

輸液負荷を行い循環動態の安定化を図る．出血が原因の場合には同時に出血原の検索を行い，続いて止血術を行う．出血量が多い場合には輸血が必要となることもある．

2 心原性ショック

- 心機能低下の原因が虚血によるものであれば早期のインターベンション（PCIやCABGなど）が必要となる．早期に心電図を記録し虚血の評価を行う
- **不整脈**でショックに陥っている場合には，頻脈性不整脈の多くの場合でカルディオバージョン，徐脈性不整脈の場合にはペーシングの適応となる．最近は除細動器に体外式ペーシング機能が付いている機種も多い．一度，自分達の施設に設置されている除細動器の使い方を，ペーシングの設定の仕方も含めて見直しておくことが望ましい

3 血管分布異常性ショック

- 敗血症が原因の場合には，EGDT（early goal-directed therapy）に準じて治療を行う（p47を参照）．起炎菌同定のため血液培養を2セット採取したうえで，早期の抗菌薬投与を行う
- アナフィラキシーショックに対しては，アレルゲンの除去とともにアドレナリン投与が重要である（→❾）．もちろんサードスペースに漏れた分の循環血漿量を補うために輸液負荷は必要である

4 閉塞性ショック

- 心タンポナーデに対しては心囊穿刺および心囊ドレナージを行う（p138）．想定される病態としては，外傷による鈍的心外傷・大動脈解離による血液貯留・癌性心囊液などが挙げられる．心

❾ アドレナリン投与方法の一例：アドレナリン（ボスミン®）1Aをツベルクリン時に使用する1mLシリンジで吸い，0.3mL（アドレナリン3mg）を筋注する．高齢者で虚血性心疾患のリスクが高い場合には0.1mL（1mg）ずつ筋注する．

表5 ショックの治療

ショックの種類	中心静脈圧	原因	初期治療
循環血液減少性ショック	↓	出血	輸液，輸血，止血術
		脱水	輸液
心原性ショック	↑	心機能低下	薬物，PCIなどのインターベンション
		不整脈	不整脈の治療（薬物・除細動・ペーシング）
血管分布異常性ショック	↓	敗血症	輸液，抗菌薬，昇圧薬
		アナフィラキシー	輸液，昇圧薬
閉塞性ショック	↑	心タンポナーデ	心囊穿刺，心囊ドレナージ
		肺塞栓症	血栓溶解療法，血栓除去術
		緊張性気胸	緊急脱気，胸腔ドレナージ

囊液の貯留速度が速いほど，少ない量の液体貯留でショックになりやすい．また病状が悪化してから心停止に至るまでの時間が非常に短い場合もあり細心の注意が必要である
- **肺塞栓症**は診断に難渋する疾患の1つである．リスク分類やクライテリアがいくつも発表されているがどれも決め手に欠ける．最も有用とされているWellsクライテリアを示す（→ h）．診断がつき次第，血栓溶解療法もしくは血栓除去術を施行する
- **緊張性気胸**は，診断と治療が即座に行わなければならない．頸静脈怒張，気管偏位，皮下気腫，胸部打診での患側鼓音，患側での呼吸音低下などで総合的，そして迅速に診断を下す．緊急脱気として18G針を第2もしくは3肋間鎖骨中線上に刺す．続いて胸腔ドレーンを挿入する（p16）．外傷や人工呼吸器管理中などに認められる

h 肺塞栓症におけるWellsクライテリア[8]

- 下肢の浮腫と深部静脈の圧痛　3.0点
- 他の診断が見当たらない　3.0点
- 頻脈>100/分　1.5点
- 固定または外科手術（4週間以内に）　1.5点
- 肺塞栓症や深部静脈血栓症の既往　1.5点
- 喀血　1.0点
- 担癌患者　1.0点

◇低危険群（≦2点）　3.6%
◇中等度危険群（3〜6点）　20.5%
◇高危険群（>6点）　66.7%

<文献>

- Glenn, C. Hamilton, et al. "Emergency Medicine：An approach to clinical problem-solving. 2nd", pp60-74, SAUNDERS, 2003
1) Moore, C.L. et al. : Determination of left ventricular function by emergency physician echocardiography of hypotensive patients. Acad. Emerg. Med., 9：186-193, 2002
2) 『ERの裏技　極上救急のレシピ集』林寛之 著，CBR，2009
3) 『みてわかる臨床力アップシリーズ　診察・検査』（名郷直樹 監修），羊土社，p31，2007
4) Ajeet, G. et al. : Usefulness of the external jugular vein examination in detecting abnormal central venous pressure in critically ill patients. Arch. Intern. Med.,166：2132-2137, 2006
5) Nguyen, H.B. et al. : Early lactate clearance is associated with improved outcome in severe sepsis and septic shock. Crit. Care Med., 32：1637-1642, 2004
6) Shapiro, N. et al. : Serum Lactate as a predictor of mortality in emergency department patients with infection. Ann. Emerg. Med., 45：524-528, 2005
7) Perera, P. et al. : The RUSH Exam: Rapid ultrasound in shock in the evaluation of the critically Ill. Emerg. Med. Clin. North Am., 28：29-56, 2010
8) Chunilal, S. D. et al. : Does this patient have pulmonary embolism? JAMA, 290：2849-2858, 2003

第2章 治療マネジメントの実際とコツ

03 輸液・輸注

吉田 徹，若竹春明，柴垣有吾

輸液療法を行うための基本的認識として，まず輸液が必要な状況かを見極め，不適切な輸液は行わないようにすることが大切である．病態に合致した輸液を行わなければ，患者の恒常性は維持されず，その結果として不適切な循環動態や電解質異常を招くことになることを理解する．そして，適宜患者の状態を診て，輸液治療の方向修正を行わなければならない．
また，輸液療法における基本的生理学的知識として，
① ヒトの総体液量は体重の約60％である
② 細胞内液（intracellular fluid：ICF）は体重の40％を占める
③ 細胞外液（extracellular fluid：ECF）は20％を占める
④ 細胞外液は，さらに血管内（血漿）：血管外（間質液）で1：3に分かれる
⑤ 年齢により，総体液量の占める割合は変化する
を念頭においておく（**図1**）．

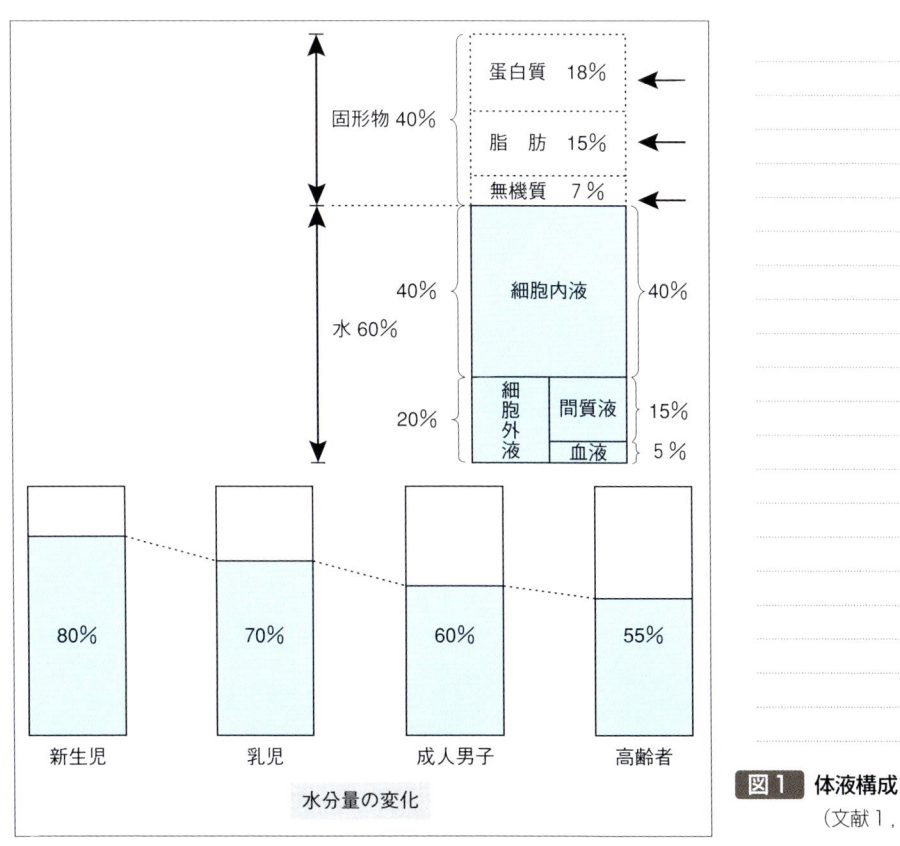

図1 体液構成
（文献1，p16より引用）

◆1.脱水の分類

脱水は,細胞外液量,細胞内液量,あるいは両方の減少により発生する.

・高張性脱水（水欠乏性脱水）：低張液の喪失により細胞外液が高張となる脱水を示し,通常高Na血症となりやすい.さらに,細胞内から細胞外への水のシフトにより,細胞内液量の減少がより顕著となってくる. ➡ⓐ

・低張性脱水（Na欠乏性脱水）：正味として高張液が喪失することにより,細胞外液が低張となる脱水症で,通常は低Na血症となりやすい.水の細胞外から細胞内へのシフトによって,細胞外液量の減少がより顕著となることが特徴である. ➡ⓑ

上記の特徴により,同じ量の体液の喪失でも高張性脱水は細胞内液の減少の方が顕著なため,循環動態が保たれやすく口渇感や中枢神経症状が目立つ.これに対して,低張性脱水では細胞外液の減少による循環動態の虚脱が主要な所見となりやすい（図2）.

ⓐ 高張性脱水：水分摂取不良など十分な水分補給ができない場合などに多い.

ⓑ 低張性脱水：利尿薬投与,大量の下痢や熱傷など体液の喪失によって生じやすい.

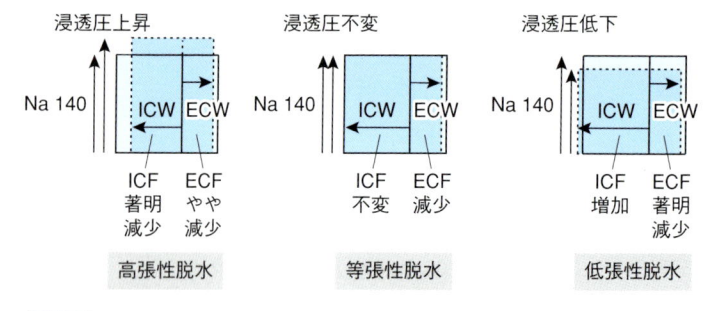

図2 脱水の3つのタイプ
文献2（黒川 清：Short Seminars 水・電解質と酸塩基平衡,改訂第2版,p48,2004,南江堂）より許諾を得て改変し転載.ICF：細胞内液,ICW：細胞内自由水,ECF：細胞外液,ECW：細胞外自由水

◆2.投与輸液による体内分布の違い

脱水の種類を把握し,どこに対して効果的に輸液を行うかを考慮し,輸液選択を行う.

■1 生理食塩液

等張液である生理食塩液は,基本的に細胞外液の張度に変化を与えない.そのため,生理食塩液による輸液は細胞内外で水分の移動は起こさず,すべて細胞外にとどまるのが特徴となる.このことから,生理食塩液は細胞外液を補充する目的で使用され,輸液総量の約1/4が血管内にとどまる.

2 5％ブドウ糖液

5％ブドウ糖液の輸液は，投与しても輸液中のブドウ糖が速やかに代謝されることにより血清のブドウ糖濃度は変化しないため，free waterを輸液したのと同じ意味をもつことになる．血管内容量の増加は輸液投与量の1/12程度（60％の体液量のうち，血管内に5％がとどまる）となるが，これは投与した水分が細胞内，細胞外ともに均等に分布することによる．

3 維持輸液：ソリタT3号，ソルデム3Aなど

生理食塩液と5％ブドウ糖液の中間を保つ輸液である．成分による体内分布の違いの他に，Kを含有しているか，乳酸か酢酸が入っているかなどによりそれぞれ特徴をもつ．

4 アルブミン液，血漿製剤

アルブミンや血漿製剤は通常は血管壁を通過しないことから，血管内にとどまり血管内容量の維持に働く．

これらの輸液製剤の特徴を図3にまとめる．

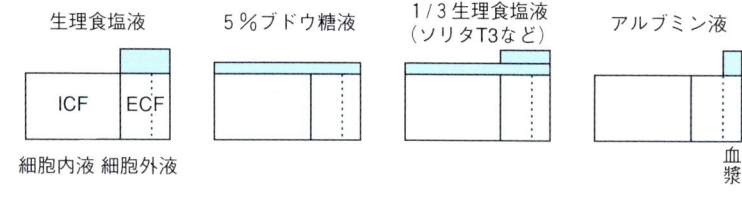

図3 輸液種類による体内分布の違い
文献2（p50，図7-2）より引用

◆ 3．輸液療法の実際

輸液療法は，体液・電解質の是正，栄養状態の改善・維持を目的とした治療方法である．施行時は常にin out balanceをチェックし調節が必要であることを念頭に置く．

1 輸液の適応・目的

輸液療法施行の適応・目的は大きくは以下の3つに分類される．

> ① 循環血漿量確保に伴う循環動態の維持（細胞外液量の維持）
> ② Naなどの電解質異常の補正（細胞内液量の維持）
> ③ 経口もしくは経腸摂取低下や体液喪失分の補正（維持輸液）

表1に，輸液の選択の際に考慮すべき点をあげる．

2 脱水の評価

輸液療法施行において，脱水を評価することが重要である．最も鋭敏な指標は体重であるので，可能な限り体重測定を行う．また，その他にも表2に示すような所見が脱水の指標となる．

表1　輸液の分類（栄養輸液を除く）

	是正輸液 現時点で不足している体液欠乏の補充		維持輸液 今後欠乏が予測される体液喪失の予防的補充
目的	循環動態の維持	Na濃度異常の是正	経口摂取不足の補填
補充する体液の種類	細胞外液	細胞内液	喪失する体液
英語表現	volume depletion	dehydration	ongoing fluid loss
具体例	低血圧・ショック	高ナトリウム血症	生理的喪失・下痢・浸透圧利尿・火傷
適切な輸液	等張液（生理食塩液など）	5％ブドウ糖液	さまざま

（文献3, p1443, 表2より改変して転載）

表2　体液量減少（volume depletion）の身体・検査所見

	脱水の指標
身体所見	体重減少，腋窩乾燥，毛細血管（中指）再充満時間（＞4秒） 皮膚ツルゴール（前胸部）の低下，口腔粘膜乾燥，舌乾燥，眼球陥没
バイタルサイン	起立性低血圧（仰臥位→立位で，ΔHR＞30/分↑，ΔSBP＞20mmHg↓，めまいなどの症状出現），頻脈（＞100/分），血圧低下（＜80mmHg SBP）
循環モニタリング	CVP＜5cmH₂O，IVC径 呼吸性変動あり虚脱（collapse） 動脈圧モニターにて呼気時の動脈圧ベースから，＞5mmHg↓
検査所見	尿Cl低下（＜20mEq/L），FENa＜1％，FEUN＜35％ 相対的な血液Ht，Alb，BUN，浸透圧の増加，BUN/Cr＞20，尿浸透圧＞500mOsm/L，尿比重＞1.020

（文献3, p1448, 表7より改変して転載）
※赤字は客観的指標として使われやすいデータ．複数の所見が存在することが必要
※体重測定は，朝食前などの一定の時間での測定が重要
※起立性低血圧の指標となるΔHR↑は，感度・特異度95％と高値．ただし，循環血液量減少以外に，心原性や自律神経失調，α遮断薬でも発生する可能性がある
※FEUNはfraction excretion of urea nitrogenのこと
　FEUN＝尿UN/血清BUN÷尿Cr/血清Cr×100
　FENaは，利尿薬などの使用下では体液量減少でも高値となりうる
　FEUNは，利尿薬による影響が少ないのが利点である

3 投与量の目安

実際の輸液の投与量の目安は以下のように算出される．

輸液総量＝是正輸液量＋維持輸液量
　　　　＝是正輸液量×安全係数（0.5〜0.65）＋維持輸液量：
　　　　　1,500〜2,000 mLもしくは2,000 mL＋（体重kg－60 kg）×25 mL

1）是正輸液

欠乏している体液，電解質を補充する輸液のこと．病態により主に欠乏している体液の部分を推定し，その部位に分布するような輸液の選択を行う．

原則として，低張性脱水症など細胞外液補充がメインとなる病態には等張液（生理食塩液），高張性脱水症など細胞内液補充がメインとなる病態には自由水（5％ブドウ糖液）を使用する．体重測定が可能であれば，以下の式で欠乏量を概算し投与する．

健常時の体重－現在の体重≒欠乏量（L） ➡ⓒ

もし体重測定が困難であれば，図4のようなプロトコールに則り輸液量を考慮するとよい．

ⓒ 身体所見からの推定
　口渇のみ→体重の2％：軽症
　高度口渇や乏尿→体重の5％：中等度
　脱力，精神症状→体重の7～10％：重症

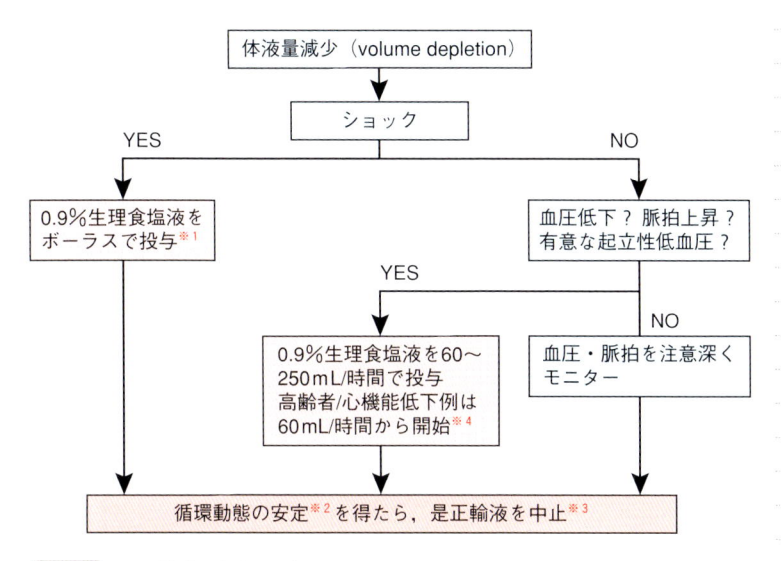

図4 是正輸液の投与方法

※1 約15分～30分以内に1～2L投与が目安
※2 循環動態の安定化は，血圧や脈拍の安定化や，尿量維持（0.5 mL/kg/時間以上），CVP 10 cmH$_2$O（8 mmHg）などを目安とする
※3 中止後に循環動態の再悪化を起こす可能性があり，注意深いモニタリングが必要である．また，是正輸液の段階的な減量も1つの方法である
※4 心機能低下例では維持輸液の細胞外液分布分も入れて考える必要がある
（文献3，p1449，図2より改変して転載）

2）維持輸液

維持輸液は，水・電解質の代謝維持と栄養の維持・改善のための輸液であり，生理的体液喪失分の補正を主に考える．1日量は，3号液で1,500～2,000 mLが適当とされる．ただし，重症疾患や周術期などの高度ストレス環境下などADH分泌が促進される状況では低張液投与に低Na血漿をきたす可能性があり，この場合には等張液が適切となる（表3）．

また，嘔吐，下痢をはじめとした非生理的な体液喪失を認める際には，その喪失体液の組成と量を参考に輸液組成・量を考慮する（表4）．

表3 維持輸液の水分量

<生理的な体液喪失から考えた維持輸液の水分量>

体液喪失の場所	量	根拠
腎	約500mL	尿中に排泄する溶質 600mOsm 尿の最大濃縮力 1,200mOsm/L 1日に最低必要な尿量 600÷1,200＝0.5L
腸管	約100mL	経験則（普通便の場合）
皮膚	約1,000mL	経験則（約15mL/kg体重）
呼気−代謝水	約0mL	栄養代謝によって生まれる水分量と呼気中に蒸散される水分量はほぼ同じと考えてよい
合計	1,500〜2,000mL	2,000mL＋（体重kg−60）×25mL

<維持輸液の量と組成の目安>

量	絶飲食の場合	1,500〜2,000mL または2,000mL＋（体重kg−60kg）×25mL
	摂取量半減の場合	上記の半分程度
組成	非ストレス下	3号液（1/3等張程度）
	ストレス下（ADH過剰状態[※1]）	等張液（最低でも3/5等張＝1号液）

※1：ADH過剰を示唆する目安としては
　　① 尿Na＋K濃度が高い（＞75mEq/L），② 低ナトリウム血症の存在
※2：喪失体液として病的喪失（**表4**）がある場合は，その量や組成を適宜上記に加える必要がある
（文献2，p1445，表4（上）／p1449，表8（下）より引用）

表4 主な体液の組成（mEq/L）

	Na	K	Cl	HCO_3^-
血漿	140	4	100	24
胃液	60	10	80	0
胆汁	150	5	100	45
膵液	140	4.5	80	90
小腸液	110	5	100	50
大腸液	130	10	120	30
不感蒸散	0	0	0	0
軽度の発汗	20	ND	20	ND
高度の発汗	40	ND	40	ND
フロセミドによる利尿	合わせて75程度		ND	ND

ND：no data
（文献3，p1446，表6より引用）

4. 敗血症における輸液療法（early gold direct therapy：EGDT）

重篤な臨床的侵襲が加わった際，全身性に拡がる炎症によって引き起こされる病態をSIRS（systemic inflammatory response syndrome）という．感染症に起因したSIRSが，敗血症（sepsis）である．SIRSの診断基準を右に示す．→ d

重症敗血症・敗血症性ショックに対するガイドラインである2008年度のSSCG（surviving sepsis campaign guidelines）改訂版[4]でEGDT（early goal directed therapy）は，敗血症性ショック初期におけるショック蘇生のプロトコールとして強く推奨されている．このプロトコールでは敗血症性ショック初期において十分な輸液が必要である．

EGDTの対象症例は，SIRSの診断基準を満たす低血圧（収縮期血圧90 mmHg以下もしくは平均動脈圧60 mmHg以下）や乳酸値4 mmol以上の末梢循環不全を伴う場合である．このような症例では，以下を目標として大量輸液療法を基本とした蘇生処置を6時間以内に行う必要がある．→ e

これに基づいたプロトコールを図5に示す．

d SIRSの診断基準

原因によらず，以下のうち2項目以上を満たす
① 体温＞38℃もしくは＜35℃
② 脈拍＞90回/分
③ 呼吸数＞20回/分もしくはPaCO$_2$＜32 mmHg
④ 白血球数＞12,000/mLもしくは＜4,000/mLもしくは桿状核球＞10%

e EGDTで達成する必要のある目標を以下に列挙する．
① 中心静脈圧（CVP）8〜12 mmHg
② 平均動脈圧（MAP）≧65 mmHg
③ 尿量≧0.5 mL/kg/時間
④ 中心静脈血酸素飽和度（ScvO$_2$）≧70%，もしくは混合静脈血酸素飽和度≧65%

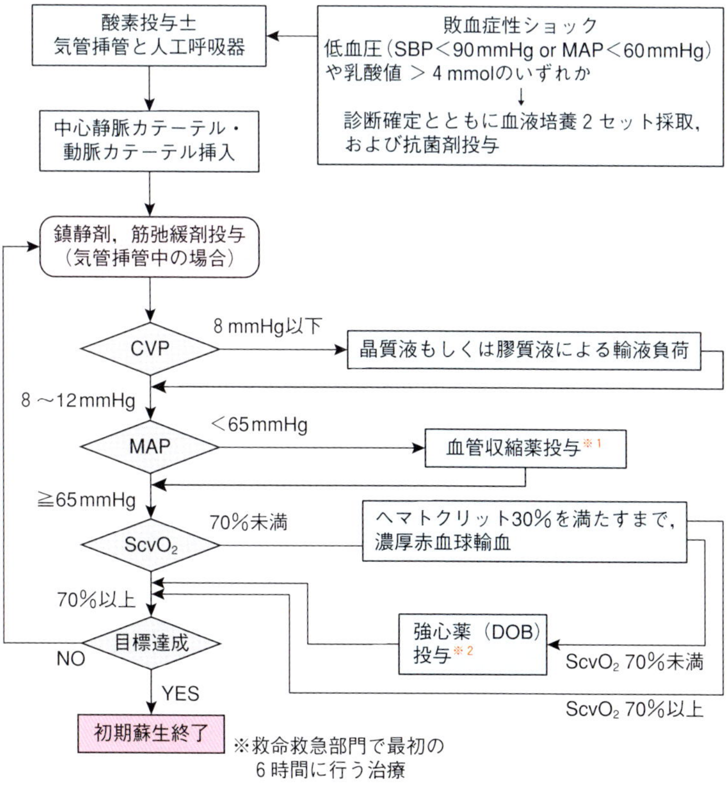

※1：ノルアドレナリン 0.1〜1.0 μg/kg/分投与
※2：DOA or DOBを使用
（※1，2は聖マリアンナ医科大学病院救命救急センターでの対応）

図5 EGDTアルゴリズム（文献5より引用）

◆5. 外傷症例での輸液療法

　外傷におけるショックの最大の原因は出血である．外傷の初期診療では，プライマリサーベイとしてバイタルサインの評価，活動性出血と体幹の出血源として胸腔・腹腔・後腹膜腔の検索が重要であり，その手段として胸部・骨盤のX線とFASTが大切である．出血性ショックと判断された場合，直ちに初期輸液療法として急速輸液を行う．このときは，原則として等張電解質輸液を用いる．1時間に1～2Lの輸液を投与してもバイタルサインが不安定なときには，nonresponderと判定し，部位に応じて緊急止血術を選択し，輸血も考慮する[6]．一方，状態が安定したならば，その後腹部CTや血管造影を元に臓器損傷の評価を行い，治療方針を決定する．

＜文献＞

1) 飯野靖彦：『一目でわかる輸液　第2版』，メディカルサイエンスインターナショナル，2003
2) 黒川　清：『Short Seminars 水と電解質と酸塩基平衡―step by stepで考える―（改訂第2版）』，南江堂，2004
3) 特集 輸液の疑問に答えます（柴垣有吾 編），レジデントノート，9 (10)，羊土社，2008
4) Dellinger, R.P., Levy, M. M., Carlet, J. M. et al.：Surviving ssepsis campaign: international guidelines for management of severe sepsis and septic shock：2008. Crit. Care Med., 36：296-327, 2008
5) Rivers, E. et al.：Early goal-directed therapy in the treatment of severe sepsis and septic shock. New. Eng. J. Med., 345 (19)：1368-1377, 2001
6) 『改訂第3版　外傷初期診療ガイドライン　JATEC』（日本外傷学会・日本救急医学会 監修，外傷初期診療ガイドライン第3版委員会 編）へるす出版，2008

第2章 治療マネジメントの実際とコツ

04 酸素投与と用手換気
（ジャクソンリース回路を中心に）

石川淳哉

酸素投与や，気道管理に必要な器具は日常的に使用されているにもかかわらず，医学部の講義や臨床研修でもその仕組みや使い方をきちんと教えられることは少ない．医師は自分自身が正しく理解するだけではなく，コメディカルにもそれを伝えていかなければならない．

◆ 1. 酸素投与

酸素を投与する器具には大きく分けて2通りある．高流量システムと低流量システムである．**高流量システムは吸入酸素濃度（F_IO_2）を規定できるタイプであり，低流量システムは吸入酸素濃度が患者の呼吸状態（一回換気量や呼吸回数）に依存してしまい，その値を正確に規定できないタイプである．**

1 低流量システム

まず低流量システムについて考えてみる．ある患者の一回換気量が500 mL，呼吸数が毎分20回，吸気時間と呼気時間の比（IE比）が1：2であったとする．そうすると1秒間で500 mLの吸気を行っていることになる．次に単純フェイスマスクでこの患者に酸素を投与することを考える．通常は5～10 L/分の純酸素をマスクの中に送っていることが多いと思うが，ここでは6 L/分とする．1分間に6 Lであるから1秒間にマスクの中に流れ込む純酸素は100 mLである．この患者は1秒の吸気の間に100％酸素を100 mL吸うことができるが，残りの400 mLはマスクの外の空気を吸い込んでしまうことになる．単純フェイスマスクの側面には直径2 cmほどの穴が左右1つずつ開いているが，ここから400 mLの空気を吸い込んでしまうのである．この400 mLという値は患者の呼吸状態から導き出されたが，実際にはこれらのパラメーター（一回換気量やIE比）を測定することは不可能であるし，たとえ測定可能だとしてもマスクの中の酸素濃度は時間とともに変化するので吸入酸素濃度は1つの数字で表すことはできない（**図1**）．

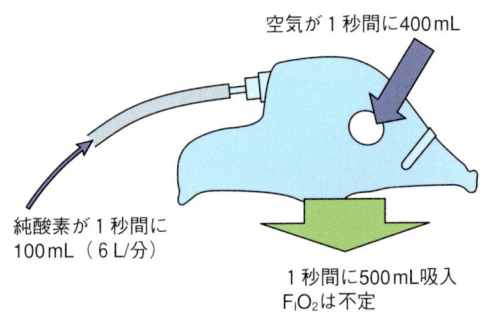

空気が1秒間に400mL

純酸素が1秒間に100mL（6L/分）

1秒間に500mL吸入
F_IO_2は不定

図1 低流量システム

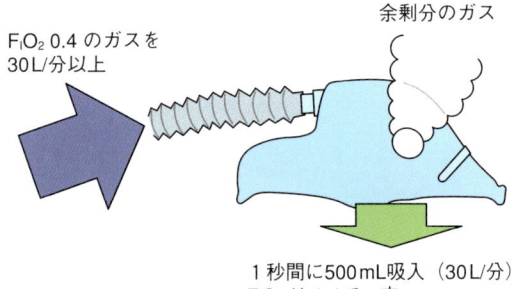

F_IO_2 0.4のガスを30L/分以上

余剰分のガス

1秒間に500mL吸入（30L/分）
F_IO_2 は0.4で一定

図2 高流量システム

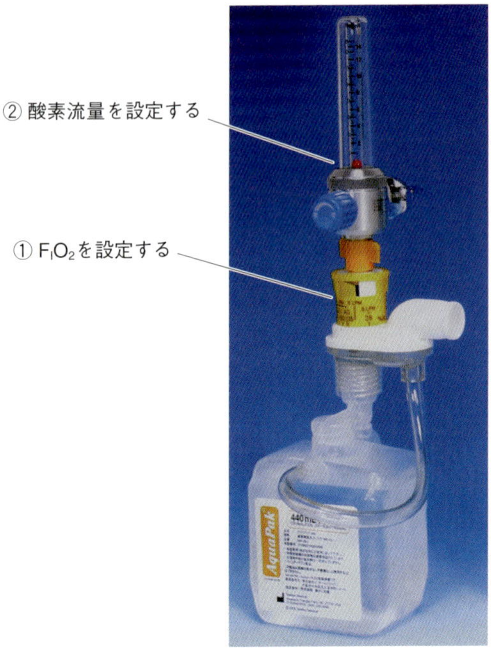

② 酸素流量を設定する

① F_IO_2を設定する

図3 アクアパックネブライザーシステム™
（株式会社インターメドジャパン）

2 高流量システム

　では吸入酸素濃度を規定するにはどうすればよいであろうか？前述の患者は1秒間に500mL吸っていたが，単位をL/分に直すと30L/分となる．したがって，この患者のF_IO_2を確実に0.4にしたかったらF_IO_2 0.4のガスを30L/分以上マスクの中に流せばよいことになる．そうすれば外から空気を吸わずに済むためF_IO_2は0.4となる．これが可能なのが高流量システムの酸素投与器具である（**図2**）．酸素源（壁の酸素配管）からの酸素に大気を混ぜて，希望するF_IO_2のガスを必要な流量で作成してくれる．具体的には次のような手順で設定する（**図3**）．

① ダイヤルを回して希望するF_IO_2を設定する．
② 酸素源から取り込む酸素の流量を設定する．
　　取り込む酸素流量は，必要なガス流量（上述の例では30L/分）とF_IO_2から，簡単な連立方程式を解くことによって導き出すこ

とができる．しかし臨床の場でいちいちそんなことはしていられないので，通常は本体の裏などについている表を参照すればよい（**表1**）．ただし1回は自分で連立方程式を解いてみることをお勧めする（**コラム1**）．→ⓐ

代表的な酸素投与器具を**表2，3**にまとめる．

ⓐ ところで患者の吸気流量はどうやって判断すればよいのだろうか？ 高流量システムの酸素投与器具は強力な加湿機能を備えているので，余ったガスがマスクの側面の穴から水蒸気と一緒に出ていくのが見えている．患者の吸気流量の方が供給するガスより多いと，吸気時に外の空気を吸い込んでしまうためこの水蒸気が消失する．従って，実際には少しずつ設定酸素流量を増やしていって，水蒸気が消えなくなるところで止めればよい（**図2**）．

表1　F_IO_2と酸素流量の関係

酸素流量 (L/分) \ 酸素濃度(%)	28	33	35	40	50	60	80	98
4	44	26	22	16	11	8	5	4
5	55	32	28	21	14	10	7	5
6	66	39	33	25	16	12	8	6
7	77	45	39	29	19	14	9	7
8	88	52	45	33	22	16	11	8
9	99	58	50	37	24	18	12	9
⑩	110	65	56	㊶	27	20	13	10
11	121	71	61	45	30	22	15	11
12	132	78	67	49	32	24	16	12

表の中の数字は供給されるガスの総流量（L/分）

表2　低流量システム

低流量システム（F_IO_2は不定）	酸素流量	F_IO_2の目安
鼻カニューラ	1～4 L/分	0.24～0.36
単純フェイスマスク	5＊～10 L/分	0.35～0.60
リザーバー付き酸素マスク	10～15 L/分	0.95～1.0

＊単純フェイスマスクで酸素流量を5 L/分以下にすると炭酸ガスを再呼吸してしまう

表3　高流量システム

高流量システム（F_IO_2が規定できる）	
ベンチュリーマスク（図4）	移動中も使用できるが加湿が不十分
インスピロンネブライザー™	移動中は使用できないが，加湿機能はよい
アクアパックネブライザーシステム™（図3）	空気を取り込む音がうるさい

コラム1

F_IO_2 0.4のガスを，少し余裕をもって40 L/分流すために必要な純酸素の設定流量を計算してみよう．
求める純酸素流量を x（L/分）
周囲から引き込む空気の流量を y（L/分）とする．
ガス流量の関係から　x ＋ y ＝ 40
酸素量の関係から　　1.0 x ＋ 0.21y ＝ 0.40 (x ＋ y)
この連立方程式を解くと，
x ＝ 9.6 L/分，（y ＝ 30.4 L/分）
となり，**表1**の表とほぼ一致していることがわかる．

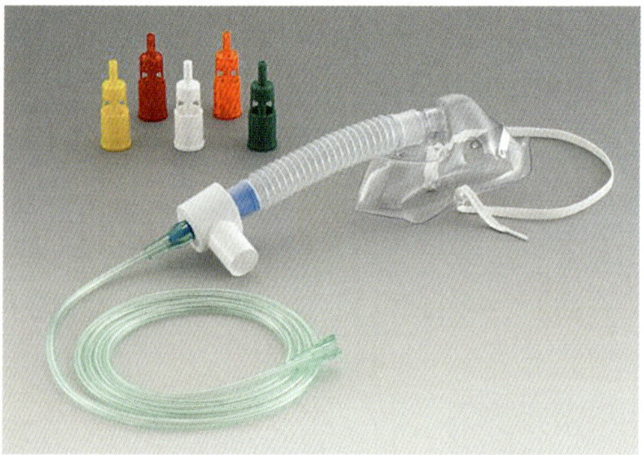

図4 ベンチュリーマスク（オキシジェンマスク アキュロックス型™）（Inspiron）
カラーのコネクターと酸素流量の組み合わせでF_iO_2とガス流量が決まる

2. ジャクソンリース回路とバッグマスク（バッグバルブマスク：BVM）

　ここでは原則として救急外来やICUで，気管挿管された患者に用いる場合について述べる．小児麻酔での使用法は麻酔科学の成書を参照されたい．

　ジャクソンリース回路はもっともよく使われる器具の1つであるにもかかわらず，正しく使用されていることは少ない．新鮮ガス（普通は酸素）の流量は分時換気量の2～3倍（通常成人では10～15 L/分程度）必要である．またバッグの大きさは分時換気量と同じくらい必要とされている（成人では5 L程度）．これらが足りないと呼気中の炭酸ガスを再呼吸してしまう．バッグの尾部（図5 A）には排気用のバルブが付いているが使用に熟練した者以外は常に開放にしておくか，バルブは外してしまい指で制御した方が安全である．バッグは以下のように揉むのがよい．

---

① バッグ尾部の排気バルブが完全に開放になっていることを確認する（図5 Aの赤枠内）．
② 吸気（図5 A）
　右手の人差指で排気バルブを塞ぐと同時に，左手でバッグをゆっくり揉む（以下，右手と左手は逆でもよい）．手のひら全体で包み込むように，バッグの抵抗を感じ取りながらやさしく圧をかける．指先を使って握りしめるように揉むと気道抵抗や肺・胸郭コンプライアンスが十分に感じ取れない（図6 A）．手が小さくてバッグ全体がうまく包みこめないときはバッグを自分の胸に押し付けるようにして圧をかけるとよい．自発呼吸がある時は吸気の開始とともにバッグがへこみ始めるので，これに合わせて圧をかける．
③ 呼気（図5 B）
　右手の人差し指を排気バルブから離すと同時に左手の力もパッと抜く．
④ 以下②と③を繰り返す

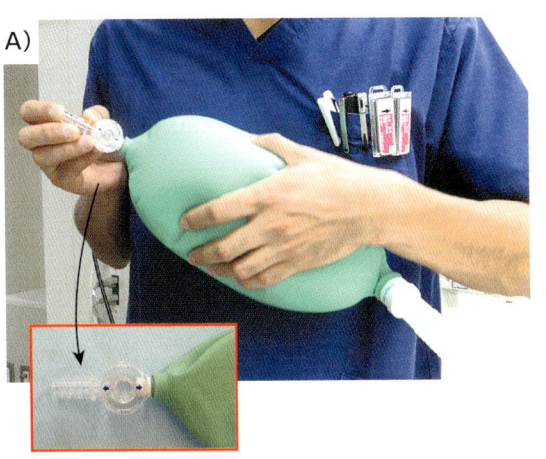

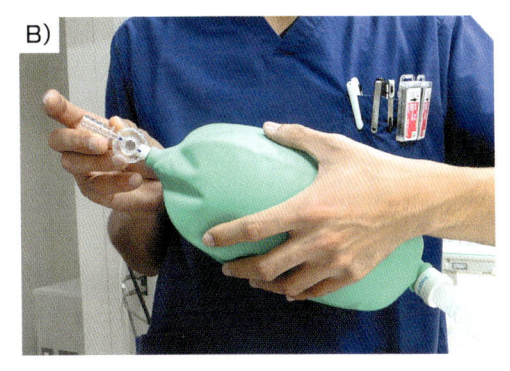

図5 吸気時（A）と呼気時（B）

A）排気バルブ（赤枠内）は常時、完全に開放にしておく。右手の人差し指で排気バルブを塞ぐと同時に、左手全体でバッグをゆっくり揉む。手のひら全体で抵抗を感じつつ、圧を加える

B）人差し指を離し、排気バルブを開放すると同時に、バッグを揉む力も完全に緩める

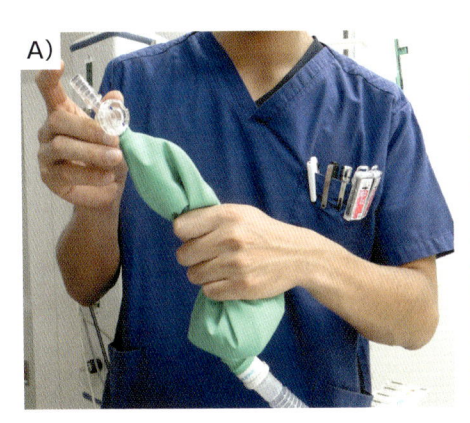

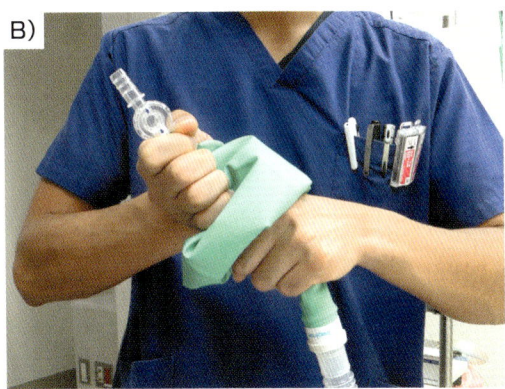

図6 悪い例

A）排気バルブを指で塞いでいない、または酸素流量が少なすぎるため送気できていない。手のひら全体ではなく指を使ってバッグを絞りこんでしまっている

B）長軸方向に圧を加えてしまっている。これでは微調整ができないばかりか、気道抵抗や肺・胸郭コンプライアンスを十分感じ取ることができない

用手換気に使用される器具には他にバッグマスクがあるが、ジャクソンリース回路とは随分違った特徴を持つ（**コラム2**）。主な違いを**表4**に示したので状況に応じて使い分けるようにする。

表4 ジャクソンリース回路とバッグマスクとの比較

ジャクソンリース回路	バッグマスク
弁がないため自発呼吸のみでも使用可能（呼吸抵抗が小さい）	弁が付いているため，自発呼吸のみでは呼吸抵抗が強く，使えない
換気時に気道抵抗，肺・胸郭コンプライアンスを感じ取ることができる	気道抵抗，肺・胸郭コンプライアンスなどの正確な情報は得られにくい
ガス流量が少ないと炭酸ガスの再呼吸をきたす（新鮮ガスが分時換気量の2〜3倍必要）	一方向弁が付いているため呼気の再呼吸は起こさない
新鮮ガスの供給が十分ないとバッグが膨らまず使えない	新鮮ガスがなくても，換気可能（self inflation bag）なため野外でも使用できる
正しく使えばF_IO_2を1.0にすることができる	リザーバーを使えばかなり高いF_IO_2も可能
使用に多少の練習が必要	誰でもすぐに使える
安い（構造が簡単）．ディスポーザブル製品あり	高い．弁があり構造がやや複雑
マスク換気の際，気道確保が不良であるとバッグが膨らまないため揉めない	マスク換気の際，気道確保が不良で換気ができていなくてもバッグが押せてしまう

コラム2：バッグマスクによるマスク換気の注意

　バッグマスクを用いて"マスク換気"を行う際の注意を述べる．ジャクソンリース回路では，マスクによる気道確保が不十分であると吸気時にバッグの抵抗が強く押せないか，ガスがマスク周囲から漏れてしまったり，食道に入ってしまう．特に後者の場合，漏れの分次の吸気に必要なバッグの膨らみが不足して次の換気もできなくなる．このためマスクによる気道確保が不十分であればすぐにわかる．それに対しバッグマスクでは，マスク周囲からの漏れが多くてもバッグは自然に再膨張する（self inflation bag）ため，次の吸気時にもとりあえずバッグが押せてしまう．この結果，換気はできていなくてもそれに気付かずバッグを押し続けるといった事態に陥りやすい．

コラム3：排気バルブの注意点

　ジャクソンリース回路という名称で市販されているものの中には**図7**に示すような，排気バルブがバッグと蛇管との間に存在するものがある．また排気孔がバッグの尾部のあるタイプでもバルブが外れないものある．このようなタイプではこの弁の開放具合を調節しながら換気することになる．マスク換気で左手を取られていても一人で換気できるメリットもあるが，ある程度閉鎖したまま放置すると気道内圧が上昇してしまい危険である．

排気バルブ

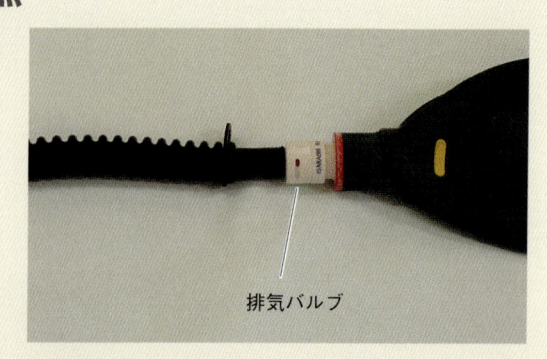

図7 排気バルブがバッグと蛇管の間に付いているタイプ

◆3. ピークフロー（peak expiratory flow rate：PEFR）の測定

　PEFRの測定は喘息の自覚症状以外に気道狭窄の客観的指標として有用である．救急外来では初期治療後にPEFRを再検しその変化によってさらに治療や入院が必要かを決める指標ともなりうる．以下のように測定する（文献1より）．

① 可能ならば立位で測定するのがよい
② 目盛りを基線にセットする
③ できる限り息を吸い込んでからマウスピースをくわえる
④ できるだけ早く吐き出す．最後まで吐ききる必要はない
⑤ 針の止まった目盛りを読む
⑥ 3回行って最高値を採用する

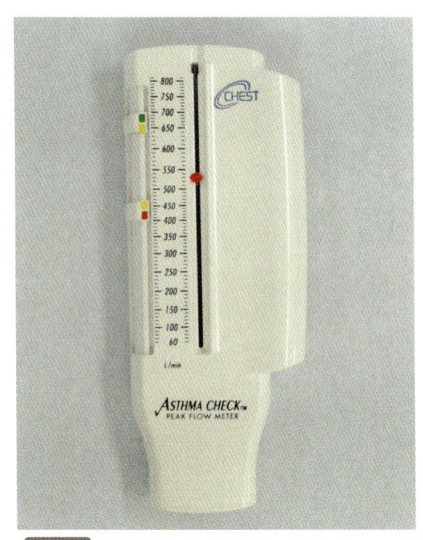

図8 当院救急外来のピークフローメーター

<文献>
1）『喘息予防・管理ガイドライン2009』（日本アレルギー学会 編），協和企画，2009

第2章 治療マネジメントの実際とコツ

05 在宅酸素療法

髙橋秀徳

> 在宅酸素療法（home oxygen therapy：HOT）は，その導入によって慢性呼吸不全患者の予後を改善させ，QOLを飛躍的に高める医療といえる．1985年より社会保険の適用が認められ，現在HOT患者は約15万人といわれている．今後もQOL重視の医療需要の増加が予想され，一般臨床医にとっても，HOT導入・管理の基礎を習得することは重要である．

1．在宅酸素療法の適応と臨床的意義

1984年に長期在宅酸素療法の医学的適応基準が初めて発表され，1985年より社会保険の適用が認められた．**表1**に現時点での社会保険によるHOT適用基準を示す．

2005年の「在宅呼吸ケア白書」によるとHOTが導入された主な疾患はCOPD（48％），肺結核後遺症（18％），肺線維症等（15％）

表1 在宅酸素療法の社会保険適用基準

1）高度慢性呼吸不全例

動脈血酸素分圧（PaO_2）が55 Torr以下の者，およびPaO_2が60 Torr以下で睡眠時または運動負荷時に著しい低酸素血症を来す者であって，医師が在宅酸素療法を必要であると認めた者．適応患者の判定にパルスオキシメータによる酸素飽和度から推測したPaO_2を用いることは差し支えない．

2）肺高血圧症

3）慢性心不全

医師の診断により，NYHA Ⅲ度以上であると認められ，睡眠時のチェーンストークス呼吸がみられ，無呼吸低呼吸指数（1時間あたりの無呼吸数および低呼吸数をいう）が20以上であることが睡眠ポリグラフィー上で確認されている症例．

4）チアノーゼ型先天性心疾患

チアノーゼ型先天性心疾患に対する在宅酸素療法とは，ファロー四徴症，大血管転位症，三尖弁閉鎖症，総動脈幹症，単心室症などのチアノーゼ型先天性心疾患患者のうち，発作的に低酸素または無酸素状態になる患者について，発作時に在宅で行われる救命的な酸素吸入療法をいう．

（文献1より抜粋）

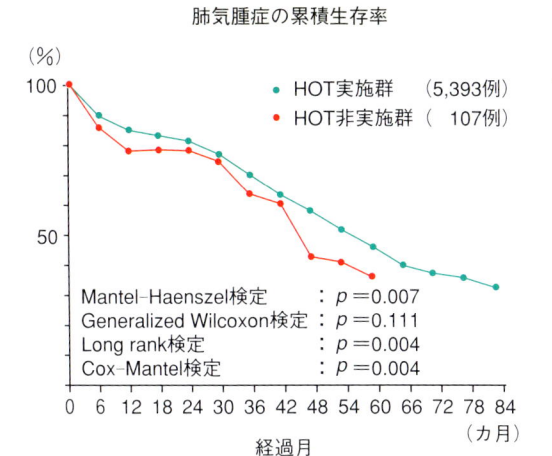

肺気腫症の累積生存率　　　　　　　　　　　　　肺結核後遺症の累積生存率

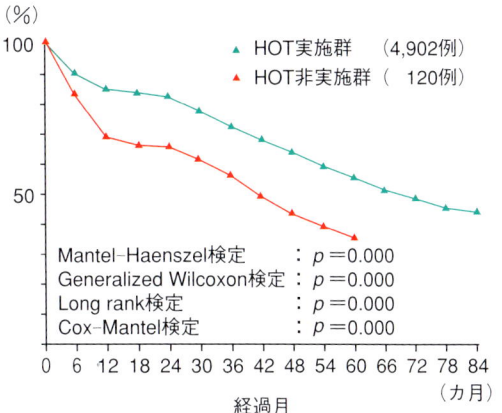

```
Mantel-Haenszel検定      ：p＝0.007          Mantel-Haenszel検定      ：p＝0.000
Generalized Wilcoxon検定 ：p＝0.111          Generalized Wilcoxon検定 ：p＝0.000
Long rank検定            ：p＝0.004          Long rank検定            ：p＝0.000
Cox-Mantel検定           ：p＝0.004          Cox-Mantel検定           ：p＝0.000
```

図1 生存期間の延長効果
（文献5より）

である[2]．PaO_2が50 Torr前後のCOPDに対して1日15時間以上の酸素療法は生命予後を改善させ，そして終日の酸素療法は夜間のみの場合よりも生命予後を改善させること[3,4]が知られている．我が国でも平成3年度厚生省呼吸不全調査研究班によって生存期間延長効果が報告された（**図1**）．肺線維症に対するHOTについては明らかな予後改善効果が証明されていないが[6]，低酸素血症を改善させQOL向上に有効と考えられている．

HOTの適応には安静時のみでなく睡眠中や運動時の低酸素血症も考慮しなければならない．しかし低酸素血症が軽度でPaO_2が60 Torr前後の呼吸不全患者においてはHOTによる予後改善効果は証明されていない．本治療は高額な医療であることから，その適応には十分な配慮が必要である．

2．在宅酸素療法導入の実際

HOT導入・継続管理にあたり，患者とその家族が酸素療法の必要性と機器の取扱いを理解していることが重要である．また，禁煙・感染予防・呼吸法・災害時や増悪時の対処法なども指導する必要があり（→ⓐ），医師・看護師・薬剤師・委託業者を中心としたチーム医療によって包括的に対応すべきである．各医療機関の実状にあったクリニカルパスを作成し，効率よく導入することが望ましい（**表2**）．

・導入前に，酸素吸入以外に有効と思われるすべての治療（薬物療法，理学療法など）が行われ，それでも1カ月以上低酸素血症が持続していることを確認する（→ⓑ）

ⓐ 停電などの非常時の対策として予備酸素ボンベを配置し，呼吸法の活用や安静を保つことなども指導する．
ⓑ 特にCOPD急性増悪例で退院時にHOT導入した場合，外来で病態が安定した時に酸素吸入の適応を再検討する必要がある．

表2 HOTパスの一例

	検査や指導	到達目標
入院日	入院時一般採血，胸部X線，心電図 動脈血ガス分析（室内気） 禁煙指導などのビデオ学習	安静時酸素流量の決定 酸素吸入の必要性を理解する 禁煙の必要性を理解する
2日目	動脈血ガス分析（安静時酸素吸入時） 口すぼめ呼吸法などのビデオ学習 6分間歩行テスト 24時間SpO_2モニタリング	労作時酸素流量の決定 呼吸法を習得する 酸素を使用しながら入浴ができる
3日目	酸素業者による機器の説明 非常時の対応などのビデオ学習	睡眠時酸素流量の決定 酸素濃縮器の取り扱いができる 携帯用ボンベの取り扱いができる
4日目	携帯用ボンベを使って歩行 薬剤師による服薬指導 退院後の治療方針に関しての説明	酸素流量を指示の量で変えられる 呼吸同調装置の取り扱いができる 緊急時や急性増悪時の対応を理解する

表3 在宅酸素療法指示書に記載すべき項目

- □ 患者氏名，住所，電話番号
- □ 酸素設置場所
- □ 酸素流量に応じた機種
- □ 処方流量（安静時・労作時・就寝時）
- □ 携帯用・緊急用ボンベおよび呼吸同調器は基本的に必要とする

- まずは安静時にPaO_2が60 Torr以上を維持する酸素流量を決定（🔜ⓒ），その後運動時と睡眠時に増量が必要かを検討する
- 運動時の酸素流量は医師または看護師が付き添って6分間歩行テスト[7]などを行い，SpO_2が90％以上に保たれるように監視しながら調節する．通常は安静時流量の1.5〜2倍に設定される（🔜ⓓ）
- パルスオキシメータは非侵襲的で簡便であるが，正確性の点や$PaCO_2$・酸塩基平衡が測定できない点から，HOT導入前後では必ず時間を空けて2回は動脈血ガス分析を行う．なお，血液のpHが7.4前後ではPaO_2 55 TorrはSpO_2 88％，PaO_2 60 TorrはSpO_2 90％に相当する
- Ⅱ型呼吸不全においては患者にCO_2ナルコーシスの危険性を十分に説明し，高CO_2血症の増悪に注意しながら0.5 L/分ずつ酸素流量を増やす．PaO_2の目標値は60 Torrとして酸素の過剰投与を避ける
- 高CO_2血症や睡眠時低換気が強い場合は補助換気が必要で，早期

ⓒ PaO_2が正常でも組織への酸素供給が不十分で低酸素血症を起こすことがある．HOTを実施する際には他の因子（ヘモグロビン濃度，心拍出量）も考慮する．

ⓓ 負荷する運動は，患者の普段のADLに見合った方法を選択すればよい．

に非侵襲的陽圧換気（noninvasive positive pressure ventilation：NPPV）療法の併用などを考慮する（p211参照）

3. 在宅酸素療法の継続管理

　一般的にHOT導入後は外来診療で継続管理を行う．HOT患者の外来は予約制にすべきで，QOL重視の診療を心がける（→ⓔ）．診察医師がPaO_2測定（SpO_2でも可）を月1回程度実施し診療録に記載する必要があり，診療報酬に関しては在宅酸素療法指導管理料と材料加算（酸素ボンベ加算，酸素濃縮装置加算など）が算定される．

　長期にHOTを受けている患者では経済的負担が問題となる（→ⓕ）．活用できる主な社会資源には，身体障害者福祉法・介護保険・医療保険がある．

- 身体障害者福祉法による助成は，呼吸機能障害が極めて高度でなければ受けられず，実用的でないのが現状である　→ⓖ
- 65歳以上では疾患にかかわらず介護保険の申請ができるが，COPDは介護保険の特定疾患に該当するため40歳以上で申請がで

ⓔ 業者によっては旅行先に酸素濃縮器を配置するサービスを行っている．

ⓕ HOT自己負担額は，最も一般的な『酸素濃縮装置と携帯用ボンベおよび呼吸同調装置』を使用した場合，1割負担で7,680円/月，3割負担で23,040円/月になる（平成23年3月現在）．これに電気代などの維持費，さらに他の治療費が追加される．

ⓖ 内部障害には2級がなく，1級と認定される基準は「呼吸困難が強いため歩行もできない，ほぼ寝たきりのもの」であることから，外来HOT患者の多くにとって実用的でないのが現状である．

在宅酸素療法に用いられる酸素供給装置 の予備知識

　酸素供給装置は住居に設置する酸素濃縮装置と液化酸素装置，そして外出時に用いる携帯用ボンベなどに大別される．HOT患者の90％が酸素濃縮装置および携帯用ボンベ（図2）を使用しているので，これらを把握しておく．一般的な酸素濃縮装置は酸素と窒素を分離する性質を持つゼオライト吸着剤を用いて高濃度酸素を発生させる装置で，約90％の濃度の酸素を毎分2〜7L供給する．高齢者では携帯用ボンベの重量が問題になることが多いことから，患者のADLに適したサイズを選択する．
　呼吸同調装置はボンベの連続使用時間を延長させるために併用されるが，機種により酸素供給方法が異なる点を留意する．

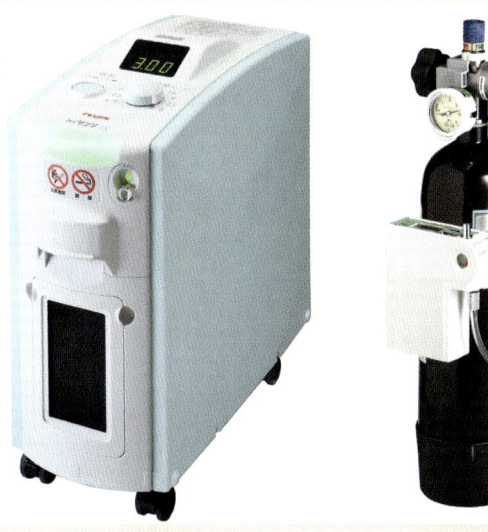

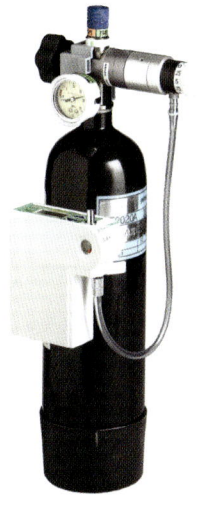

図2 酸素濃縮装置および携帯用ボンベの一例

きる．介護度に応じて様々なサービスやその費用の援助を受けることができる
・医療保険による高額療養費制度（高齢者では高額医療費制度）では1カ月の自己負担限度額を超えた分が後日償還される
・訪問介護の介入により，増悪による入院期間短縮・入院回数減少と外来受診抑制・入院医療費抑制などの効果も報告されている[8]

<文献>

1) 医療診療報酬点数表，平成20年4月版
2) 『在宅呼吸ケア白書』，日本呼吸器学会在宅呼吸ケア白書作成委員会 編，文光堂，2005年
3) Long term domiciliary oxygen therapy in chronic hypoxic cor pulmonale complicating chronic bronchitis and emphysema. Lancet, 317：681-686, 1981
4) Continuous or nocturnal oxygen therapy in hypoxemic chronic obstructive lung disease；a clinical trial. Ann. Inter. Med., 93：391-398, 1980
5) 厚生省呼吸不全調査研究班：平成3年度研究報告書
6) Idiopathic pulmonary fibrosis: Impact of oxygen and colchicine, prednisone, or no therapy on survival. Am. J. Respir. Crit. Care. Med., 161：1172-1178, 2000
7) ATS Statement：Guidelines for the Six-Minute Walk Test. Am. J. Respir. Crit. Care Med., 166：111-117, 2002
8) 『酸素療法ガイドライン』，日本呼吸器学会，2006

第2章 治療マネジメントの実際とコツ

06 NPPV（非侵襲的陽圧換気療法）

福井 謙

NPPV ▶ⓐ（非侵襲的陽圧換気療法）は気管挿管や気管切開など侵襲的な人工呼吸療法と比較し，低侵襲で効果のある人工呼吸療法として現在広く利用されるようになった．しかし実際診療で施行するには，何が非侵襲的かを理解したうえで，適応，導入の仕方，モニタリングを知っておく必要があるだろう．

1. NPPVの有用性

急性期呼吸不全対してNPPVの有効性は，各疾患別に数多くの報告がある．

- COPDの増悪[1)2)]，心原性肺水腫[3)]については従来の酸素投与のみの治療と比較して死亡率低下，気管挿管への移行率の減少，治療関連の合併症の減少などの効果が期待できる
- 早期抜管後のウィーニングとしてNPPVを施行した場合，挿管下でのウィーニングと比較して死亡率が減少したという報告[4)]や，気管挿管をしない方針とした急性呼吸不全の高齢患者においても，87%が治療に成功し退院したという報告[5)]もあり，侵襲的な人工呼吸療法の代替療法としても有効な可能性がある

しかし一方で，
- 心原性肺水腫は死亡率，気管挿管への移行率の減少に有意差がない[6)]
- 抜管後に呼吸状態が悪化した患者への施行で死亡率が上昇した[7)]

などの報告があり，必ずしもNPPVは有用ではなく，むしろ害につながる可能性も示されている．

ⓐ NPPV（noninvasive positive pressure ventilation）は他にNIPPVやNIV（noninvasive ventilation）などいくつかの呼び名がある．

表1 NPPVの有用性まとめ

おそらく有効	COPDの増悪，心原性肺水腫，早期抜管後のウィーニングとして使用
	気管挿管をしない方針になっている高齢患者
有効のエビデンスが弱い	気管支喘息，ARDS，重症肺炎
害になる可能性もある	抜管後に呼吸状態が悪化した患者

また，
- 重症の気管支喘息[8]，ARDS[9]，重症肺炎[10] に関しては有効性が示された報告もあるが，弱いエビデンスにとどまる．

こうした背景をふまえると，少なくともNPPVは急性呼吸不全を呈するすべての疾患に有効というわけではなく，むしろ害になる可能性もあるため，目の前の患者の状況や家族との相談をふまえて，施行するかどうかの判断をする必要があるだろう．また，施設によってはコメディカルがNPPVの取扱いに慣れていないこともあり，スタッフ間での相談も必要になる．

2．侵襲的陽圧換気療法（気管挿管，気管切開）との比較

おおまかには**表2**に挙げる通りで，NPPVが非侵襲的といわれる所以である．

表2 NPPVと侵襲的陽圧換気療法の対比

	NPPV	侵襲的陽圧換気療法（気管挿管，気管切開）
利点	・会話をすることができる ・間欠的にマスクを外すことで，食事，飲水ができる ・重大な合併症が少ない	・意図した換気ができる ・鎮静をかけるため苦痛が少ない
欠点	・意図した換気ができないこともある ・導入時期はうまく呼吸器と同調できず苦痛を伴うことが多い	・会話，食事はできない ・挿管関連の重大な合併症がある（人工呼吸器関連肺炎，胃潰瘍） ・気管切開の場合は手術

❺ 禁忌事項でよく問題になるのは大量の気道分泌，喀痰排出困難例であり，大量の気道分泌を呈する疾患（COPD，心原性肺水腫，重症肺炎など）の多くはこれに当てはまる．しかしこれらの疾患は同時に治療効果も報告されているため，相対禁忌と考える．

3．一般的な適応，禁忌，合併症（表3）

表3 一般的な導入基準，禁忌，合併症[11) 12)]

導入基準	禁忌	合併症
・保存的治療に反応不良 ・高度の呼吸困難 ・呼吸性アシドーシス（pH＜7.35） ・高二酸化炭素血症（$PaCO_2$＞45mmHg） ・意識がよく協力的 ・循環動態が安定している ・気管挿管が必要でない	・大量の気道分泌物 ➡ ❺ ・喀痰排出困難 ➡ ❺ ・非協力的で不穏 ・呼吸停止，意識障害 ・循環動態が不安定 ・ドレナージされていない気胸 ・最近の腹部，食道手術後 ・嘔吐や腸管の閉塞	・マスク関連 　不快感（30〜50％） 　鼻根部潰瘍（5〜10％） ・圧・流量関係 　腹部膨満（5〜10％） ・漏れ ・重篤な合併症 　嚥下性肺炎（＜5％） 　低血圧（＜5％） 　気胸（＜5％）

適応，禁忌，合併症はNPPVガイドライン[11]を参考にしたが，覚えやすくするため一部割愛した．非侵襲的と言われながらも，それぞれ頻度が高いと思われる順に合併症は一定の確率で起こるため，理解しておく必要がある．

4．予後不良因子と許容限界（表4）

次に実際のNPPVの導入になるが，事前に急性期NPPV導入の最大のポイントとして「どこまで粘るか」とうことは常に念頭に入れておかなければならない．予後不良因子が多数ある場合や，導入後に限界を感じるようなことがあれば，すぐに気管挿管など他の手段に移行する必要がある．

表4　予後不良因子と許容限界[13) 14)]

・40歳以上	・APACHE ⅡやSAPS Ⅱで示される重症度が高い
・糖尿病あり	・ARDS，肺炎
・分泌物の量が多い	・敗血症
・マスクを長い間つけられない	・患者が拒否する
・高度肥満	・喀痰喀出困難
・意識状態が悪い，改善しない	・腹満を来すIPAP圧
・頻呼吸（>38）	・低血圧
・pHが低い（7.25以下）	・重篤な不整脈など循環器系の問題
・1時間後の動脈血ガスで P/F ratio≤146	・呼吸回数を30回程度としてもPaCO$_2$が低下しない
・NPPV施行後1〜4時間でpH改善が認められない	・誤嚥など上気道の問題

5．NPPVを導入する

施設により導入の仕方に多少違いはあるだろうが，一般的な方法は以下の通りである．

❶ 患者に，これからの治療は始め苦痛を伴うが，今の状態を乗り切るためには必要であること，慣れれば苦痛も少なくなること，どうしても慣れない，または状態が変わらない場合は気管挿管に切り替える可能性があることを十分に説明し納得してもらう

❷ マスクのサイズを決定するため，いくつかのマスクを患者の顔に当ててみる　➡ⓒ

ⓒ マスクはネーザルマスク，フェイスマスク，トータルフェイスマスクがあるが，口漏れ，死腔などの理由から一般的にフェイスマスクが選ばれる．フェイスマスクの中でもサイズがあるが，一般的に上が鼻根部，下が下唇のやや下にあたるようなサイズを選択する．その際，頬がこけている患者はマスクと皮膚に隙間ができるため，被覆材でその隙間を埋めるときがある．

❸ 初期設定を**表5**のようにする

表5 急性呼吸不全患者におけるNPPV治療器の典型的な初期設定

モード	S/T
酸素	最大量
EPAP	4〜5 cmH$_2$O
IPAP	8〜15 cmH$_2$O
トリガー	最大感度
バックアップレート	15/分
バックアップI：E比	1：3

❹ マスクフィッティングはできるだけ2人以上で前額部，鼻根部・口周囲の順に漏れがないようにあてる　➡ⓓ

❺ 意識レベル，胸郭の動き，呼吸補助筋の動き，自発呼吸と人工呼吸器との同調性，血圧，心拍数，呼吸数，SpO$_2$をしばらく観察しながら，EPAP，IPAPを増減させる．その際，マスクと回路のコネクターを外し，つらくないかどうか患者と会話をして確認する

❻ マスクフィッティング，初期設定が終了したら，1時間後に動脈血ガスを再検し，設定を調整する．その際，意識レベルや呼吸状態の増悪，pHの増悪を認めた場合，気管挿管を考慮する

❼ 1時間後の再設定が終了した4時間後に動脈血ガスを再検し，意識レベル，呼吸状態の改善がない場合は，NPPVを断念する．改善を認めた場合はそのまま続行する　➡ⓔ

ⓓ 左右上下が正確にフィットしていないと，漏れや鼻根部潰瘍の原因となる．ただし，漏れを防ごうとするあまり，強くマスクを押しあてると疼痛，皮膚潰瘍の原因になるため，SpO$_2$，一回換気量（胸郭の挙上）がある程度保たれているようであれば，多少の漏れは許容してもよい．

ⓔ いったん設定が落ち着いたと判断した後，マスクの下に潰瘍予防として被覆材を貼ることが多い．

◆6．NPPV治療器の設定を調整する

設定の調整は難しいことではない．低酸素血症の場合は吸気酸素分圧，換気量を修正させる，高二酸化炭素血症は肺胞低換気を修正させると覚えていればよい．

表6 NPPV治療器の設定の仕方

低酸素血症を改善させたい	・FiO$_2$を増やす ・EPAPを増やす
高二酸化炭素血症を改善させたい	・呼吸回数を増やす ・1回換気量の増加を目的としてIPAPとEPAPの差を広げる

7. その後の経過とNPPVが効果的でない場合の検討項目

NPPV治療器の導入が良好に終わり，原疾患の改善もみられれば，適宜食事のときだけNPPVを中止する，夜間のみNPPVをするなど調整する．経過中のトラブルシューティングは以下の通り．

〈確認・注意事項〉
◆ 原因治療が適切か
　□ 内科的治療のチェック
　□ 喀痰貯留には呼吸理学療法
◆ 合併症の出現
　□ 気胸
　□ 嚥下性肺炎

〈トラブルシューティング〉
◆ $PaCO_2$高値が続く
　□ 漏れが多い→マスクフィット
　□ 回路の組み立ては適切かチェック
　□ 再呼吸，呼気バルブの開存，EPAPは適切かチェック
　□ 患者は人工呼吸と同期しているかチェック
　□ 呼吸数，I/E，assist/control
　□ 換気量が不足？ 胸はふくらんでいるかチェック
　□ IPAPあるいは換気量を増加，吸気時間の増加
　□ 呼吸数の増加
　□ 換気モード，人工呼吸器の変更
◆ PaO_2が低い
　□ 吸気酸素濃度の増加
　□ EPAPの増加

8. 実際の現場でどうか

実際の臨床では，NPPVを導入するかどうかで迷うことがよくある．
〈迷わないケース〉
・COPDの増悪や心原性肺水腫で気管挿管までは至らないと判断した場合
・重症でNPPVを導入している状況ではないと判断した場合
〈迷うケース〉
・気管挿管するかどうか迷う場合
・高齢患者の急性呼吸不全で，生命維持のためには気管挿管が必要そうだが倫理的に問題が生じる場合

迷った場合は経験上「低侵襲だし，簡単だし，まず導入してみよう」と判断することが多かったが，現在は少しその考えに慎重になっている．その理由としては，以下の2点が挙げられる．

① 低侵襲と言っても，導入時期は人工呼吸の換気と自発呼吸がうまく同調できずに，患者は苦痛を訴えることが多い．特に認知症患者や低酸素血症の患者は不穏なことが多く，早めに鎮静して気管挿管をした方が患者の苦痛が軽減したのではないか，と思える状況を何度か経験した．

② NPPVを開始する行程は，コメディカルの協力を含め労力を要し，設定が整うまである程度時間もかかるため，その間に患者の状態が変化することがある．そういった場合にすぐに気管挿管へと切り替えるとなると，これもまたある程度労力を要する．そのためいったんNPPVの導入を始め設定をしている最中に状態が悪化した場合，気管挿管へ切り替える行為の判断，行動が遅くなり，結果患者の病状が悪化した．

こうした経験を踏まえると，「noninvasive（非侵襲的）」という頭文字に疑問を感じてしまう．急性呼吸不全の患者は時間と共に病態が変わり，とっさの判断が致命的になる場合がある．そのため非侵襲的という言葉を安易にとらえるべきではない．また高齢患者の呼吸不全ではNPPVの導入自体が苦痛を伴う延命行為となりうる．そういった場合も考慮すると，医療者側としては，「侵襲性のある治療」という認識を持って，患者・家族への説明をしなければならないのではないか．

<文献>

1) Ram, F.S., Picot, J., Lightowler, J. et al. : Non-invasive positive pressure ventilation for treatment of respiratory failure due to exacerbations of chronic obstructive pulmonary disease. Cochrane Database Syst Rev（3）:CD004104, 2004

2) Quon, B.S., Gan, W.Q., Sin, D.D. : Contemporary management of acute exacerbations of COPD: a systematic review and metaanalysis. Chest., 133（3）: 756-766, 2008

3) Vital, F.M., Saconato, H., Ladeira, M.T. et al. : Non-invasive positive pressure ventilation（CPAP or bilevel NPPV）for cardiogenic pulmonary edema. Cochrane Database Syst Rev., 16 : CD005351, 2008

4) Burns, K.E., Adhikari, N.K., Keenan, S.P. et al. : Use of non-invasive ventilation to wean critically ill adults off invasive ventilation: meta-analysis and systematic review. BMJ., 21 : 338 : b1574. doi: 10.1136/bmj. b1574, 2009

5) Scarpazza, P., Incorvaia, C., di Franco, G. et al. : Effect of noninvasive mechanical ventilation in elderly patients with hypercapnic acute-on-chronic respiratory failure and a do-not-intubate order. Int. J. Chron. Obstruct. Pulmon. Dis., 3 : 797-801, 2008

6) Gray, A., Goodacre, S., Newby, D.E. et al. : Noninvasive ventilation in acute cardiogenic pulmonary edema. N. Engl. J. Med., 359 : 142-151,

2008
7) Esteban, A., Frutos-Vivar, F., Ferguson, N.D. et al. : Noninvasive positive-pressure ventilation for respiratory failure after extubation. N. Engl. J. Med., 350 : 2452-2460, 2004
8) Ram, F.S., Wellington, S., Rowe, B. et al. : Non-invasive positive pressure ventilation for treatment of respiratory failure due to severe acute exacerbations of asthma. Cochrane Database Syst. Rev., Jul 20 ; (3), 2005, CD004360
9) Carroll, G.C. : noninvasive positive pressure ventilation reduces intubation and length of ICU stay in acute respiratory failure. ACP J Club., 143 : 19, 2005
10) Confalonieri, M., Potena, A., Carbone, G. et al. : Acute respiratory failure in patients with severe community-acquired pneumonia. A prospective randomized evaluation of noninvasive ventilation. Am. J. Respir. Crit. Care Med., 160 : 1585-1591, 1999
11) 『NPPVガイドライン』日本呼吸器学会NPPVガイドライン作成員委員会 編，南江堂，2006
12) Mehta, S., Hill, N.S. : Noninvasive ventilation. Am. J. Respir. Crit. Care Med., 163 : 540-577, 2001
13) British thoracic society standards of care committee. Non-invasive ventilation in acute respiratory failure. Thorax. Mar ; 57 : 192-211, 2002
14) Antonelli, M., Conti, G., Moro, M.L. et al. : Predictors of failure of noninvasive positive pressure ventilation in patients with acute hypoxemic respiratory failure: a multi-center study. Intensive. Care Med., 27 (11) : 1718-1728, 2001

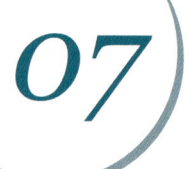

第2章 治療マネジメントの実際とコツ

07 不安定な頻脈・徐脈

橘 直人，児玉貴光

不整脈が「安定」か「不安定」かを判断するためには，患者の症候が重要である．循環動態が「不安定」な場合，速やかな初期対応が必要となる．本項ではその対応について，ACLS（advanced cardiovascular life support）的アプローチ[1]を中心に概説する．

◆1．不安定な症状・徴候とは

① 安定　：動悸のみなど → 引き続き患者の観察とモニタリング
② 不安定：胸痛，呼吸困難，意識レベル低下，全身倦怠感，めまい，ふらつき，失神，血圧低下，SpO_2低下，うっ血性心不全などの循環動態不良サイン
　　→ 緊急処置が必要であり**表1**のアプローチへ
③ 頸動脈が触知しない，触知しなくなった＝心停止
　　→ 心停止アルゴリズムへ

表1　不安定な患者に対する共通アプローチ「ABCsとOMI」

Airway, Breathing, Circulation, Oxygen, Monitor, IV access
気道確保，必要に応じて補助換気
酸素投与
動脈血酸素飽和度モニタリング，心電図モニタリング，血圧測定
静脈路確保
Defibrillation / Differential diagnosis
頻脈ならカルディオバージョン・除細動
徐脈ならペーシング
評価を行いながら，原因検索（6H5T*）と治療を行う

＊6H5T：Hypovolemia, Hypoxia, Hydrogen ion, Hypo-/hyperkalemia, Hypoglycemia, Hypothermia, Toxin, cardiac Tamponade, Tension pneumothorax, Thrombosis, Trauma

◆2．不安定な頻脈に対するアプローチ

・不安定な頻脈と判断した場合，**図1**のプロトコールで治療を開始する

07 不安定な頻脈・徐脈

- 循環動態が不安定な患者のwide QRS頻拍は，心室頻拍（ventricular tachycardia：VT）が否定できるまでVTとして対処する（特に虚血性心疾患を疑った場合）　→ⓒ

＜同期下カルディオバージョン＞

- 低エネルギー量のショックは，心室細動（ventricular fibrillation：VF）を回避するため常に同期下で行う　→ⓓ
- 通常の除細動との違いは，「同期」ボタンを押すということだけ　→ⓔ
- 初回ショックが無効であれば，エネルギー量を段階的に増加させる（表2）

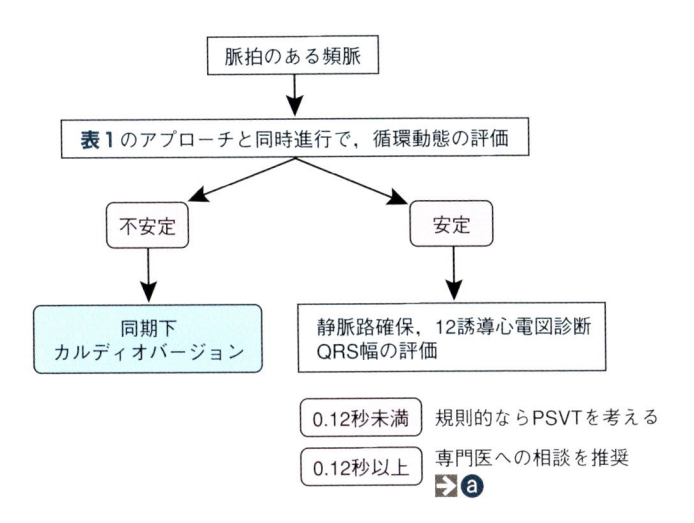

```
           脈拍のある頻脈
                ↓
   表1のアプローチと同時進行で，循環動態の評価
           ↓            ↓
         不安定          安定
           ↓            ↓
       同期下       静脈路確保，12誘導心電図診断
   カルディオバージョン    QRS幅の評価
                    ┌─────────────┐
                    │0.12秒未満│ 規則的ならPSVTを考える
                    │0.12秒以上│ 専門医への相談を推奨　→ⓐ
```

図1 頻脈に対するプロトコール
（文献1より改変）
PSVT：paroxysmal supraventricular tachycardia（発作性上室性頻拍）

表2 心リズム別のエネルギー量のプロトコール

単相性波形	
心房細動	100〜200*−300−360J
単形性VT	100−200−300−360J
その他のSVT，心房粗動	50−100−200−300−360J

二相性波形：製造業者推奨値あり（下記はPHILIPS社推奨値）	
心房細動	100*−150−200−200Jまたは150*−200−200J
心房粗動	50−100−150J
脈ありVT	100−150−200J

＊心房細動の初期エネルギー量は継続時間にもよる
SVT：supraventricular tachycardia（上室性頻拍）　→ⓕ

ⓐ 抗不整脈薬使用に対する考え方
- 多くの抗不整脈薬は陰性変力作用を持つ
- 投与前に心エコー検査での心機能評価が望ましいが，頻脈のため評価が難しいことも多い
- 専門医であっても薬剤投与前にすべて診断できているわけではない

以上の理由から患者が安定している場合は安易に薬剤を使用せず，専門医へのコンサルトが推奨される．

ⓑ 不安定な頻脈であってもPSVTの場合は，ATP（アデホス®）急速静注も可能である．

ⓒ 実際に80％程度がVTであるとされる[2]．

ⓓ VFが起きやすい受攻期＝心臓の再分極中（心電図上のT波の時期）を避けるため，QRS波形上にショックを落とす必要がある．

ⓔ 同期できれば，QRS波形ピークに一致した破線が出現する．これはQRS波形（心室の脱分極期）を感知できていることを意味する．

ⓕ 自動性房室接合部頻拍，異所性・多源性の心房頻拍ではカルディオバージョンは有効ではない．

◆3. 不安定な徐脈に対するアプローチ

・不安定な徐脈と判断した場合，**図2**のプロトコールで治療を開始する．

1 経皮的ペーシング（transcutaneous pacing：TCP）

・**TCPはあくまでも経静脈ペーシングまでの「つなぎ」であることを心得ておく**
・不安定な徐脈（特にMobitz II型の2度房室ブロックや3度房室ブロック）に対しての緊急治療は，TCPが第一選択となる
・電極パッドを装着し，デマンド（同期）・モードで約60回/分のレートでペーシングを開始する　→ ⓖⓗ
・出力はペーシングスパイクの後にQRS波形が出現するまで，徐々に上げていく
・ペーシングにのった後は，出力設定値を**安全域**として5〜10 mA（あるいは10％程度）上乗せする（通常60〜100 mAとなる）
・ペーシング開始後は，より遠位の**大腿部**などで脈拍の触知を行う　→ ⓘ
・モニターでは，筋電図を拾っているだけのときやPEA（pulseless electrical activity）に陥っても気付きにくいことがある．また，ペーシング中にVFが出現していてもわからないことがあるため，**時々脈拍をチェックすることが重要である**
・急性冠症候群を発症した場合は，当初は循環動態が安定していても突然悪化しうる（→ ⓙ）．このような患者に対しては，あらかじめパッドを貼付して，パドルモードでモニタリングしつつ，すぐにTCPが開始できるようにしておく（**スタンバイペーシング**）

ⓖ パッド装着部位は前胸部−背部が望ましいが，循環動態が不安定なときは除細動時と同じ部位でもよい．

ⓗ フィックス（固定）モード：自己心拍と無関係にペーシングされる．ノイズなどで自己心拍がうまく検出されない場合に有用だが，spike on Tにより心室細動を引き起こす可能性がある．

ⓘ 実際，頸動脈では周囲の筋収縮の影響で脈拍がわかりにくい．

ⓙ ペーシング中枢や刺激伝導系の急性虚血が原因となる．

```
      心拍数＜60回/分　かつ
      臨床症状がある
              ↓
   表1のアプローチと同時進行で，循環動態の評価
         ↓              ↓
      不安定            安定  　観察/モニタリング
         ↓
  経皮的ペーシングの準備（高度ブロックに対しては遅れず開始）
  硫酸アトロピン（アトロピン®）静注，アドレナリン（ボスミン®）
  またはドパミン（イノバン®）持続静注を考慮
         ↓
  経静脈ペーシングの準備
  原因治療
  専門医への相談を考慮
```

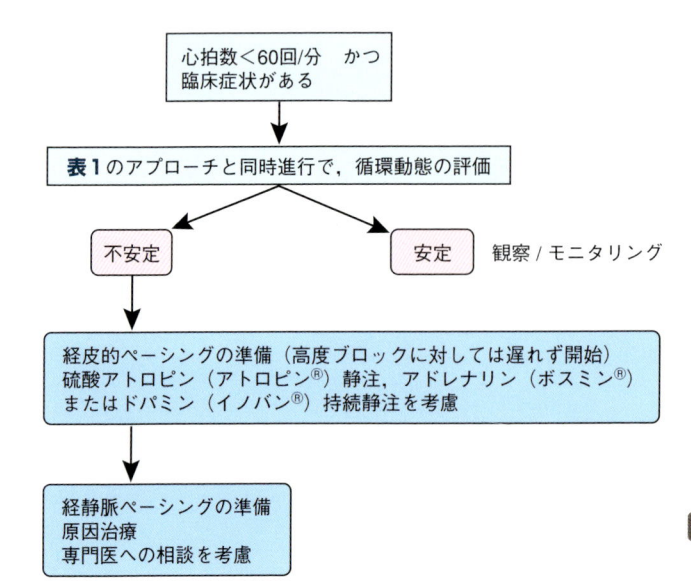

図2　**徐脈に対するプロトコール**
（文献1より改変）

2 急性症候性徐脈に対する薬剤

- 硫酸アトロピン（アトロピン®）が第一選択であるが，**あくまでも必要時にすぐにTCPが行えない場合の「つなぎ」の治療である**．初回0.5 mg，以後3〜5分ごとに計2〜3 mg（0.04 mg/kg）まで反復静注投与可
- アトロピン®は房室結節に作用するため，より下位のブロックである2度MobitzⅡ型や3度の房室ブロックに対しては効果的ではない
- アドレナリン（ボスミン®）（2〜10μg/分）・ドパミン（イノバン®）（2〜10μg/kg/分）は**目的とする効果が出るまで増量して経静脈投与**する
- これらの薬剤はすべて，虚血性心疾患では心拍数増加により虚血が悪化する危険があることに注意する

いずれにせよ，詳細な原因検索や根本的治療を行うために専門医への迅速かつ的確なコンサルトが不可欠である．

＜文献＞

1) American Heart Association：Guidelines for cardiopulmonary resuscitation and emergency cardiovasucular care, Dallas, 2005
2) Vereckei, A. et al.：Application of a new algorithm in the differential diagnosis of wide QRS complex tachycardia. Eur. Heart J., 28：589-600, 2007
3) Senecal, E. L. & Filbin, M. R.：Emergency management of the coding patient：cases, algorithms, evidence. pp16-85, Blackwell publishing, Massachusetts, 2005
- 村川裕二：『循環器治療薬ファイル』，メディカル・サイエンス・インターナショナル，2002
- 循環器病の診断と治療に関するガイドライン（2002-2003年度合同研究班報告）
- 不整脈薬物治療に関するガイドライン（日本循環器学会他 編），Circ. J., 68（Suppl. Ⅳ）：981, 2004

心房細動・心房粗動治療時の予備知識[3]

①患者が臨床的に安定しているかどうかの判断，②WPW（Wolff-Parkinson-White）症候群の有無，③持続時間（心房内血栓の可能性を考慮し48時間未満か，超えているか），④心機能障害（EF 40％未満）の有無，を評価して治療開始する．

覚醒患者への鎮痛・鎮静薬投与について

カルディオバージョンやTCP施行の際，成書では鎮痛・鎮静薬の使用を推奨しているが，循環動態が不安定であれば注意を要する．特に急性冠症候群が原因の場合は少量でも循環虚脱が起こりうるため，投与前にABCを確保して，使い慣れた薬剤を少量ずつ追加使用すると安全である．筆者は，血管収縮薬のボーラス投与を併用しつつ，ミダゾラム（ドルミカム®）2〜3 mgずつまたはプロポフォール（ディプリバン®）20〜30 mgずつ，あるいはフェンタニル 50μgずつを入眠まで経静脈投与している．しかし，緊急時には意識下に侵襲的な処置を施行せざるをえないこともある．

第2章 治療マネジメントの実際とコツ

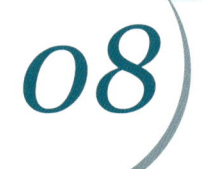

08 急性薬物中毒と対応

新井 薫

急性薬物中毒への対応として最も重要なのは全身管理である．胃洗浄や活性炭の投与，拮抗薬の投与は，適応を検討してから行う．また，自殺未遂での急性薬物中毒の場合，全身状態の回復以後にも配慮が必要である．その際，受容的に関わりながら，自殺企図をしない約束ができるか評価する．自殺のリスクが切迫した状態が続いていたら，治療を途切れさせずに精神科に引き継ぐ．

◆ 1．急性期のマネジメント

■ 全身管理

急性薬物中毒の治療の4大原則は，①**全身管理**，②**吸収の阻害**，③**排泄の促進**，④**解毒薬・拮抗薬の投与**とされる[1]．最も重要なのは，全身管理である．

・患者が来院したら，意識・呼吸・循環・体温を確認し，呼吸・循環を確保する
・全身状態を評価し，血液・尿検査・X線検査・12誘導心電図を必要に応じ施行 ➡ⓐ
・呼吸・循環不全に対しては，ACLSのアルゴリズムに沿って対処する
・痙攣に対してはジアゼパム（セルシン®）5〜10mg静注を行う．ジアゼパムを20mg使用しても止まらない場合，ミダゾラム（ドルミカム®）かプロポフォール（ディプリバン®）の持続静注を考慮する
・低体温に対しては加温で対処するが，深部体温が30℃未満となるような重度の低体温症に対しては循環動態を管理しながらの中心加温が必要である
・興奮が著しく安全に処置が行えない場合，身体抑制を行い，ミダゾラム等で鎮静を行う
・急性薬物中毒の合併症には，誤嚥性肺炎の頻度が高い．ただし急性薬物中毒とほぼ同時に出現する肺炎は化学性肺炎が多く，数日遅れて肺炎が悪化したときに細菌感染を疑い，抗菌薬を投与するのが合理的とされる

ⓐ 後日に精密検査をする場合に備え，血清，尿の検体は冷蔵保存を検討する．

2 薬物中毒の診断・鑑別

患者の全身状態を評価・管理した後に，急性薬物中毒の診断と原因物質の鑑別を行う．本人の意識の有無にかかわらず，家族や救急隊からの情報は重要である．→ⓑ

- 薬物中毒発生現場の状況，患者の既往歴，治療歴について確認する．可能であれば，処方箋を参照する
- 一部の物質は，尿などの試料から迅速検査キットで検出することができる（下のコラム「迅速検査キット」参照）
- 原因物質が推測できたら，個別に必要な処置に取りかかる

3 薬物ごとに必要な処置をする

薬物中毒に対し頻繁に施行されていた胃洗浄や強制利尿（大量の輸液と利尿剤の使用）に関しては，近年の研究ではいずれも有効性の根拠に乏しく，合併症のリスクを伴うため，ルーチンでの施行は避けるべきとされる．これらの治療法の検討について，日本中毒学会がインターネット上で公表している[4]．また，（財）日本中毒情報センターより電話で情報提供を受けることができる（下のコラム「日本中毒情報センター」参照）．

- 胃洗浄：毒性の高い薬物を内服し，1時間以内に施行が可能である場合に検討．それ以外の場合は活性炭の単独投与を行う．なお，意識レベルが低下している場合は，気管挿管せずに胃洗浄を行ってはならない
- 活性炭の投与：活性炭100gを（小児では50g，1歳以下では1g/kg）を500mLの微温湯（小児では20mL/kgの生理食塩液）に懸濁し，胃管から注入する．患者が意識清明であれば経口投与できる．6時間ごとに初回量の半分を反復投与する．腸閉塞を合併している場合は活性炭の投与は禁忌である →ⓒ

ⓑ パラコート製剤（プリグロックス®L，マイゼット®などの農薬）の中毒と推定されたら，酸素投与は最小量にとどめる．間質性肺炎を増悪させることを防ぐためである．パラコート中毒は1980年代までは高頻度で見られており[2]，現在も注意が必要である．

ⓒ 活性炭に吸着されにくい薬物：酸，アルカリ，アルコール，エチレングリコール，鉄，リチウム，ヒ素（吸着されにくいが使用可），カリウム，ヨウ素，ホウ酸，フッ化物，臭化物など．

迅速検査キット

中毒の原因物質を鑑別するために有用な迅速検査キットとしてトライエージ®DOAがある．トライエージ®DOAで鑑別できる薬物はフェンシクリジン類，ベンゾジアゼピン類，コカイン系麻薬，覚せい剤，大麻，モルヒネ系麻薬，バルビツール酸類および，三環系抗うつ剤の8種類である．ただし薬剤によっては検出できないもの（アモキサピンなど）もあり，注意を要する．詳細な情報はシスメックス社が公開している[3]．

（財）日本中毒情報センター

大阪中毒110番（365日 24時間対応）
　TEL 072-726-9923　（医療機関専用有料電話：1件につき2,000円）
つくば中毒110番（365日 9時〜21時対応）
　TEL 029-851-9999　（医療機関専用有料電話：1件につき2,000円）
タバコ専用電話（365日 24時間対応，テープによる情報提供：一般市民）無料
　TEL 072-726-9922

- 拮抗薬の使用を検討：拮抗薬が存在する中毒物質を**表1**に示す ➡ⓓ

ⓓ 亜硝酸アミル，亜硝酸ナトリウムは硫化水素にも有効である可能性がある．

表1 中毒物質と拮抗薬

中毒物質	拮抗薬
麻薬	ナロキソン
ベンゾジアゼピン	フルマゼニル
有機リン	アトロピン，PAM
青酸化合物	亜硝酸アミル，亜硝酸ナトリウム，チオ硫酸ナトリウム
ヒ素・水銀・鉛・銅・金・ビスマス・クロム・アンモチン	ジメルカプロール
アセトアミノフェン	アセチルシステイン
メタノール・エチレングリコール	エタノール

◆ 2．回復以後の対処

　急性薬物中毒が自殺を目的としたものであった場合，回復以後の対処にも配慮が必要となる．警察庁発表の統計資料によると，1998～2010年まで13年連続で自殺者数が30,000人を超えた．既遂した自殺の方法として薬物（農薬含む，ガスは除外）が占めるのは，全体の3％程度であり，服毒は多くの場合が致命的でない自傷行為である．しかし，服毒で自殺未遂を起こした患者が，後に別の方法で自殺企図することも多い[5]．

■ 自殺企図の再発リスクの評価

　自殺既遂者の多くは，自殺時に何らかの精神疾患を患っている[6]．治療可能な疾患によって自殺がもたらされることは避けたい．自殺未遂を起こした患者に対しては精神疾患と自殺のリスクを評価し，緊急度に応じて治療を開始すべきである．しかし，救急の現場で精神科の専門知識を持つスタッフが常に対応できるのは，一

通報と守秘義務

　現在のところ，医師が受診者の違法薬物の使用を発見した場合に，**警察**に通報する法的義務はない．
　麻薬及び向精神薬取締法第58条の2には，「医師の診察の結果受診者が麻薬中毒者であると診断したときには，すみやかに，その者の氏名，住所，年齢及び性別その他厚生労働省令で定める事項をその者の居住地の**都道府県知事**に届け出なければならない」とある．窓口は都道府県の薬務課である．ここで"麻薬"とは，モルヒネ，ヘロイン，コカイン，LSD，MDMAなど麻薬及び向精神薬取締法の規制対象に加え，あへん，大麻も含む．また，"中毒者"とは精神的身体的依存が形成されているものを指し，一回だけの使用の場合，届出対象とはならない．
　医師が覚醒剤の使用を発見し警察に通報したことを，受診者が訴えたケースがあったが，「医師が，必要な治療又は検査の過程で採取した検体から違法薬物の成分を検出した場合，警察に通報することは守秘義務に違反しない」という旨の司法判断がなされている（最決平成17年7月19日刑集50巻6号600頁）．

部の医療機関のみである．救急を受けている病院で，患者の精神症状の詳細な評価は難しいことが多い．→ⓔ

そこで，精神科のない施設では，急性薬物中毒から回復した患者が，「必ず精神科を受診する．それまでの間，自傷行為を行わない」と約束できるか評価を行う．→ⓕ

・患者（および家族）が上記の約束に同意できれば，治療終了とする
・患者が治療者と会話することができない，あるいは約束に同意できないときは，治療を途切れさせずに精神科に引き継ぐ →ⓖ

2 自殺のリスクが高い場合の対応

患者が精神疾患のため自殺企図を行うおそれがあるとき，治療に同意できない患者を精神科病院に入院させるため整備された法制度がある．

> **精神保健福祉法第33条：医療保護入院**
> 精神科病院では，精神保健指定医の診察の結果，精神障害者であり，入院治療を必要とすると判断されたが，本人の同意が得られない患者を，保護者の同意により入院させることができる．

医療保護入院を成立させるためには，入院治療に同意できる保護者の存在が不可欠である．保護者が患者を精神科病院まで連れて行ければ，この制度により入院治療を開始することができる．→ⓗ

患者の自殺のリスクが著しく切迫しており，かつ，保護者の治療同意が得られない時，あるいは，患者が抵抗するため精神科病院まで連れて行けないときには，警察へ通報し，患者を保護してもらう．

> **精神保健福祉法第29条：措置入院**
> 精神障害者であり，自身を傷つけ又は他人に害を及ぼすおそれがある者は都道府県知事の命令により精神科病院に入院させることができる．

ⓔ 重篤な抑うつ状態の患者でも，自傷行為の直後に一時的に抑うつ症状が目立たなくなることがある．短時間での評価では抑うつ症状の経過を予測できない．

ⓕ 希死念慮を持つ患者に自殺について尋ねることは，自殺のリスクを増加させるものではないとされる．ただしその際に，（自傷行為を叱責したい気持ちは抑えて）傾聴に徹し，患者の感情を受容することが重要である．

ⓖ 診療報酬に関して，精神科医療連携加算という項目が創設され，救急治療に加え精神科治療を行うためのスクリーニングを行う努力が評価されるようになった．

ⓗ 精神保健福祉法の規定では，保護者となり得るのは，後見人・保佐人・配偶者・親権者・扶養義務者に限られる．

過量服薬を反復する患者

致命的でない過量服薬を行った患者に対する16年間の追跡調査で，死亡は17％認められ，そのうちの約20％が自殺と推定された[7]．彼らに対応する際に，将来的な自殺既遂の可能性を軽視できない．

一方，自殺企図を繰り返し，救急救命センターに来院する患者に対する調査[8]によると，自殺企図手段の中で最も多いものは精神科処方薬の過量服薬であった．精神科治療が頻発する自殺企図を直ちに止めることはできないのが現状である．

救急と精神科の連携がよりスムースになり，互いに負担を減らしながら自殺企図の治療を行えるような体制が望まれる．病院間の連携に対し，さらに診療報酬上の加算を加えていただきたい．

措置入院にあたっては保健所からの依頼により精神保健指定医が診察することが必要である．警察官は精神保健福祉法24条の規定により，保健所に対して措置鑑定のための通報をすることになる．→❶

❶ 警察に通報し，自殺の恐れが切迫している患者を警察官に保護してもらう際に，措置入院が必要になる旨の説明が必要であることもある．手続きが煩雑であり，現実的にはこの制度を利用するのは，「最後の手段」である．

＜文献＞

1）『急性薬物中毒の指針』日本総合病院精神医学会治療戦略検討委員会，星和書店，2008
2）古澤俊一，鎌田武信：中毒　薬物・農薬，CLINITIAN，358：167-176，1987
3）www.sysmex.co.jp/〔シスメックス社ウェブサイト〕
4）http://jsct.umin.jp/page037.html〔日本中毒学会ウェブサイト〕
5）Lilley, R. et al.：Hospital care and repetition following self-harm: multi-centre comparison of self-poisoning and self-injury. Br. J. Psychiatry., 192（6）：440-445, 2008
6）玄東和，張賢徳：自殺と精神障害．精神医学，51，1043-1052，2009
7）Owens, D. et al.：Mortality and suicide after non-fatal self-poisoning：16-year outcome study. Br. J. Psychiatry, 187：470-475, 2005
8）市村篤：自殺と再企図予防．精神医学，51：1061-1067，2009

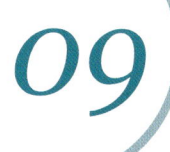

第2章 治療マネジメントの実際とコツ

09 感染管理

根本隆章，児玉貴光，松田隆秀

感染管理とは，医療施設内における感染流行の予防を目的とした取り組みで，予防活動や流行対策などが含まれる．→ⓐ

【予防活動】
・院内サーベイランス
・標準予防策，隔離予防策などの感染症の伝搬予防
・器具などの消毒指導
・予防接種に関する活動
・医療従事者を防護するための防護具についての啓蒙と指導

【流行対策】
ある感染症が複数例発生した際に原因を突き止め，それに対する適切な対策を講じることによって感染症の発症抑制を早期に図る．

本稿では現場で必要とされる予防活動について，実際に覚えておきたいことを中心に記述することとする．

◆ 1. 院内サーベイランス

施設内での感染症の発生状況を把握し，統計解析する．それにより感染症の発生パターンから病原微生物の動向や感染伝搬経路などを突き止め，予防につなげていくことを目的とする．

具体的にJANIS（日本院内感染対策サーベイランス事業）では，検査部門，全入院部門，手術部位感染部門，集中治療室部門，新生児集中治療室部門に分けてサーベイランスが実施されている（表1）．これらの情報をデータ化し，常時感染症の動向を把握しておくことが重要である．

ⓐ CDCによる院内感染管理プロジェクトSENIC（study on the efficacy of nosocomial Infection control）は，感染監視活動と予防活動を重点的に行うことにより，院内感染の発症率を約32％減少させることができたと報告している[1]．

表1 各部門のサーベイランスの調査内容

検査部門	主要な細菌の分離頻度および抗菌薬の感受性
全入院部門	主な薬剤耐性菌による感染症の発生状況
手術部位感染部門	手術部位感染のリスク因子ごとの発生率やその原因菌に関するデータ
集中治療室部門	ICUで発生する3種類の院内感染症（人工呼吸器関連肺炎，カテーテル関連血流感染症および尿路感染症）の発生率やその原因菌に関するデータ
新生児集中治療室部門	NICUで発生する院内感染症の発生率やその原因菌に関するデータ

BSI（blood stream infection）
　デバイス以外に感染源は認められず，血液関連検体より細菌もしくは真菌が検出された場合を定義する．

SSI（surgical site infection）
　感染が術後30日以内に起こり，手術手技に関連している場合を定義する．切開部表層，切開部深部，臓器/体腔に分けられる．
　以下のサイトにCDC（アメリカ疾病予防局）のガイドライン和訳が掲載されている．詳しくはそちらを参考にしていただきたい．
http://www.muikamachi-hp.muika.niigata.jp/acad_cdc.html

◆2．標準予防策

　スタンダードプリコーションについて図1に示す．
・使用済の針は専用の針ボックスに片付ける（図2）
・床・壁など環境表面の汚染時には手袋を着用し，ペーパータオルと消毒薬で清拭消毒する
・汚染されたリネンは周囲への汚染を防ぐために，洗浄までビニール袋などに入れて適切に保管する．血液や体液で周囲を汚染する可能性のある患者は個室に収容する

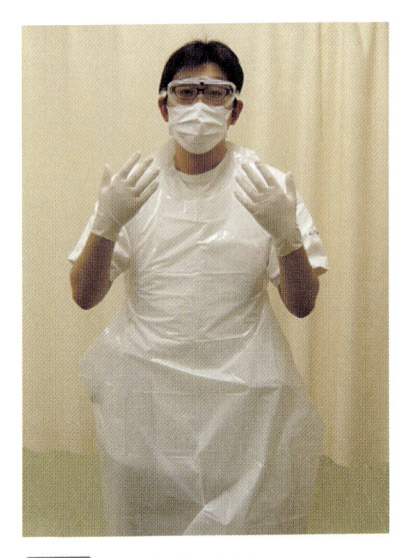

図1　スタンダードプリコーション
患者の体液・分泌物・排泄物・損傷皮膚・粘膜に触れる前後に手洗いを行う．処置の際は手袋着用を行い，状況に応じてマスク，ゴーグル，フェイスシールド，ガウンも着用する

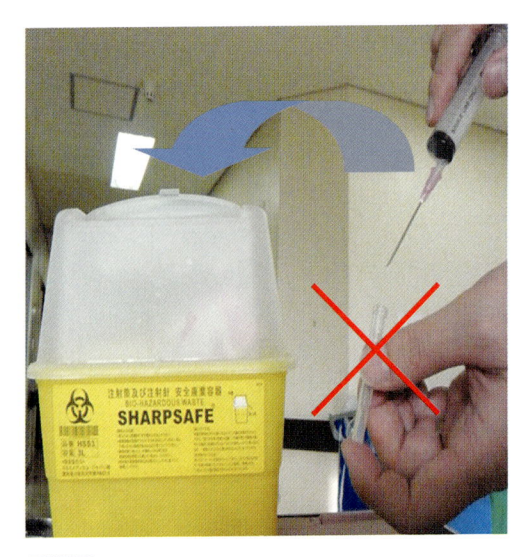

図2　使用後の針の取り扱い
・注射針やメスなどの鋭利な物はリキャップしない
・使用した針は専用の医療廃棄物容器に捨てる
・患者の体液に触れる可能性がある場合は必ず手袋を装着する

〔**隔離予防策**[2)]〕

1）空気感染に対する隔離
- 空気中に浮遊している病原体を吸い込むことにより感染するため，陰圧室がない場合は個室に収容する
- 入室は最小限にして入室の際には，N95マスク（→ⓑ）を着用する．患者を収容する部屋は1時間に6回以上の強制換気により陰圧を保つ
- 院外へは**HEPAフィルター**を介して排気する．構造上不可能な場合にはポータブルのHEPAフィルター内蔵空気清浄機を代用し，**1時間に12回換気を行う**[3)]
- 患者移送のため公共エリアを通過する際には外科用マスクを着用させ，気管挿管を行っている際には呼気フィルターを装着する

2）飛沫感染に対する隔離
- 患者から**半径1m以内**で活動する場合は（自分に）外科用マスクを着用する
- 個室隔離・集団隔離の際にはベッドを2mずつ離して配置する
- 患者移送のため公共エリアを通過する際には（患者に）外科用マスクを着用させる

3）接触感染に対する隔離
- 患者や汚染表面への接触前後に手洗い（→ⓒ）を行い，処置の際は手袋を着用する
- 患者や汚染表面に大きく接触する可能性がある場合はガウンを着用する
- 個室内で使用する医療器具は原則として専用とする

3．消毒方法

患者の手が触れる病室や共用エリアの接触表面は，日常的な清拭により清掃する．手が触れない壁や床は1日1回の清掃でよい．
メチシリン耐性黄色ブドウ球菌やバンコマイシン耐性腸球菌，*Clostridium difficile*保菌者の接触する領域では4級アンモニウム塩やアルコールを用いた清拭により日常的に消毒を行う．

4．医療従事者に必要な予防接種について

仕事に従事している際に暴露される可能性があり，予防できるものはワクチン接種を済ませておく．本来であれば，入職時に抗体を有することを確認するべきであるが，残念ながら実施している病院は多くはない．

ⓑ N-95マスク：「N」はオイルミスト非対応（not resistant to oil），「95」は0.3マイクロメートル以上の微粒子を95％カットできるという意味である．

ⓒ ウィーンのゼンメルワイスとボストンのオリバー．W．ホームズの研究で医療従事者の手と院内感染との関連性が示唆された．
→ 病原体の拡散を防ぐために大切なのは手洗い[4)]．

入職時に必ず確認をしておくもの！！（重要）
CDCでは以下のワクチン接種を強く推奨している[5]．
B型肝炎，麻疹，水痘，風疹，ムンプス
→ 抗体がなければ，必ずワクチン接種を済ませておく
・入職時に接種が望ましいワクチン：**DPTワクチン，髄膜炎菌ワクチン**
・毎年必要なワクチン：**インフルエンザウイルスワクチン**
➡ ⓓ

ⓓ 米国では以下のものに関しても接種が望ましいとしている[5]．
BCG，A型肝炎ウイルス，チフス，ワクシニア

◆5. 防護具について

医療従事者が感染性物質からの暴露を防ぐために身につける衣類や器具を指す．

防護具には手袋，ガウン，帽子，フェイスシールド，マスク，ゴーグルなどがあり，状況に応じてどこまで防御すべきか決められている．

脱ぎ方としては，汚染のひどいものから脱ぎ，防護具の内側に触れないようにする[6]（**図3**）．

感染性物質に暴露して立ち去る際には，防護具を外して消毒または廃棄する[6]．

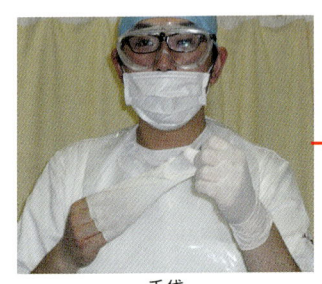

手袋 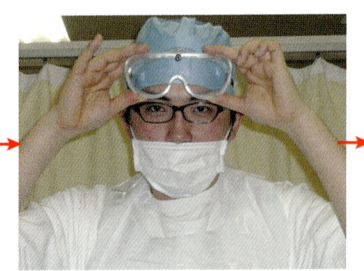 → ゴーグル 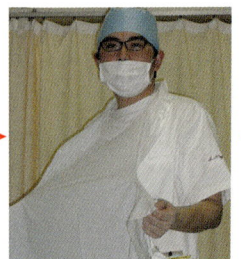 → エプロン →

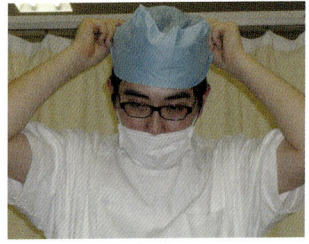

帽子

図3　防護具の脱ぎ方

<文献>

1) Haley, R. W. et al.: The efficacy of infection surveillance and control programs in preventing nosocomial infections in US hospitals. Am. J. Epidemiol., 121：182-205, 1985
2) Guidelines for preventing the transmission of mycobacterium tuberculosis in health-care settings, MMWR, 54（17）：36-37, 2005
3) 2007 Gudeline for isolation precautions：Preventing transmission of infectious agents in healthcare settings, pp70-71
4) Rotter, M.：Hand washing and hand disinfection [chapter 87]. In:（Mayhall, C. G. ed.）Hospital epidemiology and infection control（2nd ed.）, pp1339-1355, Philadelphia, Lippincott Williams & Wilkins, 1999
5) Immunization of health-care workers: recommendations of the advisory committee on immunization practices（ACIP）and the hospital infection control practices advisory committee（HICPAC）, MMWR, 46（18）：1-42, 1997
6) 2007 Gudeline for isolation precautions：Preventing transmission of infectious agents in healthcare settings, p135

第2章 治療マネジメントの実際とコツ

10 薬物血中濃度の決め方

吉村 章

日常使用する薬物の中で，それぞれの患者に個別化して投与量の調節を必要とするものがある．それらにはTDM（therapeutic drug monitoring：治療薬物モニタリング）を行い，薬物血中濃度の測定・解析を行ったうえで，血中濃度を適正な領域に保つように用法・用量を設定する．

1. TDM（治療薬物モニタリング）の概要

たとえ投与した薬物量が同じでも，さまざまな因子により反応は患者ごとに異なる．そのため，PK（pharmacokinetics：薬物動態），PD（pharmacodynamics：薬力学）の概念を用い，血中濃度と効果の関係を見つけることが必要である．

- PKは，投与した薬剤の体内動態（血中濃度，組織内濃度）を示す
- PDは，標的臓器に到達した薬剤がどの程度の活性を有しているかを示す
- 臨床でよく用いられるPK–PDパラメータは，AUC/MIC，Cmax/MIC，Time above MIC（t＞MIC）などである（図1）　→ⓐ

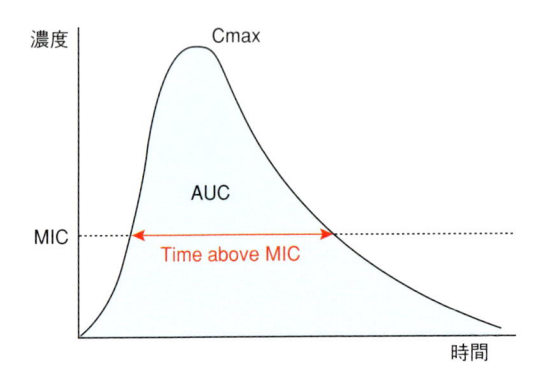

ⓐ Cmax：最高濃度
MIC：最小発育阻止濃度
薬の量→AUC（area under the curve）

図1 PK/PD解析に用いられるパラメータ

2. TDMの適応

日常使用する薬剤の中で，**表1**にあげているものがTDMの対象となりえる代表的なものである．

- 有効治療域が狭く重篤な副作用があるもの．TDMの対象となる

表1 TDMの対象になりえる薬剤

ジギタリス製剤	ジゴキシン（ジゴシン®）
テオフィリン製剤	テオフィリン（ネオフィリン®）
抗不整脈薬	プロカインアミド（アミサリン®），アプリンジン（アスペノン®），ジソピラミド（リスモダン®），リドカイン（キシロカイン®），ピルシカイニド塩酸塩（サンリズム®），メキシレチン（メキシチール®），コハク酸シベンゾリン（シベノール®），アミオダロン（アンカロン®）
抗てんかん薬	フェノバルビタール（フェノバール®），ニトラゼパム（サイレース®），ジアゼパム（セルシン®），フェニトイン（アレビアチン®），バルプロ酸ナトリウム（デパケン®），カルバマゼピン（テグレトール®）
アミノグリコシド系抗菌薬	ゲンタマイシン（ゲンタシン®），アミカシン（アミカマイシン®），トブラマイシン（トブラシン®），アルベカシン（ハベカシン®）
グリコペプチド系抗菌薬	バンコマイシン（バンコマイシン®），テイコプラニン（タゴシッド®）
免疫抑制薬	シクロスポリン（サンディミュン®），タクロリムス（プログラフ®），メトトレキサート（リウマトレックス®）

薬剤のほとんどが含まれる（ジギタリス製剤，抗菌薬など）
・用量と血中濃度の関係に個人差が大きいもの（ジギタリス製剤，抗菌薬など）
・薬効および副作用の測定が容易でないもの（抗てんかん薬など）
・用量と血中濃度の関係において，直線関係が成り立たないもの（テオフィリンなど）

3．採血における留意点

採血をするのが難しい患者はいる．しかし，TDMを行う際には基本的なことにも配慮したい．

1 基本的な留意点
・薬物血中濃度を測定する際の採血は，通常静脈で行う
・点滴静注を行っている場合は，薬物が投与されているルートとは異なる四肢から採血をする
・やむをえず点滴ルートから採血を行う場合には，点滴ルート内に薬物の残留がないように注意する．シクロスポリンを使用中に中心静脈カテーテルから採血を行う場合，カテーテル内面に吸着していたシクロスポリンが遊離し，検査結果が実際の血中濃度より高くなることあるので注意する

2 採血のタイミングに関する留意点
採血をするタイミングも重要なポイントである．
・多くの場合，投与直前に採血（最低血中濃度：トラフ値という）をする

- テオフィリンはピーク値に依存して副作用が起きるため，ピーク値を測定する
- アミノグリコシド系抗菌薬はピーク値とトラフ値の両方を測定する
- フェノバルビタールは半減期が長く血中濃度の変動が小さいため，採血をいつ行っても問題ない

◆4．薬物投与の実際（抗菌薬を例に）

抗菌薬の使用を例に解説する．
- 抗菌薬はPK/PDの観点から，時間依存的に効果を発揮するものと，濃度依存的に効果を発揮するものとに分けて考えるのが主流になっている
- ペニシリン系，セファロスポリン系，カルバペネム系などは時間依存性の抗菌薬で，Time above MIC がより長いほど効果がある．腎機能が正常な患者にこれらの抗菌薬を1日2回で投与しても効果が期待できないことが多く，1日3～4回に投与回数を増やす必要がある
- アミノグリコシド系やニューキノロン系は濃度依存性であり，最高血中濃度（Cmax/MIC）が高いほど殺菌効果が得られるため，逆に投与回数を少なくして最高血中濃度を高くする

■1 アミノグリコシド系抗菌薬

アミノグリコシド系抗菌薬は，安全に使用できる血中濃度の幅が狭いため，TDMを行う必要があり，通常は血中濃度のピーク値とトラフ値の結果を用いる．
- 最初の血中濃度測定は，濃度が安定する3回投与した後に行う
- ピーク値測定用の採血は，点滴終了後から30分経過した時点で行う →ⓑ
- トラフ値の測定は，次の点滴直前に採血する
- トラフ値を参考に投与間隔を，ピーク値を参考に投与量を調節する →ⓒ
- アミノグリコシド系抗菌薬は，8～12時間ごとに投与するのが一般的だが，1日1回の投与方法も盛んに用いられるようになってきた．ただし，重度の腎機能低下，心内膜炎，髄膜炎などの症例では適用できない
- 1日1回投与法は，1回投与量を十分多くすることで濃度依存の効果を最大限に生かし，その後はPAEによって細菌の増加を抑える方法である．また，1日1回投与により腎毒性や耳毒性などの有害作用を軽減できるとも考えられている →ⓓ
- 1日1回投与法のTDMには，トラフ値のみの測定で十分であり，ノモグラムを使用すればいつ採血してもよいという利点もある →ⓔ

ⓑ ピーク値の採血をする最適なタイミングについては，諸説ある．

ⓒ 具体的なトラフ値とピーク値は，Johns Hopkins Abx Guide (http://prod.hopkins-abxguide.org/) を参考にするとよいだろう．このサイトは，初めに登録をする必要があるが，無料で利用できる．

ⓓ PAE (postantibiotic effect) は，抗菌薬を細菌に一定時間作用させると，血中・組織での抗菌薬が有効濃度以下になっても，細菌の再増殖をある期間抑えられる効果を持つという理論．

ⓔ アミノグリコシド系抗菌薬は，血中濃度と投与後から採血するまでの時間が1次関数で表されることがわかっており，投与時間と採血時間さえはっきりしていれば，いつ採血をしてもノモグラムに当てはめて，投与量が適切かどうかを判断することが可能である．

- 初回の投与量は，サンフォード「熱病」マニュアルなどを参考に，腎機能によって調整する．推定クレアチニン・クリアランス値はCockcroft-Gaultの式を使い計算する

〈 Cockcroft-Gaultの式 〉

$$Ccr\,(mL/分) = \frac{[140-(年齢)] \times (理想体重)}{72 \times [血清クレアチニン値\,(mg/dL)]}$$

※女性は上の式に ×0.85

- 肥満患者においては，理想体重の代わりに次の式で求められる調整体重で計算する[1]

〈 肥満患者のための調整体重 〉

調整体重 = 理想体重 + 0.4 ×（実測体重 − 理想体重）

2 バンコマイシン（グリコペプチド系抗菌薬）

- 以前は，ピーク値とトラフ値の両方を測定していが，最近はトラフ値のみの測定で十分と考えられている
- 投与量は，腎機能による用量の調節が必要である．腎機能が正常な患者の場合，15〜20 mg/kg（多くの場合1回1g）を1日2〜3回で開始する
- 血中濃度が安定した5回目の投与直前に最初のトラフ値を測定する
- トラフ値は，10〜15 mg/L（耐性菌の誘導を防ぐためにも必ず10 mg/L以上）になるよう調整する
- 使用対象が菌血症，心内膜炎，骨髄炎，髄膜炎，黄色ブドウ球菌による病院関連肺炎などであれば，トラフ値15〜20 mg/Lを保つ必要がある
- 重症患者に対して一刻も早く血中濃度を上昇させたい状況では，25〜30 mg/kg（実測体重に基づいて）のローディングをするという方法もある[2] ➡ f g

f 最近は，以前に比べ高用量を使うようになってきている．投与速度にも注意し，1時間以上かけて投与する．もしバンコマイシンを急速に注入すると，顔や頸部などの紅潮が起きるレッドパーソン症候群（red person syndrome）が引き起こされるためである．

g 真の過敏反応ではなく，局所的なヒスタミン放出が原因と考えられている．

<文献>

1) Wurtz, R. et al.: Antimicrobial dosing in obesevpatients. Clin. Infect. Dis., 25: 112-118, 1997
2) Rybak, M. J. et al.: Vancomycin therapeutic guidelines: A summary of consensus recommendations from the infectious diseases society of America, the American society of health-system pharmacists, and the society of infectious diseases pharmacists. Clin. Infect. Dis., 49: 325-327, 2009

TDM導入のために

自施設内で抗菌薬の血中濃度が測定できないなど，TDMの環境が整っていない施設も多いと思う．しかし，薬剤の効果を最大限引き出し，有害作用を最小限にすることのできるTDMを，率先して導入してほしい．そのためには，薬剤師の協力者を探すことが大切である．もし協力者がみつからない場合は，製薬メーカーMRからTDMソフトを入手して，まずは自ら実践してみてはどうだろうか．

第2章 治療マネジメントの実際とコツ

11 ステロイド・パルス療法

中屋孝清

臨床で使用される副腎皮質ステロイド（以下ステロイド）として，グルココルチコイドが使用される．ステロイドには抗炎症作用があり，今日の臨床現場において，ステロイドほど多岐にわたる炎症性疾患でその治療効果が認められる薬剤はない．しかし，ステロイドは病的に活性化された炎症反応を抑制するにすぎず，基本的にはいったん治療を開始した場合は，その治療期間は月から年単位の長期間となることがほとんどである．また，ステロイドにはさまざまな副作用があり，特に長期間の投与になると，その副作用のコントロールに難渋することも多い．そのため，ステロイド治療をする場合は，どういった疾患や病態に対して投与するのかという目的をある程度はっきりさせたうえで投与をすることが重要であるといえ，安易なステロイド薬の投与は慎むべきである．ステロイド治療が必要と考えられる場合は，基本的にはステロイドの作用や副作用に精通した臨床経験の豊富な専門医に意見を聞いたり，紹介をしたりするべきといえる．

◆ 1. ステロイド・パルス療法

1 適応

ステロイド・パルス療法（以下，パルス療法）は1969年，Kountzら[1]が腎移植時の急性拒絶反応を抑制する目的で使用したことから始まっている．その後，さまざまな疾患や病態に対してパルス療法は適用されているが（表1），基本的には著しい炎症反応や免疫異常から重症化した例，通常のステロイドでの用量にて病態のコントロールが困難な難治症例などに行われることが多く，

表1　ステロイド・パルス療法の適応と考えられる代表的な疾患や病態

膠原病	中枢神経ループス，多発性筋炎，皮膚筋炎，悪性関節リウマチ，血管炎症候群（結節性多発動脈炎，側頭動脈炎，Wegener肉芽腫症，Churg-Strauss症候群）
呼吸器疾患	間質性肺炎（急性期，増悪時），薬剤性肺炎
腎疾患	糸球体腎炎（急速進行性糸球体腎炎，Goodpasture症候群，IgA腎症，膜性腎症，巣状糸球体硬化症，膜性増殖性糸球体腎炎）
血液疾患	特発性血小板減少性紫斑病，自己免疫性溶血性貧血，血球貪食症候群
神経疾患	多発性硬化症，重症筋無力症
消化器疾患	潰瘍性大腸炎，Crohn病
その他	急性循環不全，ARDS

また，パルス療法を行う対象症例が重症例であることも多いため，その有効性を示した二重盲検試験は行われていないのが現状である．

2 投与方法

200〜500 mLの輸液にメチルプレドニゾロン 1,000 mgを溶解し，1時間以上かけて点滴静注し，これを3日間投与することを1クールとする．→ⓐⓑ

3日間のパルス療法のみでステロイド投与を終了する場合もあるが，多くは**パルス療法後にプレドニゾロン 0.5〜1 mg/kgでのステロイド後療法を行う**．パルス療法を1クール施行しても病態の改善に乏しい場合は1週間ごとに最大3クールまで繰り返すことがあるが，**繰り返す回数が多いほど，消化管出血や日和見感染症などの合併症のリスクが高くなることも忘れてはならない**．

3 パルス療法後のステロイド後療法

膠原病などの自己免疫性疾患，腎疾患，間質性肺炎などの慢性疾患に対してパルス療法を行った場合は，ステロイド後療法を必ず行う．後療法時のステロイドの用量については，パルス療法後の病状の改善の程度，疾患に対するステロイドの反応のしやすさなどを総合的に判断して決定されるが，客観的な判断基準があるわけではなく，経験に基づいて行われることが多い．その後は，病状が再燃しないように徐々にステロイドを減量していくが，減量するまでの期間や速度についても決まったものはなく，専門医の経験に基づいた判断で行われる．一般的には**プレドニゾロンを10〜15 mg/日以下に減量する場合に病状の再燃が起きることが多い**ことから，この量付近からの減量にはさらに慎重を要する．

◆2. 遷延するARDSに対するステロイド療法

ARDS〔acute respiratory distress syndrome，急性呼吸促迫（窮迫）症候群〕に対するステロイド療法の意義については，予後の改善には寄与しないという論文が多い．多施設での大規模な無作為比較試験[2]では，7日以上の遷延するARDSに対するステロイド療法について，5％ブドウ糖液 50 mLに溶解したメチルプレドニゾロン 2 mg/kgを1回投与後，6時間ごとにメチルプレドニゾロン 0.5 mg/kgを14日間，12時間ごとに0.5 mg/kgを7日間投与するというプロトコールで行われた．最初の28日での人工呼吸器やショックからの離脱などに有効であったが，60日や180日での院内死亡率はステロイド投与群で高く，特に14日以降にステロイドを投与した症例については有意に死亡率が高く，ルーチンにステロイドを投与すべきではないとの結果であった．

このことは，ARDSに対してステロイドの投与が完全に否定されたわけではないが，**パルス療法のように高用量のメチルプレドニ**

ⓐ ステロイドにはハイドロコルチゾン，メチルプレドニゾロン，デキサメタゾン，ベタメタゾンなどさまざまな種類がある．その中で，パルス療法にメチルプレドニゾロンが使用される理由は，Na貯留作用が少なく，半減期が短いからと考えられる．

ⓑ パルス療法という場合，通常はメチルプレドニゾロン 1,000 mgでの投与を指すが，疾患の程度や病態によって500 mgや250 mgといった量での投与をすることがあり，ハーフパルスあるいはミニパルス療法と呼ぶことがある．

ゾロンの投与や，発症から時間の経過したARDSには投与は勧められないということを示しているといえる．

◆3.専門医から見た患者を紹介するタイミング

　いかなる疾患の場合にもいえることであるが，ステロイド療法の適応となる疾患の診断にはそれぞれ診断基準があり，その中でも該当する臓器の生検検体からの病理組織学的診断が重要な位置を占めることが多い．呼吸器疾患の場合，代表的な疾患として間質性肺炎が挙げられるが，気管支内視鏡による経気管支肺生検や胸腔鏡による外科的肺生検が確定診断に重要である．しかし，気管支内視鏡や全麻下での胸腔鏡は患者への侵襲性が高く，しかも疾患の病状が進行し，酸素投与を要する呼吸不全を呈している状態では検査自体が適応外となる．そのため，**疾患の経過を診ながら，適切なタイミングで組織生検を行うことで治療の時期も逃したくない**というのが専門医の考える立場である．

　疾患の多くは慢性の経過を呈するが，1ヵ月以内の短期間に急速に病状の悪化する病態もあることに留意すべきである．また，ステロイド療法は患者の臨床経過，身体所見，各種検査所見（血液，画像，組織など）を総合的に判断・解釈し，確定診断に導いたうえで行うことが重要である．しかし，実際には**病状の急速な悪化や重篤な臓器障害のために，診断よりも治療が優先される場合もある**．このように患者の病態がステロイド療法の適応となる疾患によることが疑われた場合は，できるだけ早いうちに該当する専門医の意見を聞いたり，紹介したりすることが必要である．

◆4. ステロイド・パルス療法で効果がない場合の次の一手

　疾患にもよるが，通常はパルス療法にて目立った効果がないものの，多少効果があると考えられる場合は再度パルス療法を行うことがある．しかし，パルス療法を行ったが全く臨床症状が改善しない，あるいは明らかに病状が悪化している場合はステロイド療法が無効であると考えられるため，その時点で専門医に紹介することが必要である．この場合，①疾患がステロイド療法の適応ではない，②疾患の病勢をステロイド療法のみでコントロールできないなどが考えられる．特に症例が感染性疾患であった場合は，ステロイド療法を行うことで患者が致死的な経過をたどるだけでなく，周囲の患者や医療従事者へも感染のリスクを広めることにもなりかねない．②の場合は，**ステロイドに加えてシクロフォスファミド，シクロスポリン，アザチオプリンなどの他の免疫抑制**

剤や免疫グロブリン製剤を併用することがある．疾患によって併用する薬剤の種類，投与量，投与期間はそれぞれ異なっている．

5. 症例

◆ ステロイド療法を行った症例（特発性器質化肺炎）

77歳の女性．2008年1月中旬より乾性咳嗽，その後発熱が出現し，近医にて肺炎の診断にて入院のうえ，抗菌薬などの投与を受けた．しかし，改善しないため，2月下旬に当科に紹介入院となった（図1A，C）．診断目的に気管支内視鏡による経気管支肺生検を右B^{2}b，B^{3}aから行い，病理組織学的に器質化肺炎に矛盾しない結果であった．呼吸不全などの呼吸器症状が強くないため，パルス療法は行わず，3月上旬よりプレドニゾロン30mgを開始した．その後，約1ヵ月ごとに5mgずつ減量し，3ヵ月後の5月には病変部位はほぼ消失した（図1B，D）．4ヵ月後にはプレドニゾロン10mgとなり，同時に吸入ステロイド（ブデソニド）の併用を開始した．2009年4月下旬の胸部単純X線（図1E）でも疾患の再燃はなく，同年6月下旬よりプレドニゾロン3mgに減量した．しかし，8月上旬に右下葉に疾患の再燃を認め（図1F），9月上旬のHRCT（high resolution CT，高分解能CT）でも確認したものの（図1G），呼吸困難や咳嗽などの自覚症状に乏しかったため，プレドニゾロンの再増量は行わず，3mgのまま慎重に経過観察とした．

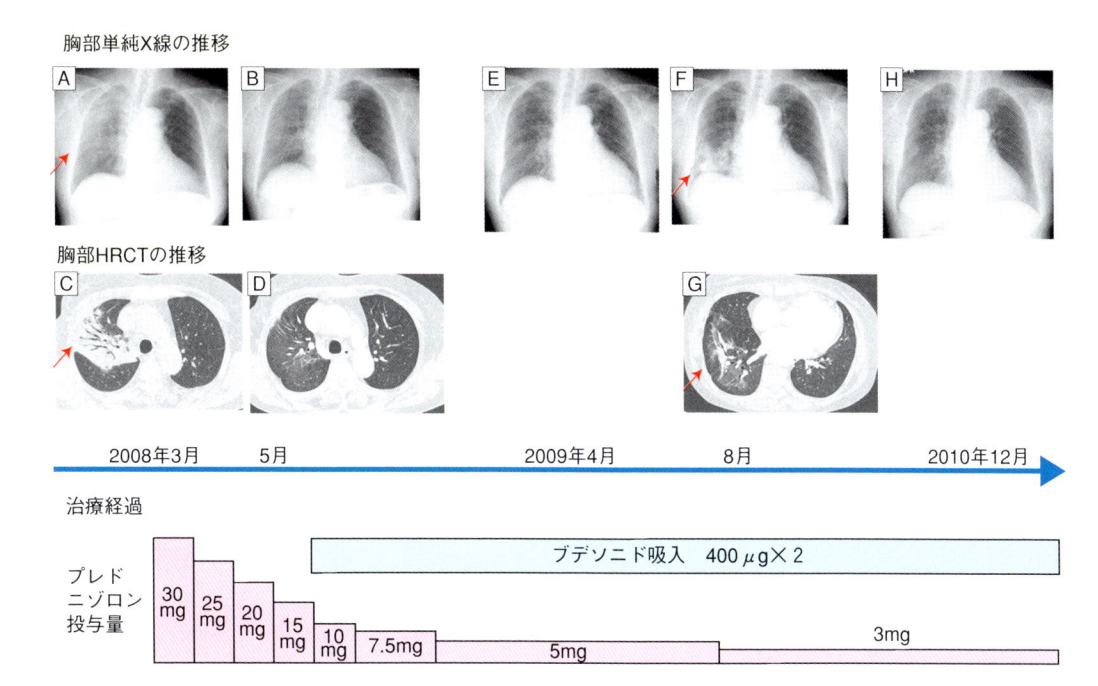

図1 症例（77際，女性）

2010年12月下旬の胸部単純X線（**図1H**）では右下葉の病変はほぼ消失し，再燃も認めなかった．現在も，ステロイド療法を継続中である．

ポイント

重篤な臓器障害（本症例では呼吸不全）がなかったため，病理組織診断に基づく確定診断を行ったうえで，ステロイド療法を開始した．また，パルス療法は行わなかった．

プレドニゾロンを10mgから減量するときに，器質化肺炎の再燃の可能性も考え，減量の速度をゆっくりすると同時に吸入ステロイドも併用した（ただし，吸入ステロイドによる間質性肺炎治療は症例報告での改善例があるのみ）．

プレドニゾロン3mgのときに器質化肺炎の再燃を認めたが，ステロイドを再増量することなく病変の改善を認めた．ステロイドを再増量しなかった理由は，器質化肺炎は間質性肺炎の中でもステロイド療法に反応しやすい疾患であること，疾患の再燃時に画像上の変化のみで咳嗽などの呼吸器症状はなかったこと，再燃時にステロイドを再増量する際はプレドニゾロン 10～20mgという中等量以上の比較的高用量でのステロイド投与が必要であり，増量に伴うステロイドの副作用が危惧されたことなどを総合的に判断したためである．

＜文献＞

1) Kountz, S.L. et al. : Initial treatment of renal allografts with intrarenal dose of immunosuppressive drugs. Lancet, 1 : 338-340, 1969
2) The national heart, lung, and blood institute acute respiratory distress syndrome（ARDS）clinical trials network : Efficacy and safety of corticosteroids for persistent acute respiratory distress syndrome. New Engl J Med, 354 : 1671-1684, 2006

〔謝辞〕本論文を執筆するにあたり，自治医科大学内科学講座呼吸器内科学部門教授 杉山幸比古先生にご校閲をいただきました．ここに深謝いたします．

トラブルシューティング

胸部X線単純写真や胸部CTで肺野に浸潤影を認め，細菌性肺炎を疑い，抗菌薬での治療を行うことがあるが，治療に反応しない場合は器質化肺炎，好酸球性肺炎などのステロイド療法の適応となる疾患の可能性も考えられる．このような場合は，専門医にコンサルトをすることが必要である．

CT読影の注意点

背景肺に肺気腫が存在する患者に心不全や感染性肺炎を合併する例はよく経験する．この時に胸部CTを撮影することが多いが，既存の気腫性変化に肺うっ血や感染性肺炎の病変が加わると，あたかも蜂窩肺が存在し，間質性肺炎の急性増悪を来たしたように見えることがあるので，背景肺に肺気腫が存在する症例のCT読影は慎重を要する．

第2章 治療マネジメントの実際とコツ

12 抗癌剤治療（CVポートシステムを中心に）

常塚宣男

抗癌剤治療（化学療法）の目的は血液悪性疾患のように根治的治療の場合と，多くの進行固形癌に対する延命，症状緩和などの場合がある．つまり，抗癌剤治療は一般的な進行固形癌では完治が大変珍しいということを前提に行う治療であることを肝に銘じておく．最適なレジメンは日進月歩であり，最新のエビデンスを勉強し，それらに基づいて推奨されたレジメンを日々把握することが肝要である．化学療法による延命＝QOLの保持という式は残念ながら現在では成り立たないため，画一的な推奨レジメンを全患者に盲目的に行うのではなく，患者の状態（performance status：PS），完遂率，有害事象，経済的負担などさまざまな要素を加味考慮し，レジメンを決定することが大切となる．最近はQOLを重視した外来化学療法が注目されており，本稿ではCVポート造設法について述べる．

◆ 1. CVポートシステム

　CVポートとは，中心静脈（central vein）をカテーテルにて皮下埋込式薬液注入ポート（→ⓐ）に接続したシステム（図1）のことで，抗癌剤治療の際には皮膚からこのポートに針を刺して抗癌剤を点滴する．経皮的に穿刺されるセプタムは通常シリコンでできており，ノンコアリングニードル（ヒューバー針：セプタムのシリコンが削り取られないような専用針）を用いての穿刺耐用回数は1,500〜2,000回であるとされる．カテーテルには先端孔型のオープンエンドタイプと，逆流防止機能をかねた側孔がつき，先端が塞がったグローションタイプに大別される．

　埋め込み型ポートの利点として，以下のことがあげられる．
① 皮膚の上からノンコアリングニードルをポートに穿刺するだけで，ルート確保が難しい症例でも確実に高濃度の薬剤を静脈内に投与可能
② 通常の点滴のように，血管外薬剤漏出や静脈炎，皮膚壊死がない
③ 逆行性感染，破損が少なく入浴可能
④ ポートを埋め込んだまま仕事やスポーツも可能

1 CVポートの抗癌剤の適応
起壊死性薬剤含有レジメン，インフューザー適用レジメン

ⓐ ポートは穿刺部の「セプタム（天井隔壁）」と薬液をためる「チャンバー（内室）」から形成されている．

A：ポートの様式図

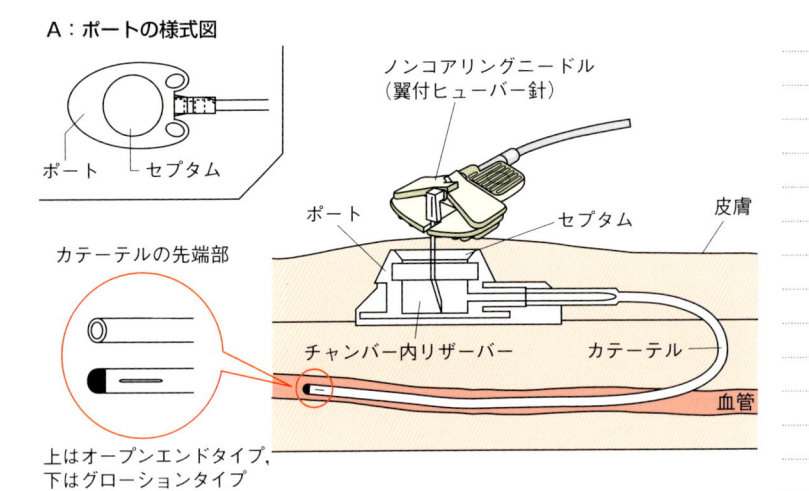

B：ポートの断面図

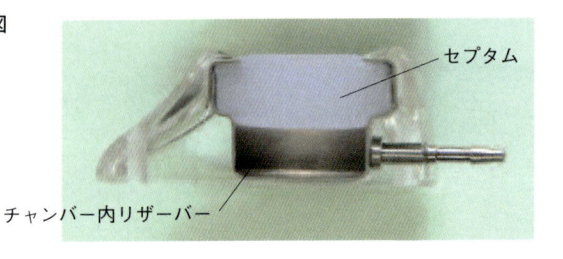

図1 ポートの構造
メディコスヒラタ（株）より提供

（FOLFOX6/FOLFIRI，CDDP含有レジメンなど長時間の点滴を必要とする場合）

2 CVポート造設部位

留置部位として胸部（鎖骨下静脈），頸部（内頸静脈），大腿部（大腿静脈），上腕部（尺側皮静脈，**図2**），前腕部（正中皮静脈，尺側皮静脈，橈側皮静脈，**図2**）などがある．

着衣時に隠れること，カテーテルの屈曲の頻度が少ないこと，などの理由で鎖骨下静脈が選択されてきたが，最近では衣服を脱ぐ必要のない上腕，前腕部がよく選択されつつある（**表1**）．

3 CVポート造設手技

超音波ガイド下（→ⓑ）あるいは造影透視下での挿入が推奨される（**図3**）．

❶ 上腕留置の場合，臥位で上肢を伸側を上に90度拡げる
❷ 駆血帯を上腕腋窩に巻き，上腕の静脈を拡張させる
❸ 尺側皮静脈を超音波にて描出し，穿刺する
❹ ガイドワイヤー，シースを用いてカテーテルを挿入する
❺ 皮下ポケットは穿刺部と別に作成する（→ⓒ）
❻ ポートの埋設は上肢の動きの妨げにならない部位を選ぶ

ⓑ 血管アクセス用超音波装置もある．2画面エコー画像がある場合，一方をトップラーエコーとするとわかりやすい．

ⓒ ポートよりやや大きめに作る．

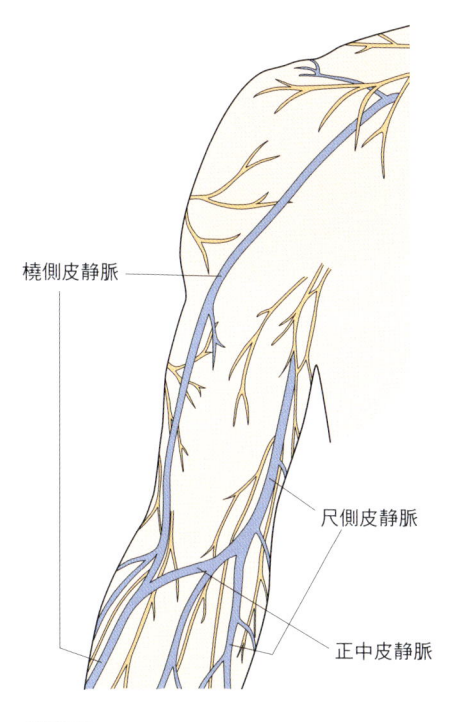

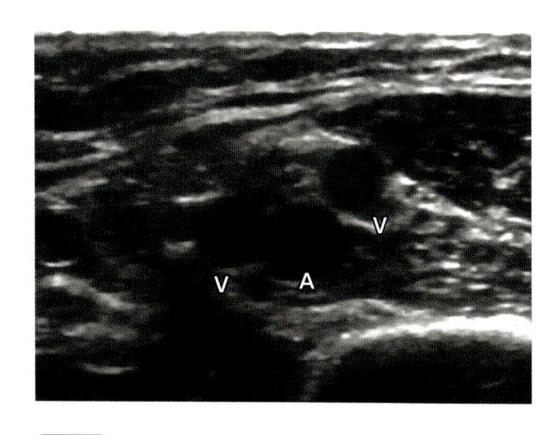

12 抗癌剤治療（CVポートシステムを中心に）

図2 上腕・前腕の穿刺静脈

図3 上腕エコー
V：静脈，A：動脈

表1 上腕部と前腕部の留置の違い

	上腕部留置	前腕部留置
穿刺部位	上腕静脈（尺側皮静脈）穿刺	正中肘静脈または尺側皮静脈
穿刺環境	造影下で穿刺（またはUS使用）	目視で穿刺
トラブルの有無	カテーテルが肘関節を通らないためトラブル少ない	カテーテルが肘関節通るため滴下不良などトラブルあり
留置部位	上腕部内側の固定のよい場所	前腕部正中の固定のよい場所

❼ ポートは通常筋膜上におき，非吸収性縫合糸を使用して固定する．皮膚のうえから確実にポートを触知できるように注意し，深さは5〜10mm程度がよい

❽ トンネラーで皮下ポケットとカテーテル穿刺部位に皮下トンネルを作成し，カテーテルを皮下ポケットまで引き抜く

❾ カテーテルを適当な長さに切離し，カテーテルロックを取り付け，ポートと接続する　➡ⓓ

バイタルポートミニタイプ（COOK）は，ポート径19mm，高さ7.2mmチタン製であり，アレルギー反応が少ない．カテーテルはシリコンゴム製で上腕部への留置に有用である[1]（**図4**）．

ⓓ カテーテル先端は上大静脈やや深めに留置する．あまりに浅いと，上腕の動きで内頸静脈に迷入することがある．

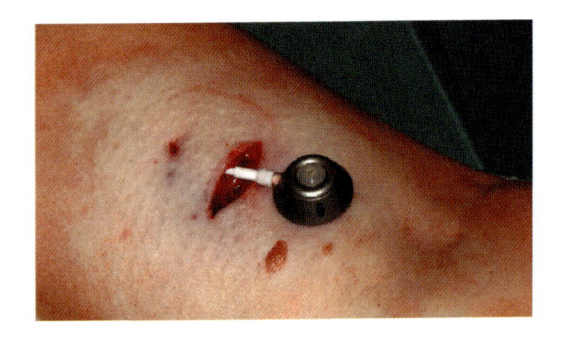

図4　皮下ポケットとバイタルポートミニタイプ

◆2．留置後の使用方法，マネジメント

　ヒューバー針はポートに対して垂直に穿刺し，針先がポートの底部に達することを確認する（ポートのサイズ・深さに見合った針を選択し，体動などによる針の自然抜去を避ける）．

　ヒューバー針への注入を10 mL未満のシリンジで行うと，過剰な圧力が加わるため使用しない．使用後には生理食塩液10〜20 mLにて洗浄を行う．

　逆流防止機能を持つグローションタイプのカテーテルの場合は生理食塩液での洗浄を行うのみでよく，ヘパリンロック（以下ヘパロック）は不要だが，オープンエンドタイプのカテーテルは閉塞防止のために洗浄後ヘパロック（ヘパリン 100単位/生理食塩液10 mL）を行う必要があるものがあるため確認しておく）．　→ⓔ

ⓔ ヘパロックは静脈留置の場合は少なくとも4週間に1度行うこと．動脈留置は少なくとも1週間に1度．

◆3．合併症と対策

　ポート留置時に発生する早期合併症としては，気胸，血胸，血管損傷，神経損傷，胸管損傷，空気塞栓などがある．遅発性合併症は以下のものがある．

1 カテーテルピンチオフ現象（図5）

　カテーテルが鎖骨と第一肋骨の間に挟まれて，損傷・離断すること．胸部X線上で鎖骨と第一肋骨の間でカテーテルが屈曲するときは注意する[2]．また，薬剤の注入に抵抗がある場合，血液の逆流がある場合は注意する．カテーテルを鎖骨中央部よりも外側の位

化学療法レジメンのポートに関する 予備知識

　ポート・カテーテルの材質によっては特定の抗癌剤の投与が禁止されているものがあるので注意する（**併用禁止薬**あるいは注意薬については，各ポート・カテーテルの添付文書に記載）．

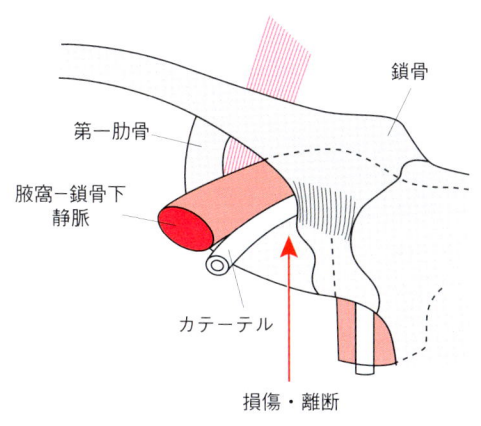

図5 カテーテルピンチオフ現象

置で鎖骨下静脈に挿入することにより，鎖骨と第一肋骨の間で起こりえるカテーテルの閉塞や損傷，断裂を防ぐことができるため，上腕留置はこの危険性がない．

2 フィブリンシース，ポート・カテーテルの閉塞

カテーテル周囲に好酸性物質と炎症性細胞から構成される蛋白様物質が析出してシース（鞘）を形成することをフィブリンシースと呼ぶ．カテーテル孔が覆われると一方向弁となり，薬剤注入はできるが吸引ができないといった状態になる．さらにカテーテル全体が鞘状に覆われてしまうと，ポートに注入した薬液が鞘の中を通り逆流し皮下に漏れてくるという現象が起こりうる．対策としてはウロキナーゼの圧入，ポートとカテーテルの抜去・再留置を行う．

3 ポート，ポート・カテーテル接続部の破損

ノンコアリングニードルを用いずに通常の注射針を用いた場合，あるいは過度に頻回の穿刺，高圧での薬剤の注入を行った場合などに起こりうる．できるだけセプタムの同じ箇所を穿刺しないこと．薬剤の漏出につながるため，抜去・再留置が必要．

4 その他

ポート外への薬剤の漏出，感染症，血栓症，インフューザーポンプのバルーン破裂など．

<文献>

1) Makoto, S. et al.：Use of totally implantable central venous access port via the basilic vein in patients with thoracic malignancies. International journal of clinical oncology / Japan Society of Clinical Oncology, 14（3）：208-212, 2009
2) di Carlo I. et al.：Catheter fracture and cardiac migration: a rare complication of totally implantable venous devices. J. Surg. Oncol., 73（3）：172-173, 2000

第2章 治療マネジメントの実際とコツ

13 がん疼痛の評価と治療

山本 亮

がん患者の70％が疼痛を経験するといわれており，QOLを大きく下げる原因となるため，適切な疼痛コントロールを行うことは，がん患者の診療を行ううえで重要である．がん疼痛に対しては，モルヒネをはじめとしたオピオイドがその中心的役割を占めるが，実際の使い方について詳しく解説されたものは少ない．本稿では，オピオイドの使い方のコツを中心に解説する．

1. がん疼痛の評価

- 疼痛の部位，性状，程度，増悪因子・寛解因子について評価する．特に性状を評価し，痛みの分類を行う（**表1**）．ただし，例えば内臓痛がメインだが，神経障害性疼痛の要素も含むといったように，いくつかの痛みが混ざった痛みもあるので厳密な分類ができないこともある
- **がん患者の痛みはすべてがんによる痛みというわけではない．**がん以外の原因による痛みの可能性についても常に念頭においておく
- 痛みの程度は，**NRS**（→ⓐ）や**Face Scale**（→ⓑ）などの評価ツールを用いて行うことが基本．どの評価ツールが優れているということはなく，患者が使いやすいツールを継続して用いる

ⓐ NRS：numeric rating scale．痛みの程度を数値化し評価する方法．0（痛みなし）から10（最悪の痛み）の11段階で評価することが多い．具体的には「痛みが全くないのを0として，これ以上考えられないくらいの痛みを10とすると，今の痛みは何点くらいですか？」などと聞く．

ⓑ Face Scale：face pain scaleともいう．表情を示した顔の絵を見せ，今の痛みに近い表情を選んでもらい痛みの程度を評価する方法．小児や認知症の患者にも使用しやすいが，痛み以外の要素が混ざってしまうこともあり，注意が必要．

表1 痛みの分類

疼痛の種類		痛みの表現	痛みの特徴	治療の方針
侵害受容性疼痛	体性痛	局在がはっきり ずきずき	部位が特定できる鋭い痛み	NSAIDsが有効
	内臓痛	ずーん 重たい	部位が特定できない鈍い痛み	オピオイドが特に有効
神経障害性疼痛		びりびり 焼けるような 電撃痛	電撃痛，表面のひりひりした痛み	オピオイドが効きにくく，鎮痛補助薬や薬物以外の治療が必要となることもある

2. がん疼痛の治療

- まず治療の目標を患者と確認する．**第1目標は「痛みがなく夜眠れること」，第2目標は「安静時の痛みがないこと」，第3目標は「動いても痛みがないこと」**である．いきなり第3目標を目指すのではなく，段階的に進めていくのが重要である
- WHO方式がん疼痛治療法の詳細は成書に譲るとして，ここではオピオイド使用のコツについて述べる

3. オピオイドの選択

- 現在本邦で使用できる強オピオイドには，モルヒネ，オキシコドン，フェンタニルがある（→**ⓒ**）．これらの特徴を**表2**に示す．どのオピオイドを使用するかについては，これらの特徴を考え，**図1**のように選択するとよい

ⓒ オピオイドには他にもコデイン，トラマドール，ペンタゾシン，ブプレノルフィンがある．コデイン，トラマドールは軽度から中等度の痛みに用いるオピオイドであり，軽度〜中等度の痛みに対して適応がある．ペンタゾシン，ブプレノルフィンについては依存が出現しやすいため，がん疼痛に対する定期薬としては推奨されない．

表2 各種オピオイドの長所と短所

種類	剤形	長所	短所
モルヒネ	経口（速放性・徐放性） 注射剤，坐剤	剤形が豊富 呼吸困難に有効	腎機能障害があると活性代謝産物が蓄積
オキシコドン	経口（速放性・徐放性） 注射剤（合剤）	効果と副作用のバランスに優れる	内服薬のみ（注射剤は合剤）
フェンタニル	貼付剤 注射剤	副作用が少ない 貼付剤がある	貼付剤は調節性に乏しい

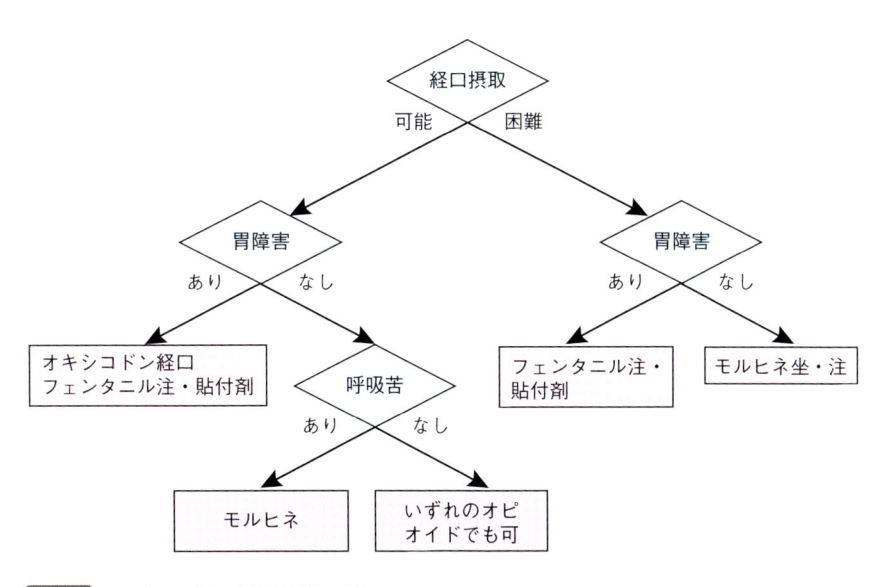

図1 オピオイドの選択方法の例

◆4. オピオイドの開始方法とタイトレーション

1 経口での調節方法

- 使用するオピオイドが決まったら，次は開始量を決定する．**最低用量の徐放性製剤（モルヒネなら20 mg/日，オキシコドンなら10 mg/日）から開始する**．疼痛が強い場合には次頁のテクニックに示したような方法をとってもよい
- 開始時には，副作用対策として，**制吐薬**（→ⓓ）と下剤の投与を行う
- レスキュー（→ⓔ）の使用回数を見ながらオピオイドを増量し，必要量を決定する（タイトレーション）．増量幅は前回投与量の30〜50％増とするか，前日に使用したレスキュー投与分を上乗せしてもよい．効果の判定は**表3**を参考にするとよい
- モルヒネ内服換算量120 mg/日まででおよそ7割の患者の疼痛コントロールが可能となる（→ⓕ）

表3 オピオイドの効果の判定

痛みがなく，眠気もない	現在のオピオイド量でOK
痛みがなく，眠気がある	オピオイド過量の可能性．減量を検討
痛みがあり，眠気もない	オピオイド不足の可能性．増量を検討
痛みがあり，眠気がある	オピオイドの効果が乏しい痛みの可能性．他の手段を検討

2 注射での調節方法

- 持続静脈・皮下投与で行う場合には，ポンプを使用してオピオイドの投与を行う．**開始量は，モルヒネなら10〜20 mg/日，フェンタニルなら300〜400 μg/日を基本とする**
- 持続静脈投与の場合には1日量を50 mLにして2 mL/時間で，持続皮下投与の場合には1日量を10 mLにして0.4 mL/時間で投与するとよい（**図2**）
- レスキューは1時間量の早送りとし，前日のレスキュー使用分を翌日のオピオイド量に上乗せしていく（**図2**）
- 在宅で用いる場合には，**PCA**（patient controlled analgesia）が使用できるポンプを使用するとよい（→ⓖ）

ⓓ 制吐薬：オピオイドによる嘔気・嘔吐に対する制吐薬としてはプロクロルペラジン（ノバミン®）など中枢性制吐薬を用いるのが基本．1〜2週間で耐性ができるので，経過をみて減量していくこと（プロクロルペラジンはアカシジアの原因となるため）．

ⓔ レスキュー：疼痛時に頓用で使用する薬剤のこと．速効性を期待するため，速放性製剤（オプソ®，オキノーム®）や注射剤（モルヒネ注，フェンタニル注）を用いる．内服薬の場合には1日量の1/6，注射剤の場合には1時間量を基準に全身状態と効果をみて投与量を増減する．

ⓕ 薬が増えていくことに対して抵抗のある患者は多い．「この薬は人によって必要な量がまちまちで，事前に予測をすることは難しい．まず少ない量から始めて少しずつ増量していく．120 mgくらいまでで7割の患者さんの痛みがとれる．今30 mgなので，1つの基準の120 mgからみるとまだ1/4しか使っていない」といったように説明することで，増量に対する抵抗感がなくなることが多い．

ⓖ PCAポンプ：患者が痛いときにレスキューを自分で使用できるボタンのついたシリンジポンプ．バネや風船の力で薬剤を注入するものから，持続流量とレスキュードーズ，ロックアウトタイム（レスキューを使用してから，もう一度使えるまでの時間）を設定することができる機械式のものまである．

13 がん疼痛の評価と治療

2章 治療マネジメントの実際とコツ

① 持続静脈投与の場合
  モルヒネ注 10 mg　6 A　6 mL
  ノバミン®注　　　1 A　1 mL
  生理食塩液　　　　　　43 mL　合計 50 mL にして 2 mL/時間

② 持続皮下投与の場合
  モルヒネ注 10 mg　6 A　6 mL
  ノバミン®注　　　1 A　1 mL
  生理食塩液　　　　　　3 mL　合計 10 mL にして 0.4 mL/時間

例えば 4 回レスキューとして 1 時間分を早送りしたとすると，60×1/24×4＝10 mg のモルヒネが追加されたことになるので，翌日はモルヒネ 70 mg＋ノバミン® 1 A＋生食 42 mL として 2 mL/時間で投与すればよい

図2 （例）モルヒネ60mgを投与する場合

＜参考図書＞
- 武田文和：『がんの痛みの鎮痛薬治療マニュアル―すべてのがん患者の痛みからの解放のために』，金原出版，2005
- "Oxford Textbook of Palliative Care"（Derek Doyle ed.），Oxford University Press, 2005
- "Handbook of Palliative Care in Cancer"（Alexander Waller, Nancy L. Caroline），Butterworth Heinemann, 2000
- "Textbook of Palliative Medicine"（Eduardo Bruera ed.），Hodder Arnold, 2006
- 『臨床と研究に役立つ緩和ケアのアセスメント・ツール』（緩和ケア 18，増刊号），青海社，2008

オピオイド使用 のテクニック

外来でも，患者の痛みが強い場合には，速放剤や注射剤を用いてオピオイドの必要量を見極めていくことができる．

内服が可能な場合には，その場で塩酸モルヒネ内服液（オプソ®）5 mg，またはオキシコドン塩酸塩水和物（オキノーム®）2.5 mg を内服させ，1 時間後に**表3**のように痛みと眠気について評価を行い，オピオイド不足と判断される場合にはさらにもう 1 度内服させる．こうして，痛みがとれるまで，速放剤の投与を繰り返し，投与量の合計の 6 倍量を 1 日量として処方する（例えば，オキノーム® 2.5 mg を 2 回内服したところで，痛みが軽快すれば，2.5×2×6＝30 mg を 1 日量と決定する）．

内服が難しい場合には，フェンタニル注 50 μg を生理食塩液 50 mL に混注し，30 分で点滴静注を行い，点滴が終わったところで同様の評価を行う．1 回の点滴で痛みが軽快すれば，フェンタニルパッチ（デュロテップ®MTパッチ）2.1 mg から，2 回で軽快すれば 4.2 mg から開始すればよい．

いずれの場合にもオピオイドによる嘔気・嘔吐予防のため，プロクロルペラジン（ノバミン®）を内服の場合には 1 錠（5 mg）内服，点滴の場合には 1 A（5 mg）を混注で投与する．

第2章 治療マネジメントの実際とコツ

14 予防接種

北川貢嗣

> 日本の定期予防接種の少なさは先進国で際立っており，任意接種が多く，多価ワクチンが少ない．日本はワクチン後進国といわれ，麻疹などワクチンで予防すべき感染症の流行国である．これらの状況を打開するためにもプライマリケア医もワクチンに対する知識を広く取得し，実践せねばならない．

1. 予防接種の種類

日本の予防接種スケジュールは**図1**に示す通りであり，最新のものは国立感染症研究所感染症情報センター（文献1）から入手できる．

定期予防接種：予防接種法に定められた予防接種であり，国が接種を勧奨し，市町村長が定められた年齢内の者に対し予防接種を行うもので，公費負担にて無料で接種できる．　→ⓐ

任意接種：予防接種法で定められた以外のもの，定期接種の年齢枠から外れたものを指す．

特徴として，日本の定期予防接種は少なく，WHOが定期接種にすべきと勧告するインフルエンザ菌b型（Hib），小児用肺炎球菌（7価結合型），ヒトパピローマウイルス（HPV），B型肝炎，ムンプスが任意接種にとどまり，不活化ポリオワクチン，ロタウイルスワクチンについては承認もされていない．

また，平成22年度12月より，全国1,750の市区町村にて市町村の事業を国が「子宮頸がん等ワクチン接種緊急促進臨時特例交付金」により補助する形で，Hib，肺炎球菌（7価結合型），HPVに対する公費助成が始まった．

生ワクチンと不活化ワクチンの違いを**表1**にまとめた．

ⓐ 適切に受けて健康被害が生じた場合は予防接種法による救済処置がある．

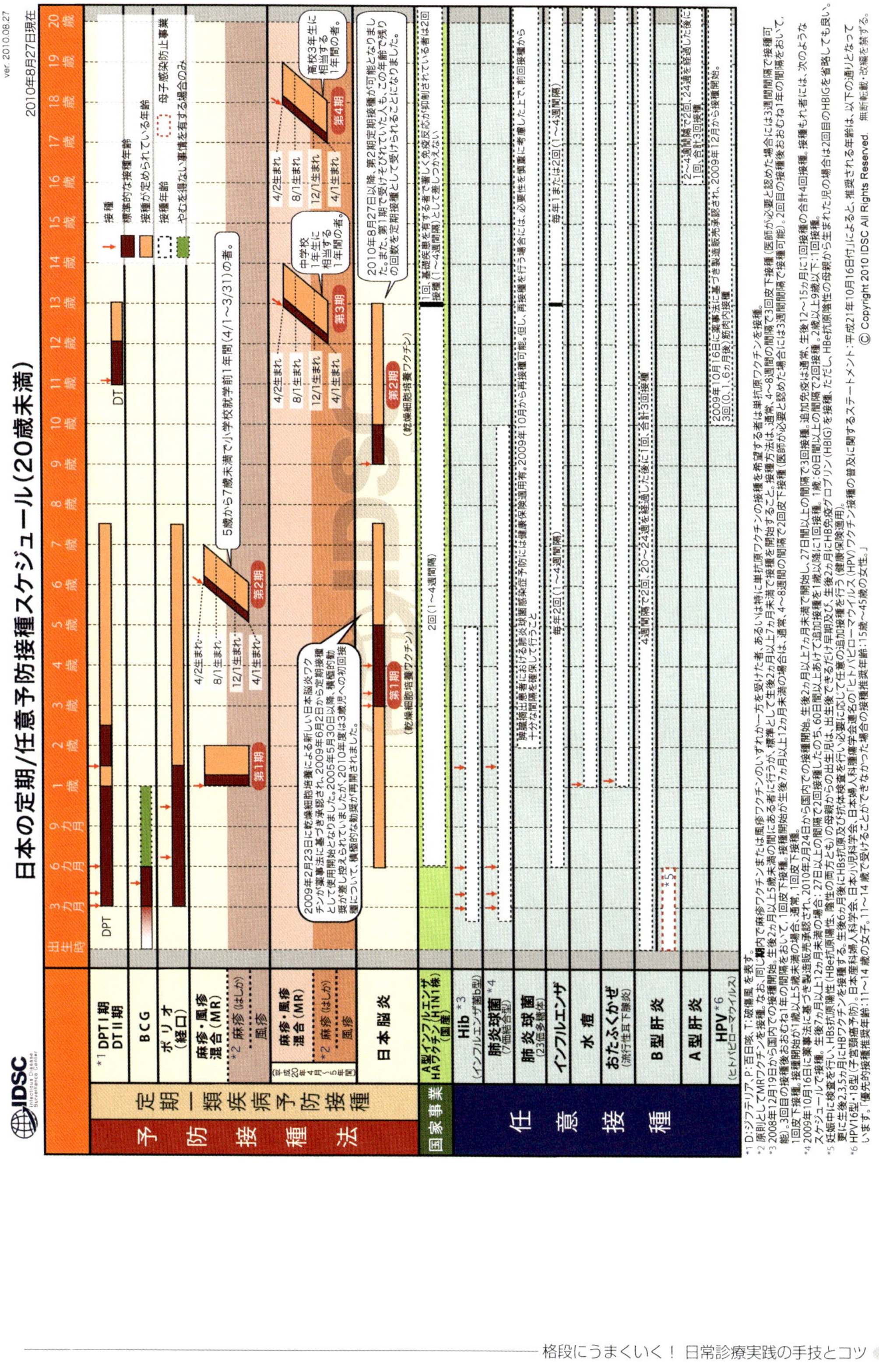

2章 治療マネジメントの実際とコツ

図1 日本の予防接種スケジュール（国立感染症研究所感染症情報センター）（文献1より引用）

表1 生ワクチンと不活化ワクチンの比較

	生ワクチン	不活化ワクチン
免疫力の保持期間	長期間持続する免疫の獲得	トキソイドを除き，長期間継続する免疫の獲得は難しい
細胞性免疫の獲得	あり	なし
強毒ミュータントの出現可能性	極めて稀にあり	なし
別ワクチンまでの間隔	27日以上	6日以上
例	BCG，ポリオ，麻疹，風疹，MR（麻疹・風疹2種混合），ムンプス	DPT 3種混合（ジフテリア，百日咳，破傷風），DT 2種混合（ジフテリア，破傷風），ジフテリア，破傷風，日本脳炎，インフルエンザ，B型肝炎，A型肝炎，肺炎球菌，Hib，狂犬病，ヒトパピローマ

◆2．ワクチン接種に向けて

　日本では医師はワクチン接種に先立ち必要性や副反応の頻度などを説明し，「必要な予診を尽くす」ことを求められている．問診，診察，検温は必須であり，次に挙げる項目に留意すること． ➡ ⓑ

1 接種不適当者（ワクチン接種を見合わせるべき人）

1．明らかに発熱のあるもの　37.5度以上
2．重篤な急性の病期に罹患している者
3．ワクチン，もしくはその成分でアナフィラキシーを起こしたもの
4．妊娠している女性で生ワクチンを受けようとするもの（接種後2ヵ月は避妊させるべき）
5．BCGにおいて，結核やその他予防接種などによるケロイドが認められたもの，免疫不全者
6．その他，医師が不適当な状態と判断した場合

2 接種要注意者（接種するべきかどうかを医師が決める）

1．心臓，腎臓，肝臓，脾臓，血液などの病気や，発育障害などの基礎疾患を持つもの
2．前回の予防接種で，接種後2日以内に発熱したもの，全身に発疹が現れるなどアレルギー反応を呈したことがあるもの
3．過去に痙攣の既往があるもの
　15分以上の痙攣発作既往者は，小児科専門医，小児神経専門医の診察，指示のもとで接種
4．過去に免疫不全と診断されているもの，および近親者に免疫不全者がいる場合（生ワクチンが問題）
5．接種するワクチンに含まれる成分でアレルギーを起こすおそれのあるもの
6．BCGの場合，過去に結核患者と長期の接触があったもの，結核感染の疑いがあるもの

ⓑ 疑問があればウェブ上で参照できる予防接種に関するQ&A集や，ワクチンの箱に必ず封入されている添付文書を参照するべきである．

◆ 3. ワクチン接種の実際

1 予防接種時に起こりやすい間違い

予防接種時に起こりやすい間違いと対策を**表2**に示す．

表2 予防接種時に起こりやすい間違いと対策

間違い	原因の例	対策
接種量の間違い	インフルエンザワクチン兄弟接種	上の児より接種
接種回数の間違い	母子手帳への記載漏れ	ダブルチェック
ワクチン種類の間違い		ワクチンの色分け*
空シリンジの使用		針捨てボックス，プレフィルド
禁忌例への接種	女性の自覚のない妊娠	最終月経の確認
期限切れワクチンの接種		ダブルチェック

*外箱，問診表，Lot番号シールには，色分けによる間違い防止処置がある〔BCG：青，DPT：黄，DT：若草，破傷風（D）：緑，ポリオ：白，麻疹風疹（MR）：茶，麻疹：オレンジ，風疹：桃，日本脳炎：藤色〕

2 手技

1）皮下接種

神経を避ける．上腕では1部位であり，同時接種では2.5cm離して接種する．同時接種では大腿前外側を使うことがある（**図2**）．

2）筋肉内接種

日本で承認されたワクチンでHPVのみ，皮下接種ではなく上腕の三角筋部への筋肉内接種である（**図3**）．

3 BCG ➡ⓒ

接種部位を**図4**に示す．

図2 皮下接種

A）穿入角度／B）接種部位／C）大腿前外側

（A，C：文献2より，B：文献3より引用）

> ⓒ 財団法人結核予防会のホームページには，「BCG接種」〜正しい接種技術と評価の方法（監修：現結核研究所名誉所長，森亨先生）があり（http://www.jata.or.jp/rit/rj/bcg/start.html）[4]，実際のBCG注射手技，注意点について15〜20分程度で学習することができる．接種前に閲覧をお勧めする．

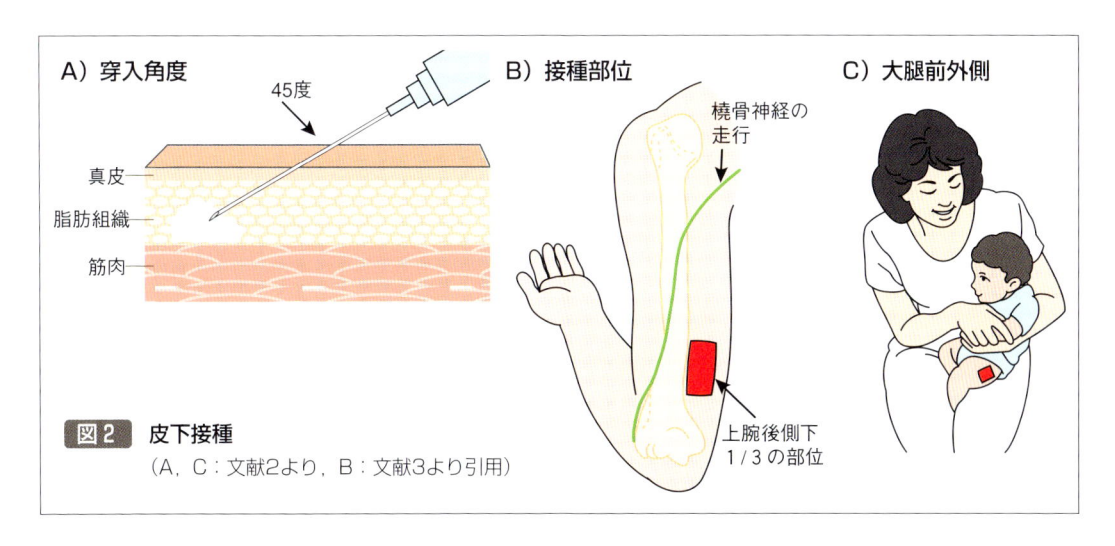

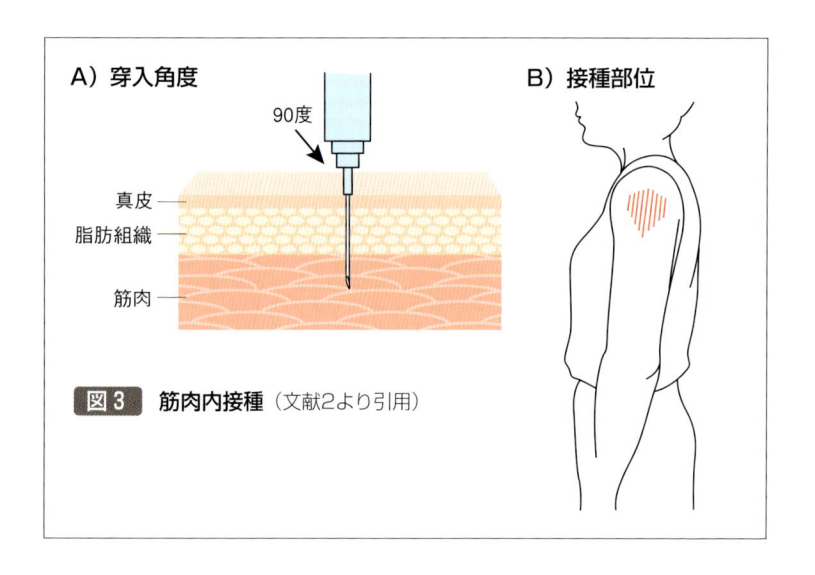

図3 筋肉内接種（文献2より引用）
A）穿入角度
90度
真皮
脂肪組織
筋肉
B）接種部位

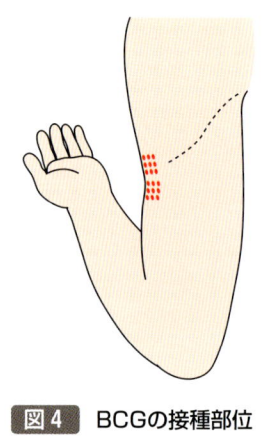

図4 BCGの接種部位（文献2より引用）

4 ポリオ

生ワクチンであり，集団接種用に20人分がまとまっている．半年おきに2回．専用のスポイトで目盛りまでの液を舌の奥に滴下．甘い．各方面から不活化ワクチン導入が望まれている．

5 ワクチンの緊急接種

麻疹，水痘については，ワクチン未接種で罹患歴のない児が知らずに罹患者と接触した場合，72時間以内ならばワクチンの緊急接種にて自然感染を防げる可能性が高い．接触した時間が明確に決まっていることが理想的であり，兄弟間の発症予防には（接触時期が特定できないため）向かない．

◆ 4．現場のコツ

- 個別接種では対象者，ワクチンを取り違えないように
- 不活化ワクチンではプレフィルドタイプがあり，直前まで開封しなくて済み，手技のミスも少ない
- 生ワクチンの多くは接種前に溶解する必要がある．溶解したまま放置するとワクチンの力価が低下していく
- 診療業務と並行して接種を行う場合は院内感染に気をつける
- ワクチンをボトルから分割する場合，ワクチン専用の一体型シリンジ（➡ⓓ）を使うと充填にかかる時間が短縮され，死腔が少なく多数に分けられる
- 小児への接種で泣かれないためには，針等の準備段階を直接見せない　➡ⓔ
- 在宅で接種する際は接種後の観察時間がとれないため，家人等の観察下で行うこと

ⓓ FNシリンジTM®など

ⓔ 兄弟間では年長者から接種すると泣かれる確率が下がる．

◆5. 副反応やミスが起きたら

1 副反応
予防接種後の副反応のうち，比較的重篤なものや稀なものは報告を提出する必要がある．定期予防接種ならば市町村が用意する用紙にて市町村長に届け出る．任意の予防接種の場合は一般の医薬品の副作用報告と同じ扱いで，医薬品安全情報報告書にて厚生労働省医薬品局に報告する．

健康被害のため必要となった医療費を支払う救済処置があり，被害を受けた人（親）に申請してもらう．申請先は定期予防接種では市町村に設置される予防接種健康被害調査委員会，任意接種の場合は医薬品副作用被害救済研究振興調査機構である．

2 ミス（間違えて接種してしまった）
速やかに上司，実施主体に報告し，担当者と相談する．→❶

◆6. ワクチンに対する質問に答える

1 同時に接種してよいか
日本小児科学会の提言「予防接種の同時接種に対する考え方」にて，ワクチンで予防できる病気VPD（vaccine preventable disease）から子どもを守るため，①接種率が向上し，②児がVPDより早期に守られ，③保護者の負担が少なく，④医療者の時間負担が少ない，という利点を考慮し，乳児期におけるDPT，Hib，肺炎球菌（7価結合型）の同時接種が推奨された．その際の留意事項として，①複数のワクチンを同一シリンジに混ぜない，②両側の上腕，大腿前外側を皮下接種部位とする，③同側の近い部位に接種する際は2.5cm（約1インチ）あけて，が挙げられている．→❾❶

2 ワクチンの添加物は？
ワクチンにはそれぞれの抗原物質のほかに以下の添加物が入っている．

保存料（チメロサール），安定剤（ゼラチン，ヒト血清アルブミン），抗菌薬（カナマイシン，エリスロマイシン，ストレプトマイシン），不活化剤（ホルマリン），アジュバンド（抗原の免疫原生を高める），アルミニウム塩など（沈降ワクチンと呼ばれる）．

生ワクチン中には，少量の抗菌薬（カナマイシン，エリスロマイシン）が入っている．

現在知られているワクチンの成分に対するアレルギー原として，①鶏卵，②ゼラチン，③チメロサール（水銀），④抗菌薬が挙げられる．この中で特に鶏卵の成分はインフルエンザワクチン，黄熱病ワクチンに入っており，ニワトリ胚培養細胞起源の成分は麻疹，

❻ 社団法人細菌製剤協会のホームページには最新の「予防接種に関するQ&A集」を閲覧できるウェブページがあり，何か事故が起きた/起きた可能性がある際は閲覧するとよい（http://www.wakutin.or.jp/）[5]．

❾ 満7歳までの推奨される予防接種スケジュール[6]は親目線での記載がなされており必見である また，第一三共株式会社が配る予防接種便利帳も母子向けのリーフレットとして秀逸であり，法令が代わるたびに改訂がなされ，最新版は32ページある．

❶ 平成23年3月2日以降，肺炎球菌（7価結合型），Hibを含むワクチン同時接種後の乳幼児において7例の死亡例が報告され，単独接種も含めて接種が一時見合わせとなった．その後医薬品等安全対策部会安全対策調査会および子宮頸がん等ワクチン予防接種後副反応検討会の合同会合にていずれもワクチン接種との直接的な明確な因果関係は認められないとされた．

麻疹風疹混合，おたふくかぜに入っている．

3 ワクチンのお値段は？
任意接種で公費負担がないものは，各施設における値段一覧表を手に入れるべきある．

4 接種当日に入浴はさせてよいか？
体調に応じて問題ない．BCGであっても強くこすらなければよい．

外傷時のトキソイド

破傷風は破傷風菌（Clostridium tetani）が産生する毒素のひとつである神経毒素（破傷風毒素）により強直性痙攣をひき起こす感染症であり，本邦では5類感染症に位置づけられ年間100例前後が報告され，その9割以上が40歳以上である．発症するとその8割に全身症状が生じ，集中治療や長期にわたる呼吸器装着などが必要となる．

破傷風菌は通常，熱や乾燥に対し高い抵抗性を示す芽胞の形態で世界中の土壌に広く分布している．破傷風菌の芽胞は極めて些細な創傷部位からでも侵入すると考えられているが，以下の項目が該当すると可能性が高まる．ただし，破傷風侵入部位が特定されない破傷風報告事例は2割を超える．

> 受傷してから6時間以上での受診，傷の性状が複雑（剥がれている，傷口が不整），傷の深さ1cm以上，事故などによる打撲・刺し傷・やけど，重症の凍傷，感染の兆候あり，壊死組織あり，異物（土壌，糞便，唾液など）あり，傷口の虚血あり，傷口の神経障害あり

よくある例として，さびた釘が刺さった，グランドで転んで皮膚を擦りむいた，傷があるのに土いじりをした，動物にかまれた，などで要注意である．

破傷風に対する免疫はワクチン接種のみで得られると考えられ，1968年以前にDPTワクチンが定期接種化される前の世代に破傷風抗体保有率が低い．これらの年代では受傷後早期（同日）のトキソイドの追加接種が必要で，一連の初回接種を完了してない場合や，追加接種を受けてから10年以上たっている場合は，追加接種に加えて，破傷風免疫グロブリンの投与が勧められる．

表3 受傷後の破傷風感染予防投与

破傷風の予防接種歴	破傷風を起こしやすい傷（上記枠内参照）		破傷風を起こしにくい傷（左以外の清潔で小さな外傷）	
	沈降破傷風トキソイド	TIG	沈降破傷風トキソイド	TIG
不明	必要	必要	必要	不要
0～1回	必要	必要	必要	不要
2回	必要	必要	必要	不要
3回以上	不要[*1]	不要	不要[*2]	不要

TIG：抗破傷風人免疫グロブリン
最後のトキソイド注射から[*1]では5年以上，[*2]では10年以上経過している場合は必要（文献7より引用）

効かない？ 肺炎球菌ワクチン（PPSV23）

ACIP（米国予防接種諮問委員会）は23価肺炎球菌ワクチン（Pneumococcal polysaccharide vaccine：PPSV23）を以下のような患者に勧めている[8]．
- 65歳以上
- 19〜65歳では次に該当する場合；慢性の心血管疾患（うっ血性心不全や心筋症）・慢性呼吸器疾患（気管支喘息，COPD）・糖尿病・慢性アルコール中毒・肝硬変・髄液ろう・人工内耳・喫煙者・長期施設入所者
- 19歳以上の免疫抑制患者（HIV，悪性腫瘍，ステロイド内服者，無脾など）

しかし臨床医に有用な，ACPジャーナルクラブ（ACPJC；二次文献のひとつで，一定の基準を満たした臨床研究の論文を1ページの構造化抄録にまとめている）ではこの数年，COPDを合併する高齢者にPPSV23は効かない，といった抄録が散見される．

最近の報告ではPPSV23が効かないとするメタ分析の抄録があった[9]．

論文のPECO：P）成人に，E）PPSV23を接種すると，C）他のワクチンもしくは何もしない場合と比べて，O）肺炎の発症／原因別死亡／菌血症が減るか

表4 成人において「肺炎球菌ワクチン」対「プラセボ/他のワクチン/介入なし」を比較した複数のRCTのメタ分析の結果（文献9より引用）

アウトカム	RCT数(n)	観察期間	アウトカムの発生率 PPSV23接種	アウトカムの発生率 コントロール	RRR (95%CI)	NNT(CI)
肺炎球菌性肺炎（確定）	2 (794)	報告なし	0.8%	1.0%	38% (−761 to 95)	有意差なし
肺炎球菌性肺炎（推定）	11 (56 564)	1.6 to 3.2 (5 RCTs)	0.8%	1.3%	36% (4 to 57)	216 (137 to 1939)
肺炎すべて	19 (82 655)	1.5 to 3.2 (10 RCTs)	2.7%	3.7%	27% (6 to 44)	100 (61 to 446)
菌血症	7 (32 770)	2.2 to 3.2y (4 RCTs)	0.13%	0.14%	10% (−77 to 54)	有意差なし
					RRI(CI)	NNH
肺炎球菌性肺炎（推定）*	3 (3089)	報告なし	2.4%	2.0%	20% (−25 to 92)	有意差なし
肺炎すべて*	6 (17 670)	2.7 to 3 (2 RCTs)	4.3%	3.6%	19% (−5 to 49)	有意差なし

＊2重盲検のRCTに限る

2重盲検でない雑多なRCTが混ざった，上4行のアウトカムでは，コントロール群にくらべ，肺炎球菌ワクチンが相対危険率を約30％前後下げているように見える．しかし2重盲検のRCTに限れば有意差はつかない（むしろ増える傾向）．肺炎全体のRRR27％は（効能どおりで）立派だが，ARR1％であり，よってNNT100と小さい影響にとどまった．また，10万を超える症例を集めても死亡や菌血症には優位差を認めない．ただし元論文をみてもワクチンの接種方法が均一でなかったり，論文の質のばらつきがある，RCTでない研究が混ざる，観察期間が半数で不明など，雑多な研究が統合されてしまっているようだ．

また，日本にて他施設共同で実施された質の高いRCTの抄録もあった[10]．

論文のPECO：P）平均85歳の日本人施設入所者に，E）PPSV23を接種すると，C）プラセボに比べて，O）肺炎の発症／総死亡が減るか．観察期間は22〜36ヵ月

22〜36ヵ月の観察期間に21％の患者が肺炎を発症する状況では，PPSV23はしっかりと肺炎を減らしている．特養の入所者にとって入院は避けるべき不幸なイベントであり，そのもっとも多い原因が肺炎である．入院に先立って多くは夕方から夜間の発熱等が出現し，施設側・病院側とも疲弊の原因となりえる．

一方で入所待ちの患者が平均で定員の4倍という昨今，特養に入所している認知症のひどい平均85歳の利用者にとって，死亡率が減ることに意義は大きいだろうかともと考える．
　特養の嘱託医でもある筆者はPPSV23による，肺炎に対するRRR 39％，ARR 8％，NNT13はとても大きなインパクトがあると感じる．入院する必要がなく，住み慣れた「終の棲家」で老衰に近い最期を迎えられるチャンスが広がるかもしれない．残念ながら元論文には死因の内訳，死亡場所については記述を見つけることができず，この推論は確かめられなかった．

表5 日本の施設入所者におけるRCT 23PPSV vs プラセボの結果
（文献10より引用）

アウトカム	ワクチン	プラセボ	at 26 to 36 mo	
			RRR（95％CI）	NNT（CI）
肺炎すべて	13％	21％	39％（19 to 54）	13（8 to 29）
肺炎球菌性肺炎	2.8％	7.3％	62％（31 to 79）	22（14 to 53）
			RRI（CI）	NNH
全死亡	18％	16％	12％（-15 to 47）	有意差なし

<文献>

1) 国立感染症研究所感染症情報センター
　［http://idsc.nih.go.jp/vaccine/dschedule.html］
2) MMWR 60（2）January 28，2011
3) 『予防接種ガイドライン』財団法人予防接種リサーチセンター，2008
4) BCG接種　正しい接種技術と評価の方法
　［http://www.jata.or.jp/rit/rj/bcg/start.html］
5) 社団法人細菌製剤協会［http://www.wakutin.or.jp/］予防接種に関するQ&A集　社団法人細菌製剤協会，2009
6) KNOW☆UPD予防接種スケジュール［http://www.know-vpd.jp/children/children_explan.htm］
7) 『日常生活に潜む破傷風』（阪本 敏久監修），提供田辺三菱製薬株式会社，株式会社ベネシス，2008
　［http://www.benesis.co.jp/shared/images/under/di/pdf/TBL-304A-.pdf］
8) Centers for Disease Control and Prevention (CDC)：Updated recommendations for prevention of invasive pneumococcal disease among adults using the 23-valent pneumococcal polysaccharide vaccine (PPSV23). MMWR, 59（34），September 3, 2010
9) Pneumococcal vaccination is not effective for preventing pneumonia, bacteremia, bronchitis, or mortality. Ann. Intern. Med. May 19, 150：JC5-4, 2009（元論文：CMAJ., 180：48-58, 2009）
10) Pneumococcal vaccine reduced pneumococcal pneumonia and associated mortality. Ann. Intern. Med. June 15, 152：JC6-5, 2010（元論文：BMJ., 340：c1004, 2010）
・『ワクチンと予防接種の全て　見直されるその威力』，大谷 明 他著，金原出版，2009
・『わかりやすい予防接種 改訂第2版』，渡辺 博 著，診断と治療社，2003
・Advisory Committee for Immunization Practices（ACIP）. General Recommendations on Immunization（1/28/11）

第2章 治療マネジメントの実際とコツ

15 医療連携

伊東 剛

医療技術の進歩，高齢化社会，生活習慣病・慢性疾患の増加，患者中心の医療・患者ニーズの多様化などから，1人の患者の診療を1つの病院や診療所で完結できる時代ではなくなった．地域のなかで医療機関，介護福祉施設のそれぞれが役割分担のためにネットワークを形成し，住民の保健・医療・福祉を支えていくことが求められている．
わが国では，患者は健康保険証を持っていればどの保険医療機関にかかってもよいフリーアクセスの原則がある．しかし本来なら診療所レベルで対応すべき1次救急患者が2次・3次救急に殺到するなど問題も生じている．プライマリ・ケア機能を担う診療所（かかりつけ医・家庭医）と，高度専門医療を担う病院の役割分担が必要である．
2006年には第5次医療法改正がなされ，2008年からの各都道府県の医療計画において4疾患5事業ごとに医療連携体制を構築することが求められている．旧来の紹介率指標など以上に，より具体的な連携ツールとしての地域連携クリティカルパスなどが評価される時代になっている．

◆1．プライマリ・ケア機能を担う診療所と高度専門医療を行う病院（図1）

満足度の高い地域医療サービスを築くためには，プライマリ・ケア機能を担い何でも相談できる「かかりつけ医・家庭医」と，高度な診断・治療技術を備えた「臓器別各診療科の専門医」の連携・協力が必要である．

1 診療所（かかりつけ医・家庭医）の役割

日常の初期診療はプライマリ・ケア機能を重視した診療所（かかりつけ医・家庭医）を受診する．**子供からお年寄りまでさまざまな病気・怪我・症状などをひと通り診療できる裾野の広い技量を持った医師**がこの役割を担う．
・健康診断・相談・指導
・生活習慣病・慢性疾患を継続的に指導・管理
・在宅医療（往診）
・入院や精密検査の必要があれば適切な病院の専門診療科に紹介

2 高度専門医療を行う病院（臓器別専門医）の役割

地域医療支援病院や特定機能病院（大学病院など）は高度専門医療（難易度の高い手術，がんの化学療法，先端の医療機器による精密検査，救命救急医療）を担当する．

フリーアクセスの原則はあるものの，本来2・3次救急を担うべき病院に，軽症の小児患者や軽微な外傷患者が殺到してしまう現状は見直すべきで，トリアージナースを置いて重症度や緊急度を見極めることにより，病院における救急医療資源を守ることも必要となっている．また地域住民に対しても，信頼できる「かかりつけ医」を持ち，軽症で大病院の救急センターを訪れないように教育・啓発すべきである．

・各診療所や専門病院が得意とする分野の情報共有
・患者の立場に立った目標の共有
・治療ガイドラインに沿うなど方針の標準化
・地域全体の医療資源を見渡し，適切な医療・福祉介護施設を紹介・コーディネートできる病診連携チーム

3 返送・逆紹介の意義

病状が安定したときは，病院からかかりつけ医へ返送・逆紹介を行う．信頼でき，かつ自宅から近い診療所へ返送・逆紹介がなされ，病状が悪化した際は再び病院での受け入れが可能であることが理解されれば，患者は安心して診療所にかかることができる．診療所と病院にそれぞれ主治医がいる「2人主治医制」が提案で

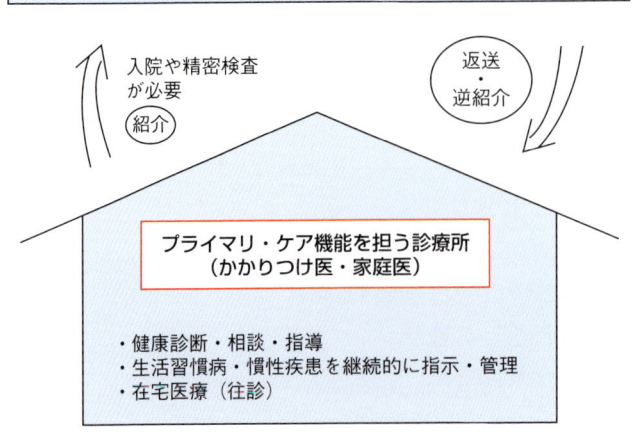

図1 紹介・返送・逆紹介

ⓐ **病診連携室**：地域連携体制の構築を行うために，①前方連携（連携医から紹介患者の診療予約，検査予約），②後方連携（退院・転院調整，退院時共同指導のセッティング，逆紹介先の情報提供）などの業務が行われている．

きれば患者の満足度は向上するだろう．

　病院の医師・病診連携チームには，全ての医師に返送・逆紹介の意義を理解してもらうこと，勉強会を開催して地域の診療所の医師に対して専門医が行う最新の診療ガイドラインに沿った治療法や療養のコツを普及させることが求められる．チームワークで地域医療サービスをよくしよう，限られた医療資源を有効に使おう，医療連携により患者の治療成績を向上しよう，という考え方である．➡ⓑ

2. 9分野（4疾患5事業）別の連携モデル

　2006年に第5次医療法改正が行われ，2008年からの各都道府県の医療計画に医療連携体制を9分野（4疾患5事業）において疾病別，事業別に実施することが定められた．➡ⓒ，ⓓ

　4疾患とは，がん，脳卒中，急性心筋梗塞，糖尿病である．その疾患の発見，診断，治療，リハビリテーションなどを担う医療機関がそれぞれ異なる．例えば，脳卒中の急性期では高度医療を担う専門病院で加療し，数週間が経過したところでリハビリ専門病院・回復期リハビリ病棟へ転院する，もしくは在宅医療を手がける診療所と訪問看護ステーションへ事前連絡した上で自宅へ退院させるといった連携の流れである．

　5事業とは，小児救急医療，周産期医療，救急医療，災害医療，へき地医療である．

　例えば産科診療所ではローリスク妊婦の健診を夕方や夜間休日に行うなど外来を充実させ，病院産科では入院に力を入れ緊急帝王切開にいつでも対応できるチームシフトをしく形である．ハイリスク妊産婦を共同で管理することが診療報酬上の評価にもつながるようになっている．➡ⓔ

4疾患	5事業
・がん ・脳卒中 ・急性心筋梗塞 ・糖尿病	・小児救急医療 ・周産期医療 ・救急医療 ・災害医療 ・へき地医療

図2　4疾患・5事業ごとに医療連携を構築

3. 地域連携クリニカルパス―がん地域連携パスの例―

　5大がん（胃がん・大腸がん・肝臓がん・肺がん・乳がん）を中心に，地域連携パスの作成が進んでいる．例えば，手術および

ⓑ 急性期病院から転院を申し込んだが療養病棟から断られた場合，療養型病院では薬剤費が入院費用に包括されているため，高価な薬剤が処方されていると受け入れしにくいことを理解し調整を試みたい．
またリハビリテーションの必要性や医療区分（神経難病，中心静脈栄養，酸素療法，頻回な血糖チェック，褥創の有無など）およびADL区分（ベッド上の可動性，移乗，食事，トイレの使用）によって療養病棟入院基本料が変わることを理解し調整を試みたい．

ⓒ 医療計画の見直しのなかで，旧来の1～3次医療提供体制から，
① 患者中心の医療
② 主要な疾病ごとに構想する
③ 病院の医療機能を重視するものとすると改正されている．

ⓓ 医療連携は，医療法改定や診療報酬改定によって誘導されていくものでもある．社会保障費をある程度節約しながらも，慢性期医療，高齢者医療，介護をどのように支えていくべきかを社会全体で考える必要がある．

ⓔ 地域医療ネットワークの形成にあたっては，医師や医療スタッフが情報交換を密に行い，お互いのリスクやストレスを共に分かち合い，診療報酬も適正に分かち合えることが望ましい．

化学療法で治癒を想定したパスだけでなく，再発し入退院を繰り返し，最終的に看取りを想定したパスも必要である．

患者，病院，診療所等が検査・治療の内容と診療役割分担，説明・告知の内容，緊急時対応の明確化等に関して情報を共有しておくことがポイントとなる．

- がん診療連携拠点病院：手術・化学療法・放射線療法などを組み合わせた集学的医療，治療初期段階からの緩和ケアチームによる専門的緩和ケア，精神的・心理的な問題への対応を含む全人的緩和ケア，研修体制の整備
- 一般病院：定期健診，定期画像診断，麻薬の導入と調節，苦痛が強いときのレスパイト入院，終末期入院
- かかりつけ医：がん検診・初期診断，症状管理，術後補助化学療法，往診，禁煙外来，往診・在宅緩和ケア，看取り
- 訪問看護ステーション：病院・かかりつけ医との連携を重視した訪問看護

◆4．特に強調したい情報

2010年に日本プライマリ・ケア学会，日本家庭医療学会・日本総合診療医学会が合併した．今後，**家庭医療専門医などジェネラリスト（総合診療医）の育成**が進み，多くの問題を抱えた患者をジェネラリストがコーディネートしながら臓器別専門医へ適切に医療連携し，紹介・逆紹介をしながら患者サポートしていく体制が市民に浸透することを期待したい．

<参考図書>
- 「一歩進んだ医療連携実践Q&A」（武藤正樹 監修，東京都連携実務者協議会 編），第1章 医療連携とは何か．pp.4-14，じほう，2009

在宅医療と医療連携

在宅医療は①**慢性期**（脳血管疾患，整形外科疾患，認知症，神経難病），②**終末期**（がん末期，老衰）において特に役割が大きい．「重症であっても最期まで自宅で家族と生活したい」「長く慣れ親しんだ自宅もしくはそれに類似した環境でQOLの高い人生を送りたい」という患者と家族の希望は大きい．これを叶えるためには，**医療保険**（回復期リハビリテーション病棟，療養病床などを経由する）だけでなく，**介護保険**（①施設サービス：老人保健施設，特別養護老人ホーム．②居宅サービス：デイサービス・デイケアセンター，訪問看護ステーション，訪問介護事業所，グループホームなど）と流れのある連携が必要である．在宅医療を担う医療機関は量的に不足している環境にあるが，地域の医療・介護・福祉資源を駆使して，患者と家族の半年～1年先を見据えたコーディネートに取り組みたい．

第2章 治療マネジメントの実際とコツ

16 クリニカルパスの作成と活用

藤原紳祐

近年，臨床診断や診療手順の標準化技法が注目され，実際の臨床現場や医学教育ではなくてはならないものになりつつある[1]．標準化技法にはガイドライン，アルゴリズム，プロトコール，クリニカルパスなどの方法があるが，そのなかでもクリニカルパスは，医療の質とリスクマネジメント，情報公開を提供するものとして多くの病院で作成され，活用されている．したがって，クリニカルパスの作成，活用方法の基礎を押さえておく必要がある．

1. クリニカルパスとは ▶ⓐ

疾患の治療や検査に対して，標準化された患者のスケジュールを表にまとめたものであり，1つの治療や検査ごとに作成される．

クリニカルパスは，病院用，患者用と2つ準備され，患者用クリニカルパスには，入院してからの食事や処置，検査，治療，そのための準備，退院後の説明等が日ごとに詳しく説明されている．

- 患者へのメリット：専門知識がない患者にとって，些細な検査や処置でも恐怖や不安を感じることがある．入院から退院までのケアの内容，ゴールが示されていることから，「知らない」ことによる不安がなくなり「安心感」が生まれる．また患者と医療者が入院中のプロセスに対する理解を共有できることによりコミュニケーションが活発になり，信頼関係が強まり，その結果医療者への評価が高まる．また，標準化されたその医療機関における最良の治療が提供されることにより，医師，看護師の「あたりはずれ」が少なくなる．
- 看護師，コメディカルへのメリット：医療チーム全員が，疾患の経過を把握可能となり，業務の効率化がなされ雑務の軽減ができる．看護業務および責任分担が明確化し看護意識，責任感の向上につながる．
- 医師へのメリット：インフォームドコンセントに有用．うっかりミスなどで必要な検査や処置の欠落をなくし，不必要な検査等の排除ができる．医師の方針による治療法，検査法のばらつきがなくなり，**医療の質の標準化**につながる．

ⓐ クリニカルパスの定義：いくつかの定義があるが，下記のものがよく使われる．
「医療チームが共同で作成した，患者の最良のマネージメントと信じた仮説」（Spath. P. L）

◆2. クリニカルパスの適応疾患

パスには，作成しやすい疾患と作成しにくい疾患があり，整形外科，産婦人科，外科，眼科などの外科系の予定手術がよい適応として多く作成・使用されてきた．最近では，内科救急疾患や精神科領域でもパスが作成されている．

◆3. クリニカルパスの作成と運用

クリニカルパスの目的と意義，趣旨を十分に理解していないと，実際の使用段階で有効に活用されにくい．パス作成時には最初，使用する全職種が参加して作成することが前提となる．パスのデザインとしては，オーバービューパス，日めくり記録，オールインワンパスの3種類がある[2]．

次のような過程で作成，運用される．

❶ クリニカルパスを作る疾患，処置の選定
❷ 適応基準，除外基準，退院基準，在院日数の設定
❸ アウトカムを設定し，具体的な診療内容をパスの中に組み込む ➡ ❶ ❷
❹ バリアンスの設定 ➡ ❹
❺ クリニカルパスの運用と改訂

クリニカルパス委員会[3]（パス表の作成，実施，評価分析，修正を積極的に進めていく機関）にて行われる．病院のトップの指示によりパス委員会が立ち上がる．チーム医療を推進するため，医師，看護師，薬剤師，栄養士，事務，ケースワーカーなど多くの職種が参加し，病院全体のパスに対する意識を高める必要がある．パス委員の主導によりクリニカルパスが作成，改訂される．また，**パス大会**が催され各病棟の取り組みが発表される（➡ ❺）．

クリニカルパスを作成・運用することで医療の質が向上するといわれるが，それ以上に大切なことは，作成し一定期間使用した後に，再検討し改訂する（**PDCAサイクル**，**図1**）ことである．

クリニカルパスを見直す方法としては，他院のクリニカルパスとの比較による見直し，エビデンスに基づいた見直し，DPCデータに基づく見直し，そしてバリアンス分析による見直しなどがある（**表1**）．

◆4. 地域連携クリニカルパスとは

急性期病院から回復期病院を経て早期に自宅に帰れるような診療計画を作成し，治療を受けるすべての医療機関で共有して用いる．診療にあたる複数の医療機関が，役割分担を含め，あらかじ

---

❷ **アウトカム**：臨床結果（合併症，身体機能，自覚症状，患者理解），在院日数，財務結果，患者満足度の4つがある．臨床アウトカムは，中間アウトカムと最終アウトカムに分けられる．最終アウトカムは，退院基準や退院日の設定で，中間アウトカムは，臨床経過の中間点におけるアウトカムで日々の目標のようなもの．

❸ **クリニカルインディケーター**（臨床指標）：プロセスの進行やアウトカムに大きな影響を及ぼす要因を指標化（例：疼痛，発熱など）．アウトカム指向のパスであれば最終アウトカムに大きな影響を及ぼす中間アウトカムを指標化する．

❹ **バリアンス**：パスで設定された内容を逸脱，アウトカムが達成されなかった事象のこと．バリアンスは，具体的に設定し，その対策も明確にする必要がある．

❺ HP上から全国の医療機関のクリニカルパスが閲覧，ダウンロードできる[4]．

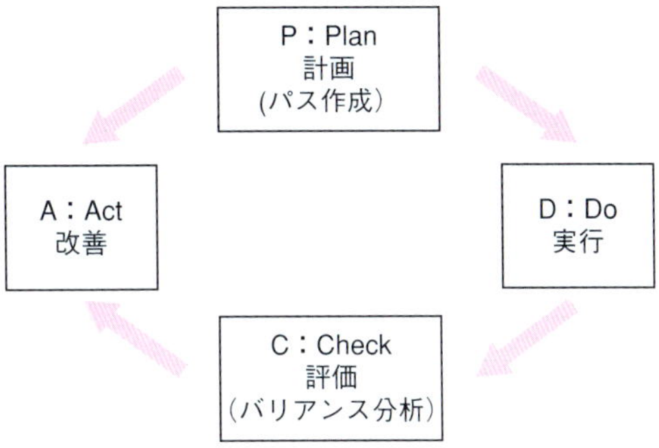

図1 クリニカルパスのPDCAサイクル

表1 クリニカルパスの3段階

第1段階	現在行っている医療ケアをまとめたもの
第2段階	医療ケアを改善し標準化したもの 医療者間のコンセンサスとエビデンスの導入
第3段階	システム改善にまで至ったもの

め診療内容を患者に提示・説明することにより，患者が安心して医療を受けることができるようにする．

内容としては，施設ごとの治療経過に従って，診療ガイドライン等に基づき，診療内容や達成目標等を診療計画として明示する．回復期病院では，患者がどのような状態で転院してくるかをあらかじめ把握できるため，重複した検査をせずに済むなど，転院早々から効果的なリハビリを開始できる．

地域連携パスの例：大腿骨頸部骨折パス，脳卒中パス[5]，PCI（冠動脈形成術）連携パス，糖尿病パスなど

❶ 大腿骨頸部骨折の患者を対象とした「地域連携診療計画退院指導料」等の新設により地域連携パスは全国的に広がりつつある．

◆5．クリニカルパス導入により期待される効果[5]

- 計画性のある標準的医療を提供できる：**エビデンス・ガイドラインの導入**
- 無駄を削減できる：**業務改善・コスト削減・在院期間短縮**
- 変動・異常を発見しやすく，早期に対応可能：**リスクマネジメント**
- 患者・家族の医療に対する理解が進む：**インフォームドコンセント**
- 医療の継続性が維持できる：**院内連携・地域連携**
- 医療者の共同意識の展開：**チーム医療**
- 新人の教育ツールとなる
- データの集積が容易となる
- 医療の質が向上する：**バリアンス分析・パス改訂**

◆6．クリニカルパス運用の中での注意点

パスが全国的に普及し各施設で使い慣れると，盲目的に患者に当てはめようとする医師が増え，患者を診ることの重要性がきちんと教育されない危険性もある．本当にパス通りでよいのかと批

判的にとらえ，躊躇なく変更する能力がなければ，パスは使ってはならない[6]．

<文献>

1) 武藤正樹：救急医療の標準化をめざして．救急医学，26：907-914, 2002
2) 森田敏子：クリニカルパスのフォーマット．看護きろく，16：12-26, 2006
3) 『クニリカルパスがかなえる！ 医療の標準化・質の向上　記録のあり方から経営改善まで』（立川幸治，阿部俊子 編），pp21-32，医学書院，2005
4) ＜日本医療マネジメント学会HP＞http://jhm.umin.jp/index.html
5) ＜長崎県央版　脳卒中地域連携パスのHP＞http://plaza.umin.ac.jp/kenostrk/
6) 桂巻　正：チームでクリニカルパスを導入　臨床研修では注意を促して利用．薬理と治療，33：1062-1070, 2005

第2章 治療マネジメントの実際とコツ

17 チーム医療

高橋俊介

> チーム医療とは医療環境モデルの1つである．各専門スタッフが連携しそれぞれの立場から意見を持ち寄ることで，最善の治療法が選択可能となり，患者中心の医療が実践できるという考えである．チームには医師・看護師・薬剤師・診療放射線技師・臨床工学技士をはじめ，ソーシャルワーカーや栄養部，医事課，庶務課など病院全体の部署・機能が含まれる．医師はそのなかでも最終的な治療方針の決定など，中心的な役割を担うため，強いリーダーシップと幅広いコミュニケーション能力が必要とされる．

◆ 1．チームとは

　Katzenbach[1]らによると，チームとは，「共通の目的，達成目標，アプローチに合意し，その達成を誓い，互いに責任を分担する補完的な技術を持つ少人数の人びと」からなる組織と定義される．医師を中心としたチームが，それぞれの患者に対しチームを結成することで，医療の標準化にもつながると期待されている．→ⓐ

ⓐ 病院機能評価の評価項目にはすでに「チーム医療の推進と診療の質の向上」と明示され，評価対象となっている．

◆ 2．効果的な蘇生チームダイナミクス

　蘇生チームダイナミクスとは，アメリカ心臓協会（America heart association：AHA）主催のACLS（advanced cardiovascular life support）コース[2]で強調されている概念の1つである．これは主に蘇生時におけるチームの役割の重要性，効果的なチームリーダーやチームメンバーの行動，そして効果的な蘇生チームダイナミクスの要素を8つの項目で示して論じている．しかし，チーム医療の中心になる医師として，このチームダイナミクスの考え方は，蘇生時だけにとどまらず，日常診療においても活用できる．
→ⓑ

→チームのリーダーになりうる医師は，チームの他のメンバーの特性と役割を深く理解するべきである（表1）．

ⓑ チームリーダーになりうる医師が，チームが集まれるような場を定期的に設定し，コミュニケーションを図る．

表1 チームリーダーの側面から見たチームダイナミクス

項目	要素
① クローズドループコミュニケーション	・チームメンバーに明確な指示を出し、業務を割り当てる ・明確な応答を受ける ・割り当てた作業の報告を受ける
② 明確な指示	・落ち着いた口調と明瞭な言葉で指示を行う
③ 明確な役割と責任	・各作業者の実行者をはっきりと指示する
④ 自己の限界の認識	・チームメンバーの限界と能力を把握する
⑤ 情報の共有	・チームリーダーが特定の方向に捕らわれることがないように、メンバーからの情報を受け入れやすい体制を作る
⑥ 建設的な介入	・今行われているものが適切かどうか、建設的に介入する
⑦ 再評価とまとめ	・定期的に今の状態を報告・評価し、またこれから行うべき手順をメンバーに知らせる
⑧ 互いの尊重	・他職種であるそれぞれのメンバーへの尊重を忘れない

（文献2より一部改変）

チームダイナミクスの1例：CRM

CRM（crew resource management）とは航空業界における危機管理システムの1つであり、医療におけるリスクマネジメントにも参考とされている取り組みである。航空事故の約7割は、何らかのヒューマンエラーが関係していると言われるが、CRMチームとはそれらを未然に防止し、またトラブルに適切に対処するために、（チームとして）コミュニケーションや意志決定を学ぶ訓練である。チームダイナミクス習得のための1つの形といえる。

---

3. コンサルテーション

- 医師同士のみならず、あらゆる場面でコンサルテーションは発生する
- 要するに「何が言いたいのか」ということを聞き手に明確にさせることが重要である
- そのためには結論をまず先に示す手法が有効（**表2**）
  → 伝えたい結論をどのタイミングで伝えるかによって説得効果が異なってくる。診療中でのコンサルテーションのように短時間で話を進めたいときは、先に結論を述べる手法が有効といえる（→ⓒ）.

ⓒ 相手の置かれている状況を確認してからコンサルトを行うことは重要！ 外来中であれば、PHSでの連絡は避け、診療の合間に声をかけるなど誠意を見せる.

表2 先に結論を示すメリット・デメリット

メリット	デメリット
・限られた時間内で言いたいことを伝えやすい	・はじめに結論を押し付けるような形になる
・聞き手が判断する時間を確保できる	・判断にバイアスが生じる可能性がある
・短気な聞き手に伝えやすい	・聞き手の心の準備が必要

17 チーム医療

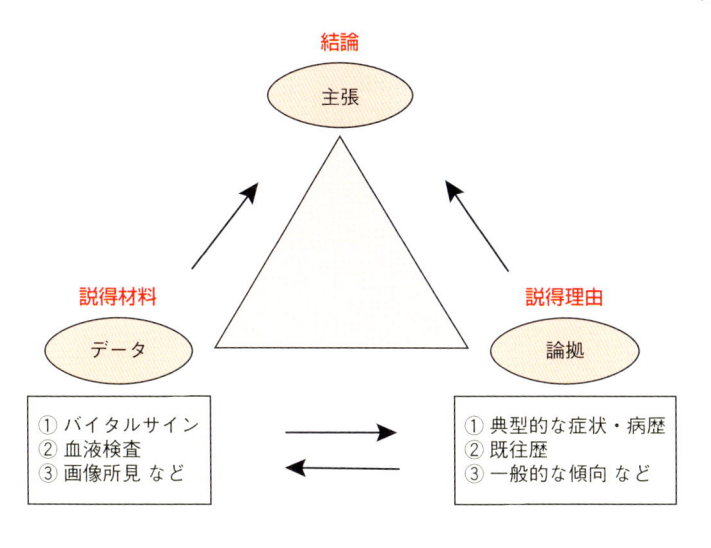

```
           結論
           主張
            △
説得材料          説得理由
 データ            論拠

①バイタルサイン      ①典型的な症状・病歴
②血液検査          ②既往歴
③画像所見 など      ③一般的な傾向 など
```

図1 三角ロジック

例）「1時間前から胸痛が出現した70歳男性に関して，緊急カテーテルの適応のコンサルテーションです」

- また論理的に話すうえでは自分の結論を聞き手に明確に伝えることが重要である．「主張」「論拠」「データ」の3つを矛盾なく成立させることで，説得力あるコンサルテーションができる．その論理の3大要素と相互関係を示したものを三角ロジック[3]という（**図1**）．必ずコンサルト前に頭の中で三角ロジックを思い浮かべ，整理して話すことが上手くいくコツである．実際に紙ベースに書き下してから連絡するのもよいだろう

- 上級医などと意見の相違が出た場合：「報告」「連絡」「相談」といったいわゆるホウレンソウが重要．これをマメに行うことで，上級医の納得度が上昇する．特に意見の相違がある場合は一度にまとめて報告してもそれまでの努力が評価されづらいし，意見が受け入れられにくい ➡ ⓓⓔ

- コンサルテーションの内容に関しては，面倒であろうが，**必ずその場で対応医師と内容，その結果を記載する！** 問題とは，たまたま記載しなかった患者に対して起こるものである（なぜだか…）

◆ 4．コミュニケーション

- レディネス（聞き手の特質）を理解することが重要
  → **専門職種ごとの特性や置かれた環境を考慮しコミュニケーションをとることがコツである**
- たとえ同じ話をしても，レディネスによりとらえ方は全く変わってくる
  例）ある患者の治療方針に関して
  　看護師 医師よりも患者に接している時間が長いため，より現実的

ⓓ トラブルとなりうる事項などは特にマメに報告する．これにより責任を分散することにもつながる．

ⓔ またなるべく多くの人を巻き込む（介入させる）ことは客観性を保つ意味でも重要である．

な方針や意見を求めている．長期的な方針はもちろんだが，数日単位の短期的な方針も打ち出して，知らせておくことが重要

[上級医] 一度にまとめての報告より，まめに情報をいれることが重要．それにより意見の相違の修正も可能になる

[各科専門医] 時間に迫られていることが多く，専門領域にこだわりがある．簡潔に結論から述べる手法でできるだけ時間をとらせない．また，なぜその専門診療科の意見を聞きたいかポイントを明確に述べる

- 良好なコミュニケーションを行う手法として「Yes・But法」がある[4]．他職種の人間が多くかかわるチーム医療では，その状況によって意見の相違が生じることも多い．その際相手の意見を頭ごなしに否定すると円滑に診療が進まないことがある．**まずは相手の意見に対し，「Yes」で受け止め，その後自分の意見を述べる「Yes・But法」**を用いることでコミュニケーションをとりやすくなる
- また同じ診療メンバー内でのコミュニケーションも必要
  例）蘇生行為の中止時は？
    - たとえば，臨床の現場で蘇生を行っている際，その中止時期の判断を迫られる場面があるだろう．そのときは蘇生チームのリーダー医師が中止に関して，チームメンバーとコミュニケーションを図り，中止に対する共通認識を持つ必要がある
    - 基本方針は2で述べたチームダイナミクスに則って行う
    - 加えて，リーダーは蘇生チームのメンバー全員に経過のサマライズを行い，蘇生中止とする根拠を述べ，同意を得る．根拠としては，① 適切なACLSが継続的に行われている，② 患者本人の蘇生中止の意思がある，③ 患者家族に経過の説明が十分になされている，などがあげられる
    - きちんと，看護師含めたチームメンバーとコミュニケーションを図り，蘇生中止の同意を得る．医療訴訟などは，メンバー間の認識のずれから生じる可能性があることが否定できないからである．もちろんカルテにもその根拠を記載する

◆5．コーチングとティーチング

- ポストレジデントの立場になると，初期・後期研修医の指導を行う場面も多い．その際，状況に応じ，コーチングを行うべきか，ティーチングを行うべきか判断する必要がある
- **コーチングとは，必要な知識・技術を間接的に伝え，自ら取得できるように仕向けるプロセスである**
- **ティーチングとは，必要な知識・技術を，直接的に伝え教えることである**
- その場面における緊急度・重症度や，相手の経験・能力を考慮し，適宜コーチングとティーチングを使い分けることが大事で

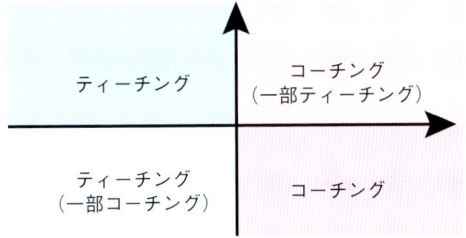

図2 ティーチングとコーチングの使い分け
文献5（p38-39）の図を一部改変

ある（**図2**）[5]
- 救急外来や重症患者への対応など緊急度が高く，かつ個人の能力や技術，経験が不足している研修医にはティーチングが必要である
- また，初期研修医のコーチングには興味を引かせるようなアイデアも重要である
    例1）胸部X線読影
        まずは一般診察（視診・聴診・打診・触診）をさせる → 自分の身体診察に基づき，思い描く胸部X線写真像を図示させる → 実際に撮影したX線写真と見比べる
    例2）血液検査
        病歴聴取や一般身体診察を行う → 血液検査値を予想（ヘモグロビン・クレアチニン・電解質・pH値など）→ 判明した結果と比べる

6. フィードバック

- ポストレジデントの立場として，初期・後期研修医に対してフィードバックを行う場面も多い
- 一般的な成人教育の方法に則り，ポジティブフィードバックやコンストラクティブ（建設的）なフィードバックを心がける
    例）「〜の患者に関して，この身体所見に着目したことはよかったよ．でも一歩そこから先に進むとしたら今度は〜」
- その日診た患者のレビューを一緒に行うことは重要．その日の問題をその場で解決すると院外に持ち越さないで済む．それが身体的にも精神的にも健全さを保つポイントになる

7. おわりに

One for all, All for one！ チームリーダーとなるべき存在の医師であるが，ゴールを決めるだけでなく，ときには汗をかき，ときには盾になることで，みなの信頼を得られ，患者を守ることにもなる．

メンバーが求めるリーダー像の1つに「正直である」ことが挙げられる．リーダーは自分の価値感を明確にし，また時には弱点もさらけ出すことでメンバーの信頼を得られる[6]．

<文献>
1) Katzenbach and Smith The Wisdom of Teams：Creating the high-performance organization：Harvard business school press, 1993
2) American Heart Association：Part3 効果的な蘇生チームダイナミクス．「ACLSプロバイダーマニュアル　AHAガイドライン2005準拠」，pp11-17，シナジー，2007
3) 西村克己：「論理的な話し方の基本とこつ」，pp148-151，Gakken，2009
4) 西村克己：「論理的な話し方の基本とこつ」，pp40-44，Gakken，2009
5) 諸橋奈々：「コーチングで部下とのコミュニケーションがとれる本」，pp38-39，中経出版，2008
6) ジェームズ・M・クーゼス，バリー・Z・ポズナー．『リーダーシップチャレンジ』，海と月社，2010

第2章 治療マネジメントの実際とコツ

18 栄養指導

北川貢嗣

急性期の疾患に対しては栄養管理の基礎知識が必要である．慢性疾患に対しては栄養指導の方法について工夫が必要である．ここではその概略を述べる．

◆ 1. 栄養療法および投与経路のアルゴリズム

現在一般的に推奨される栄養療法および投与経路のアルゴリズムを図に示す．治療成績や免疫能の向上，合併症の抑制などの目的から，消化管が機能していると判定されればできるだけ経腸栄養を選択する（図1）．

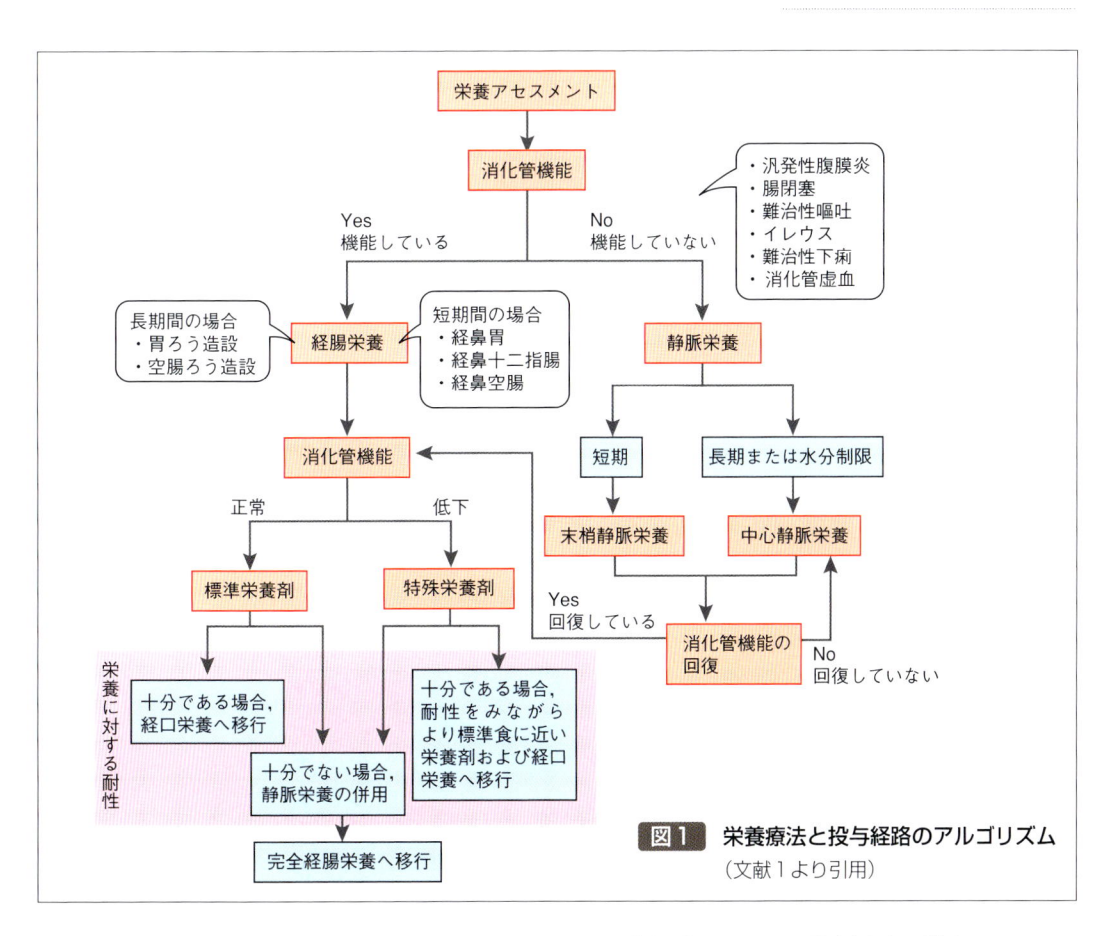

図1 栄養療法と投与経路のアルゴリズム
（文献1より引用）

◆2. 急性期の成人重症患者に対する栄養療法

急性期の成人重症患者に対する栄養療法のガイドラインとして，集中治療学会（SCCM）とアメリカ経腸静脈栄養学会（A.S.P.E.N.）が合同で発表したGuidelines for the Provision and Assessment of Nutrition Support Therapy in the Adult Critically Ill Patientがある[2]．急性期の入院医療を担当する臨床医必読であるが，抑えるべき要点を挙げる．また主な急性期・重症疾患の栄養療法のポイントを**表1**に示す．

- 内科および外科系疾患で，2〜3日以上のICU管理が必要とされる成人が対象
- 経腸栄養の開始は血行動態が安定していれば，入院後24〜48時間以内の早期に開始し，次の48〜72時間でより目標に近づける
- 経腸栄養投与量の目標は，入院第1週目において，簡易式の25〜30kcal/kg/日で計算される必要栄養量の50〜65％
- 経腸栄養にて7〜10日後に必要栄養量に達しない場合に経静脈栄養にて補足する
- 蛋白はBMI 30以下では実体重×1.2〜2.0g/kg/日．重傷者，BMI 30以上ではより多くする
- 経腸栄養の開始には消化管運動の回復は問わない．消化管運動亢進薬を投与し，開始後のモニタリング（訴え，腹部理学所見，腹部X線など）を行う
- 誤嚥に注意し，気管内送管下ではベッドを30〜45度挙上し，クロルヘキシジンで口腔ケアを行う
- 経腸栄養剤の種類は標準的なものを使う

表1 主な急性期・重症疾患の栄養療法のポイント

呼吸不全	・急性期にはCO_2産生減少を目的とした高脂質低炭水化物製剤のルーチン使用は推奨しない ・水分が制限できる高濃度製剤の使用を考慮 ・血清リン濃度をモニターする
腎不全	・標準的な経腸栄養製剤を使う．電解質異常があれば特殊なものを使用 ・血液浄化を受けているならば蛋白を最大2.5g/kg/日まで増量すべき
肝不全	・合併症にて従来の栄養評価法は信頼性に欠ける ・蛋白制限は避ける ・カナマイシン＋ラクツロースで脳症がコントロールできなければ分子鎖アミノ酸製剤を使用する
急性期膵炎	・重症急性膵炎には経鼻腸管（nasoenteric tube）を留置し，輸液で循環動態が安定すれば経腸栄養を開始 ・軽症から中等症で7日以内に経口摂取できるならば栄養療法は不要 ・より肛門側での経腸栄養剤を注入すべき．ボーラス注入より持続注入がよい
終末期栄養療法	栄養療法を行うかどうかは，患者・家族との相談，現実的な目標，患者の意思をふまえて決断されるべき

- 免疫調整経腸栄養剤（アルギニン，グルタミン，核酸，ω-3脂肪酸，抗酸化物質などが添加）は待機的大手術，外傷，体表30％以上の熱傷，頭頸部癌，人工呼吸器使用下の患者に
- プロバイオティクス製剤は重症患者の感染は減らすが，一般的なICU患者には効果が安定しないので勧められない
- 経静脈栄養を受ける場合は必要栄養量の80％が目標であり，血清グルコース110～150mg/dLがおそらく最適（ICUの重症患者ではむしろ140mg/dL以上のコントロールがよい[3]）
- 経静脈栄養を受けていても繰り返し経腸栄養開始を考慮すべきである．経腸栄養分とカロリーを差し替えていき，経腸栄養が目標栄養量の60％になるまで中止すべきでない

3．対象のカテゴリー別の栄養指導

栄養指導を行うべき（オーダーすべき）疾患は多岐に及ぶ．

対象年齢，栄養状態により概念的に**表2**のように4つに分けられる．総合医にとってはカテゴリーA，カテゴリーDが重要と考えられる．疾患発症後の介入，リスクへの予防的な介入（ただしリスクによって有効性に差あり）．カテゴリーBは専門医療の領域，カテゴリーCに対する効果は限定的（カテゴリーDに早期に介入しておくべき）である．栄養指導の方法はカテゴリーAとカテゴリーDでは大きく方針が違う．

表2 対象年齢，栄養状態別にみたカテゴリー分け

	高齢者	若年者
低栄養	カテゴリーA COPD　認知症 褥創　神経変性疾患 脳出血　繰り返す肺炎　腎不全	カテゴリーB 摂食障害 炎症性腸疾患
栄養過多	カテゴリーC 合併症のある糖尿病 動脈硬化　末梢動脈疾患 心筋梗塞　脳梗塞	カテゴリーD 糖尿病　高血圧 脂質代謝異常 （メタボリックシンドローム）

1 カテゴリーAの場合（栄養サポートチームNSTの対象に似る）

低栄養に早く気付くことが重要．日本静脈経腸栄養学会が支援するNSTプロジェクト（→ⓐ）が勧める「栄養状態の主観的包括的評価（SGA）」の項目を確認しておき，短時間で経費をかけず，低栄養を起こしやすい状態をスクリーニングすべきである．

1）主観的包括的アセスメント（SGA）

ⅰ）病歴

体重変化，食物摂取状況の変化，消化器症状，ADLの状態などを聴取する．

ⓐ NSTプロジェクト：全国の医療従事者にNSTの有用性や重要性を啓発し，より多くの医療施設にNSTを学会支援のもと設立・運営することを目的とする．
2010年の診療報酬改訂から届け出た保険医療機関において，栄養管理を要する患者に，所定の研修を受けた他職種が共同して（つまりNSTとして）必要な診療を行った場合に，栄養サポートチーム加算として200点（週1回）が算定できるようになった．

ii）身体計測値

皮下脂肪の損失状態，筋肉の損失状態，浮腫（くるぶし，仙骨部），腹水．

iii）主観的包括評価

A～Cの3段階で評価

A：栄養状態良好　　B：中等度あるいは潜在的に栄養不良

C：重度の栄養障害

疾患に応じて詳細な栄養アセスメントに進む．総合医が出会うカテゴリーAの疾患は，簡便で長期的な効果判定に向く「静的栄養アセスメント」の指標（血清総蛋白，アルブミン，コレステロール，末梢血リンパ球数）を用いるのがよい．➡ⓑ

栄養障害がわかれば，食形態の工夫などの介入を行う．摂取目標は**Harris-Benedictの公式**を用いて基礎代謝量BEEを算定し，これに活動係数およびストレス係数を乗じることで算出することが望ましいが，時間がなければ簡易計算式でもよい（p280の「ひとくちメモ」を参照）．

薬品として処方できる「半消化態栄養剤」を**表3**に示す．市場に出回る栄養補助食品は100種類を超えており，すべてを使い分けることは不可能である．基本的には組成は似ており，薬品ほど大きな差はないが，**半固形で，在宅でも使いやすいタイプを管理栄養士と相談しておくとよい．水分含有量がそれぞれ異なるので注意が必要である．**後述する胃ろう作成後の死亡率の高さを克服するため，半固形化したタイプがいくつも登場している．

ⓑ 亜急性期に使われる栄養アセスメントの動的指標には，トランスサイレチン，レチノール結合蛋白，トランスフェリンなどがある．

表3　主な半消化態栄養剤

	規格	熱量	薬価（2010年）	味/フレーバー
エンシュア	250mL缶 500mLバッグ	250kcal 500kcal	167.5円 335円	バニラ，コーヒー，ストロベリー
エンシュア・H	250mL缶	375kcal	295円	バニラ，コーヒー，バナナ
ラコール	200mLパウチ 400mLバッグ	200kcal 400kcal	182円 364円	ミルク，コーヒー，バナナ

2）胃ろう

経口摂取が難しい場合，倫理面，本人・家族の希望に配慮して，胃ろうや経鼻胃管による経管栄養をお勧めする場合がある（**表4**）．感染や交換の手間・頻度から長期間の栄養には主に前者が選択される．ただし施設入所の患者の場合，医療以外にもさまざまな制約があることが多い．

胃ろうの形状は大きく4種に分けられる．作成を（交換の際も）

病院に依頼する際には用語を正しく使い，希望を伝える必要がある．

体外に出ている部分の形状でボタン型，チューブ型の区別があり，胃内での固定法によりバルーンタイプ，バンパータイプ（棒で引き伸ばせば細くなり抜ける）の区別がある（**図2，表5**）．

ボタン型の場合は長さ（体表からの深さ）の情報も必要である．

表4 胃ろう，経鼻胃管，経静脈栄養の比較

投与経路	経鼻胃管 8〜12Fr	胃ろう 20Fr	経静脈栄養（主にTPN）
利点	・投与経路が生理的 ・代謝上の合併症が少ない ・消化管粘膜の萎縮を予防 ・腸管からの細菌進入の予防 ・経口薬の投与経路確保 ・経済的 ・比較的簡便に施行		・腸管の安静保持 ・水分量，各栄養素を個別に調節可能 ・点滴の延長で家人が選択しやすい ・（制度上）療養型病床に移りやすいことがある
	・より安価 ・体に穴を開けない ・12週ごと交換の製品有	・半固形化栄養に適す ・抜けにくい ・3〜12ヵ月ごとに交換	
欠点	・挿入時の迷入 ・チューブの違和感 ・引き抜かれやすい ・副鼻腔炎 ・気道への垂れ込み ・嚥下訓練にやや障害 ・施設に移りにくい ・最短2週で交換	・粘膜・スキントラブル ・「体に穴を開ける」家人の心理的抵抗あり ・特養ホームに受け入れ上限人数があることが多い（約10%）	・カテーテル挿入時の合併症（気胸，動脈損傷など） ・カテーテル感染 ・代謝上の合併症（高血糖，脂肪肝など） ・高価 ・4〜8週ごと交換（Dr負担大）
	・中止にあたり倫理的問題あり		

胃ろう作成後の予後

1991年に65歳以上8万例の，胃ろう作成後をフォローし，原疾患別に整理した調査がある[4]．術後30日の成績は現在では改善されているだろうが，現疾患によらず3年の死亡率は80%前後であり，胃ろうが根本的な解決にならないことを示唆する．

　　　　　　　＊　　＊　　＊

急性期の入院医療を診る病院の臨床医にとって悩ましいのは，認知症などによって自己の今後について意思決定ができない高齢者が，急性期疾患を発症し入院した際の栄養法の選択・決定である．

繰り返す肺炎であっても，経腸栄養療法がなされた方が治療成績はよい．様々な急性期疾患にて応急的に（最大効果を期待して）経腸栄養をはじめ，「老化」の影響の色濃い嚥下障害にてその中止がかなわず，もの言わぬ「経管栄養で生かされている寝たきり老人」となる例が多い．なかなか実現できないが，高齢者の主治医ならば遠くない将来に起こりえる事態を想定し，最期の時をどのように迎えるか，栄養療法は希望するか，家人を巻き込んで話し合える関係となり，その結果をポートフォリオ等に記録として残しおくのが理想と考える．

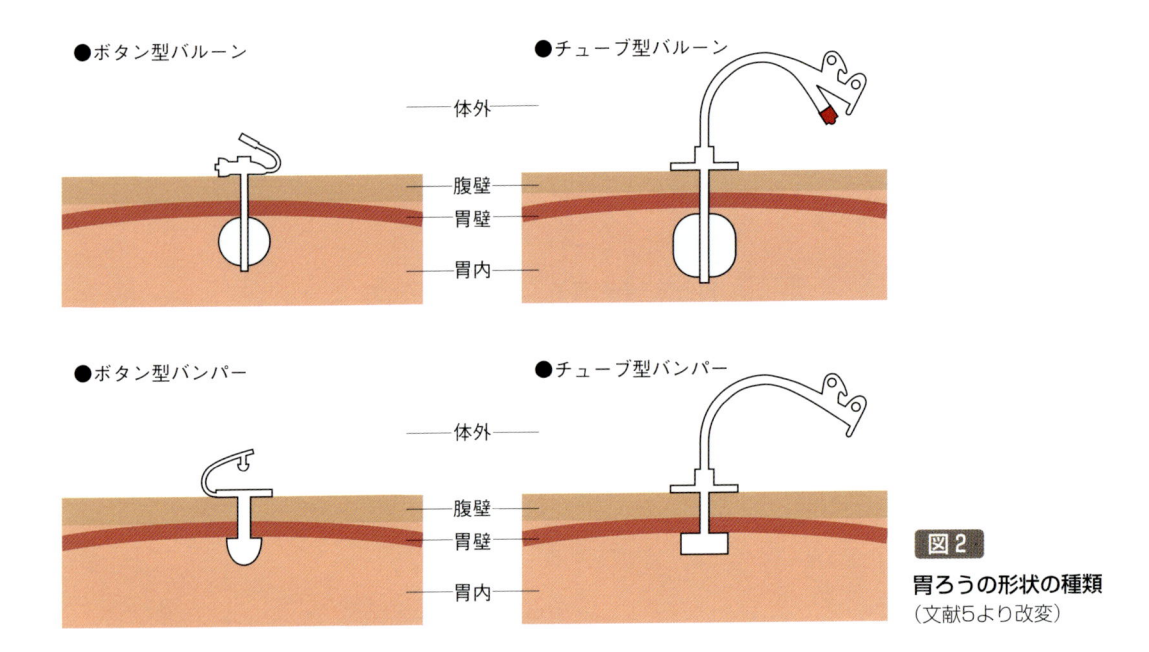

●ボタン型バルーン　　　　　●チューブ型バルーン

●ボタン型バンパー　　　　　●チューブ型バンパー

図2 胃ろうの形状の種類
（文献5より改変）

表5 胃ろう形状別の長所・短所

種類	長所	短所
ボタン型	目立たない	逆流防止弁があり，短いため操作になれが必要
チューブ型	扱いやすい	自己（事故）抜去の危険があり，汚染，閉塞が起こりやすい
バルーン型	交換が容易	2〜3ヵ月ごとの交換になり，バルーンの破裂や（特にチューブ型で）閉塞がある
バンパー型	交換頻度が長い（半年か場合によりそれ以上）	交換時に疼痛があり，内視鏡での確認を必須としている施設もある

2 カテゴリーDの場合

　動脈硬化のリスク因子として，①喫煙，②高血圧，③糖尿病，④脂質代謝異常症，⑤肥満，があげられる．リスクの大きさもおおむねこの順である．

　特定検診で要医療と判定されれば，医療機関を受診され指導が始まる．このカテゴリーには栄養指導が重要な役割を果たす．ただし，必ずしも管理栄養士が医療機関にいるとは限らず，日々の問診を繰り返すうち，生活習慣の行動変容を果たすよう誘導すべきである．

　リスク因子別に栄養指導の効果をみてみると，
- 禁煙：達成された後に肥満の防止目的に栄養指導すべき
- 高血圧：塩分制限5g/日，4週間で5/3mmHg程度低下する[6]
- 糖尿病：肥満に対しては栄養指導が有効である
- 脂質代謝異常症には患者が実感できる効果が出にくい

行動変容のステージ分類で関心期以上にあることを確認．→ⓒ

ⓒ 共感や反映など面接技法を使う．単なるお説教にならないように．

1）問診で簡単なあぶり出し

- 1日何食か：1日2食はかえって太りやすい
- 代表的な食事例をたずねる：バランス重視で総量が多くないか
- 外食・コンビニ：よく選ぶメニューは？よく行く店は？高エネルギー食では？回数は？
- 間食：加工食品は裏面の栄養成分を見るよう勧める
- 果物：ほとんどカロリーはないと思っている方もいる
- 飲酒：何をどのくらい，毎日か．他の栄養素との交換ができない
- 総じて自身では問題はどこにあると感じるか

一定期間での目標体重を医師側が設定し，数ヵ月後にフォローする．行動目標はできるだけ患者自身で設定してもらう．

2）バランスより総量重視

栄養表を用いた理想論より，実行しえる簡単な改善点を指摘する．➡ⓓ

フォローの外来で成功に近づいたら：ほめる

努力がなされたと表明されたら：ほめる

次回は目標に達するように励ます．困難な場合でもともに問題点を洗い出す．

ⓓ 実際の加工食品（カップ麺など）を手元においておき，栄養表示内容を話題にする．

3）栄養士との面談に同意されたら

2〜3日分の食餌内容を記入しておいてもらう．

指示録には医学的所見の他，上記の特徴と指示する指標を書き込む．➡ⓔ

ⓔ 必須：総エネルギー量．場合によって：蛋白量，塩分量，脂質割合

4）困難時のトラブルシューティング

栄養相談を受けてくれない：家族アプローチを考える．行動変容のキーパーソンは？ 気長に定期フォローを続けることに重点をおく．

5）知ってもらいたいテクニック

ⅰ）グラフ化体重記入紙

患者が自分の食行動の問題点を把握し，それを修正する行動療法的アプローチのための手法．起床直後，朝食直後，夕食直後，就寝直前の1日4回体重を測定し，100g単位でグラフ化する．患者の自己管理によって食行動やライフスタイルの問題点が体重のグラフに示され，治療経過における変化も確認できる．導入が難しい患者もいる．毎日2回の記録で成果が出ることもある[7]．

ⅱ）レコーディングダイエット

岡田斗司夫氏の著書「いつまでもデブと思うなよ」[8]でも紹介されたダイエット法．日々摂取する食物とそのカロリーを記録することで，自分が摂取しているカロリー，食事の内容，間食などを自覚し，食生活の改善につなげるもの．➡ⓕ

ⓕ 簡単には間食だけの記録でもよい．

iii）咀嚼法

咀嚼法は，肥満症患者に特徴的な早食いの是正，食物本来の歯ごたえや味覚の自覚，満腹感覚の修復に有効．

<文献>

1) 『キーワードでわかる臨床栄養』（大熊利忠他編），p177，図1，羊土社，2007
2) Martindale, R.G. et al. : Guidelines for the provision and assessment of nutrition support therapy in the adult critically ill patient : Society of critical care medicine and American society for parenteral and enteral nutrition : executive summary. Crit. Care Med., 37 : 1757-1761, 2009
3) NICE-SUGAR Study Investigators, et al. : Intensive versus conventional glucose control in critically ill patients. N. Engl. J. Med., 360 : 1283-1297, 2009
4) Grant MD, et al. : Gastrostomy placement and mortality among hospitalized Medicare beneficiaries. JAMA, 279：1973-1976, 1998
5) http://www.peg.or.jp/eiyou/peg/about.html
6) He, F.J. et al. : Effect of longer-term modest salt reduction on blood pressure. Cochrane Database Syst Rev., 2004 : CD004937
7) 吉松博信，坂田利家：肥満症の行動療法．日本内科学会雑誌，90：154-165，2001
8) 岡田斗司夫著，『いつまでもデブと思うなよ』，新潮社，2007
9) http://www5f.biglobe.ne.jp/~rokky/siki/sansyutu.htm

ひとくちメモ

[**基礎エネルギー消費量の推定式**（basal energy expenditure：BEE）単位：kcal/日］
Harris-Benedictの公式
男性：BEE=66.47+［13.75×現在の体重（kg）］+［5.0×身長（cm）］－［6.76×年齢（歳）］
女性：BEE=655.1+［9.56×現在の体重（kg）］+［1.85×身長（cm）］－［4.68×年齢（歳）］

［**エネルギー必要量**（energy requirement：ER）単位：kcal/日］
ER＝BEE（kcal/日）×侵襲・障害係数（ストレス係数）×活動係数（**表6～8**）

［**概算法** 単位：kcal/日］
エネルギー必要量をすぐに設定しなければならない場合，以下の式を用います．
ER概算法＝25～30（kcal）×標準体重（kg）

表6　侵襲・障害係数（ストレス係数）の例

ストレス原因	ストレスレベル	係数	ストレス原因	ストレスレベル	係数
褥瘡	グレードⅠ～Ⅱ	1.1	外傷	骨折	1.35
	グレードⅢ	1.2		筋肉外傷	1.35
	グレードⅣ	1.3		頭部損傷でステロイド投与	1.6
手術	軽度	1.1		鈍傷	1.35
	中等度	1.2	熱傷	体表面積の20％以下	1.3
	高度	1.8		体表面積の20～40％	1.5
感染症	軽度	1.2		体表面積の40％以上	1.95
	中等度	1.5			
	高度	1.8			

（文献3より引用）

表7 活動係数

生活活動レベル	係数
寝たきり（安静状態）	1.0
寝たきり・車椅子（臥位，座位のみで移動ができず，寝たきりが多い）	1.1
臥床生活（臥位，座位，這う，いざる等の身体移動が可能で，寝たきりより活動は多い）	1.2
歩行可能・車椅子（歩行可能だが，あまり動きがない or 移動に車椅子を使用している）	1.25
起床生活・弱（歩く時間が1時間程度で，身支度等で立位をとり，大部分が座位）	1.3
起床生活・中（歩く時間が2時間程度で，身支度を含む立位が比較的多く，大部分が座位）	1.5
起床生活・強（歩く時間が2時間程度で，リハビリ等で身体活動を高めている時間が1時間程度）	1.6
軽度の労働	1.4
重度の労働	1.8

（文献3より引用）

表8 健常者のER概算法

活動レベル	具体的な内容	ER概算法（男性）	ER概算法（女性）
超軽度	タイプ打ち，自動車運転，ペンキ塗り等の立位作業	31(kcal)×標準体重(kg)	30(kcal)×標準体重(kg)
軽度	大工仕事，屋内清掃，育児，ゴルフ，卓球等	38(kcal)×標準体重(kg)	35(kcal)×標準体重(kg)
中等度	6 km/時間程度の歩行，サイクリング，テニス等	41(kcal)×標準体重(kg)	37(kcal)×標準体重(kg)
高度	サッカー，ランニング等	50(kcal)×標準体重(kg)	44(kcal)×標準体重(kg)

（文献3より引用）

身長と体重の推定式 （文献9より引用）

膝の高さ（KH）から男女別の身長推定式がある
男性＝64.02 ＋ [2.12×KH (cm)] － (0.07×年齢)
女性＝77.88 ＋ [1.77×KH (cm)] － (0.10×年齢)
誤差：男性＝±3.43 (cm)　女性＝±3.26 (cm)

さらに上腕周囲長（AC）と上腕三頭筋皮下脂肪厚（TSF）があれば体重も推定できる
男性＝[1.01×KH (cm)] ＋ [AC (cm) ×2.03] ＋ [TSF (mm) ×0.46] ＋ (年齢×0.01) －49.37
女性＝[1.24×KH (cm)] ＋ [AC (cm) ×1.21] ＋ [TSF (mm) ×0.33] ＋ (年齢×0.07) －44.43
誤差：男性 ＝±5.01 (kg)　女性 ＝±5.11 (kg)

第2章 治療マネジメントの実際とコツ

19 患者教育

小谷和彦

> 患者教育あるいは健康支援について習熟することは必須である．支援する設定を念頭に置き，目的を明確にし，行動科学的手法を駆使したり，教材や教室のスタイルを工夫したりして効果的な支援を創造したい．

1. はじめに

　患者教育とは，生活習慣や疾病の管理（健康生成）のための知識，技術・行動（態度），意欲レベルを一体として向上させる支援を指し，健康支援のような表現が最近では用いられることも少なくない．行動に対しては知恵，思考，問題解決能力，また意欲に対してはやる気，自立などで表現したような書籍も見受けられるが，基本的に，**支援の焦点は知識×行動×意欲にある**と思われる．背景となる保健医療従事者の姿勢やコンセプトについても，従来のパターナリズム（父権主義や温情主義）や指導（操作）型から，時勢にあわせて支援者-対象者間相互エンパワーメント型に基づくような変化もみられる．コンコーダンスのような共同作業を意識した概念も出始めている．→ⓐ

　初期研修において，退院時の生活指導や地域での健康教室，あるいは病院内での糖尿病教室といった健康支援を実践する機会はあったのではないだろうか．ここでは，専門研修用に，健康支援を一歩進めるための諸点について提示する．

ⓐ 支援を受ける者が保険医療者の指示に従うという「コンプライアンス・モデル」と対比して提唱されたモデルで，パートナーシップに基づいて，一緒になって意思決定を行うこと．

2. 基本的事項

　極めてシンプルなことであるが，健康支援を実施するにあたって踏まえておくべき点がある[1]．

① 支援の対象と場

　健康支援の設定，すなわち対象と場は，最初の押さえ所である．健康支援の対象を，個別，集団（小グループから比較的大集団までありえる），社会環境のように大別する．支援の考え方や方法が異なるからである．同時に，対象の特性として，例えば特定の疾患の保有者なのか，行動変容をすぐに望んでいる人なのか変容抵抗性の人なのか，一次予防なのか再発予防なのか，あるいはこう

したセグメンテーションにおいて不均一な集団なのかどうかといったことにも配慮する．必要な情報は事前に収集したり，その場で問うたり［変化のステージモデルを使用（後述，p284）］すべきである．

2 支援方法

これと連動して，どのような支援方法を用いるのかを考慮する．対面や教室型のほかに，最近では非対面支援（例：e-leaning）も実施されている．支援機会は単回なのか複数回なのか，また複数回ならそれはシリーズ化できるのかどうかなども検討する．提供する情報の量と質，そして効果はもちろんのこと，支援にかける時間，時間帯，人材，費用も検討できる．パンフレット，模型，DVDなどの媒体（教育資材）（後述，p285）の利用も方法論の上では重要視する．

3 支援の目的

目的の明確化には最も心を砕くべきである．意外なことに，立案時からこの点がはっきりしないままに支援を行っている例をみかける．対象者と同じ方向性にあると思い込んで支援を開始してしまっているようなパターンである．目的を共有化する意味で，支援に臨む際に，その時々，その場で，関わるすべての人（含対象者）と目的やゴールを確認するトレーニングを積むことを勧める（→ⓑ）．支援に関する評価も付加できれば，なお好ましい（→ⓒ）．

◆ 3. 考慮すべきアプローチ技法

「行動変容」という言葉をよく聞くであろう．人間の行動原理に基づいて，健康行動を起こす，すなわち行動変容するように支援する理論やモデルがいくつか知られている[1) 2)]．行動科学を駆使することは，健康支援の手段として不可欠である．実際に使いながら会得することを勧めたい．

喫煙行動に対して，変化のステージモデル（多理論統合モデル，汎理論モデル）を用いて禁煙外来を行っているのを見たことがあるかもしれない．特定健診・保健指導で対象者をステージ分類して介入しているのを見たこともあるかもしれない．こうした例は卑近であるが，喫煙，飲酒，不健康とされる食習慣や運動習慣，肥満，睡眠，ストレス，薬物依存などの行動に対しての取り組みがある．健診・検診の受診や服薬といったこともすべて行動としてアプローチできる．

変化のステージモデルの理論においては，行動の変容過程では，目標行動に対する心理的準備性に応じたステージを経るとする．面接時に「変容すべき行動についてどのように思っているか」を聞けば，ステージを大抵は把握できる（**表1**）．ステージ分類する

ⓑ 例えば，支援開始時に，今回は「…を目的にしたいと思いますが，いかがでしょうか」のような切り出しをする．

ⓒ 対象者からフィードバックを受ける，または短時で自分で振り返ってみるのもいい．

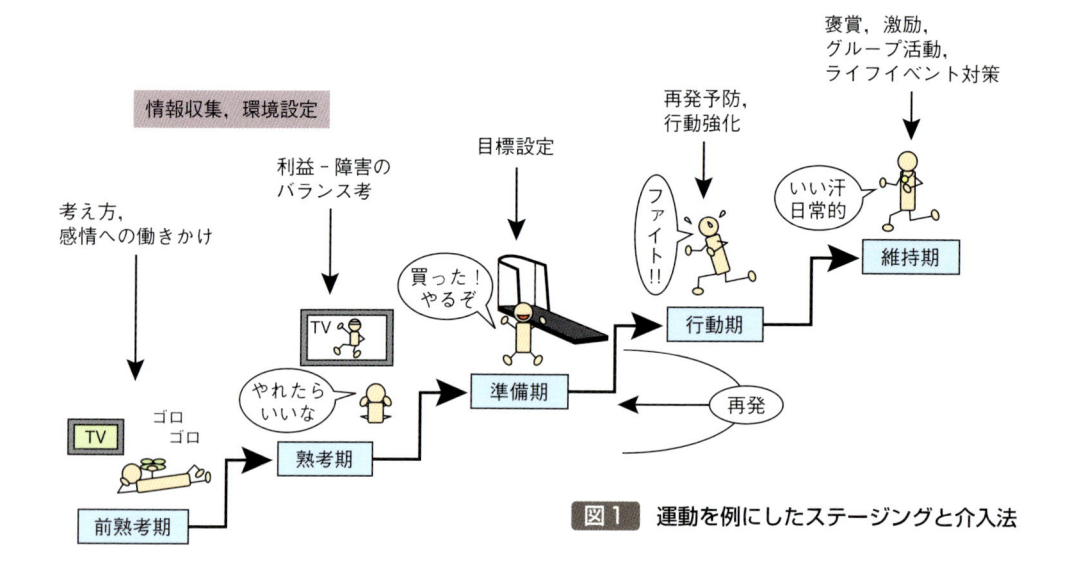

図1 運動を例にしたステージングと介入法

表1 変化のステージモデルによるステージの定義

前熟考期	まったく関心がない
熟考期	6カ月以内に変えようと考えている
準備期	1カ月以内に変えようと考えている
行動期	行動を変えてから6カ月未満
維持期	行動を変えてから6カ月以上続いている

図2 行動変容スキルと変化のステージモデルとの関係

ことの意義の一つは，ステージに合わせた介入方法を選択できることにある．例えば運動習慣の改善に当たって，熟考期の対象者にいきなり目標の設定をしても，あるいは維持期の対象者に利益-不利益のバランスについて対話してもミスマッチとなる（図1）．対象者がステージの低い時期に，ハードルの高い対応を保健医療従事者が求めても（例えばまだ服薬する準備のない人にいきなり朝夕の処方をしても）うまくいかないのを，対象者の病識や意志の問題にしてしまうような事態は少なくなるであろう．認知や行動療法で用いられるスキルもステージにあわせて活用できる（図2）．なお，ステージの全般において社会や家族の支援は，また重要である．

個別支援のみならず，集団支援のような場面でも，ステージングは有用である．例えば運動教室において色々なステージの人が集まった場合には，維持期の人にエデュケーターになってもらい，熟考期の人と質疑をしたり，熟考期の人だけに対象集団を限定して，利益-不利益を明らかにするための話し合いをしたりする．

d オペラント強化：行動に好ましい結果（報酬とみなす）が伴うとその行動は増え，逆に好ましくない結果が伴うとその行動は減るという考え方に基づいて，報酬（強化因子と呼ぶ）をフィードバックしつつ行動を増強する方法．承認，愛情，達成感，満足感，ほしい物品の入手などは，一般に強化因子とされる．

外来診察における個別支援では熟考期の人が多い．この場合，筆者は以下のような流れで，短時間で行動変容に結び付けるように試みている．まず利益-不利益について拮抗度を俯瞰し，次いで現況下で健康行動として「できること」を対象者とともに探して，いくつかの候補から自己選択してもらう．「できること」が，今からできるレベルになるように話し合う（→ⓔ）．これを阻害する因子については除去する方策も話し合う．その上で，実行できる自信の程度を100点スケールで確認する．うまくいったときのご褒美も決めておく．行動目標は一つ決まればよしとする．2週間程度しても行動が起きなければ，再度，行動目標を修正する．

◆ 4．考慮すべき教材や教室スタイルの工夫

　話をしただけで支援が成功する場合もあるが，そうでない場合，もう一工夫する必要がある．**何を言うかよりも，どう伝えるかが**その鍵となることは多い．**視覚化教材を使うこと**はこれに適っている（情報の伝達におけるビジュアル化の大切さ［メラビアンの法則］）．筆者らが関与してきたいくつかを例示しておく（**図3**，**図4**）[3)4)]．

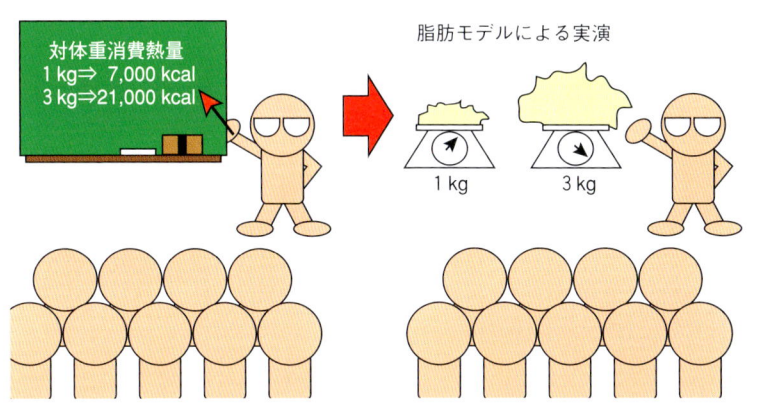

ⓔ 「いつからできますか？」とツッコミも入れる．

図3
脂肪モデルを見て，触って，実際の重さを体感してもらう教育
ボードで説明をするよりは，五感を使うように働きかける媒体を使用する例

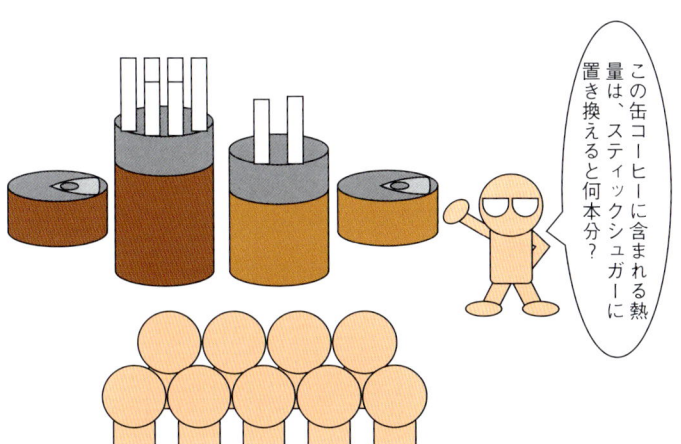

図4
缶コーヒーモデルの熱量を日常品に置き換えて気付いてもらう教育
口頭で説明をするよりは，媒体に語らせる例

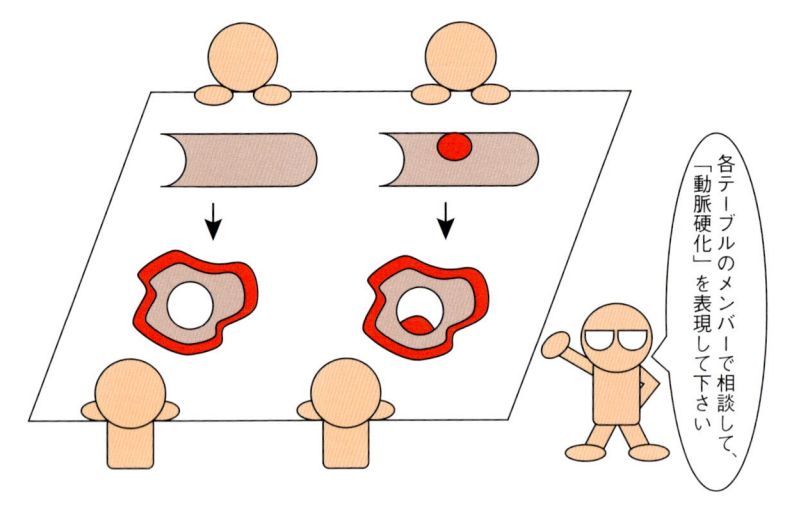

図5 実際に動脈硬化模型を工作することで，その理解を促進する教室

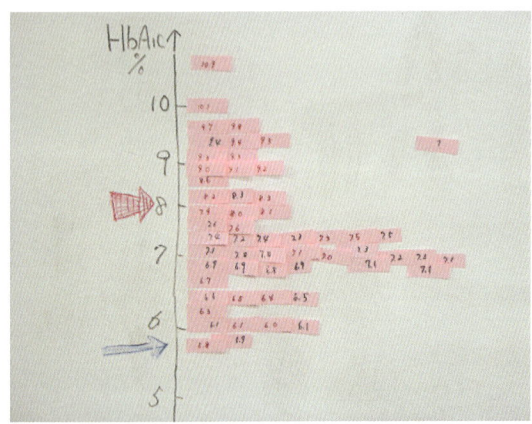

（吹き出し：各テーブルのメンバーで相談して，「動脈硬化」を表現して下さい）

図6 血糖コントロールを付箋紙で張り出すことで，自身の位置を知り，目標レベルを学習する教室

　また，個別支援でもなかなか手ごたえがない場合には集団教室を勧めたり，その集団支援のスタイルについては，知識講義型ではなく，**参加・体験型**にしたりすることが望まれる（→ⓕ）（**図5**，**図6**）[5)6)]．こうしたスタイルは，エピソード記憶の効果も期待できる．

◆5．考慮すべきあれこれ

　このほかに，筆者が，日常で心がけてきていることを列記する．健康支援を自らが考えるためのいわば「たたき台」にはなるかもしれない．

　生活習慣病に関しての情報は，保健医療従事者と同等・同質ではないとしても（もちろん，ミニ保健医療従事者の養成が健康支援の目的ではない）ある程度持っている．こうした場合には，基本的に成人学習理論に基づく支援を旨とする（**表2**）．すなわち，知識を伝えたり，問い質したりするよりも，**やってみたいことやそれをやる自信などの行動や意欲に対して時間を割く**ようにする．

ⓕ 小グループ（4人1組程度）でワークができるように会場を設営する．ワークの開始にあたっては，グループメンバーが早期に相互に打ち解けて自由に話し合いができる雰囲気になるように，ファシリテーターが振舞う．この目的で，アイスブレークの題材を用意しておく（例：ジャンケンでシャッフルしてユニーク自己紹介）．グループメンバーには各自に役割を付与し，また適宜，グループ発表を促す[1)]．

表2　成人学習理論の概要

- 成人は，依存せずに自分で決める
- 成人は，多くの経験を蓄積している（同時に，豊富な教育情報源となる）
- 成人は，日常生活に密着した学習に重きを置く
- 成人は，学科目中心のアプローチよりも，目前の問題中心のアプローチにより興味を示す
- 成人は他者に追い立てられるよりも，自分の自主性で動機づけられる

表3　アルコールに関する知識を問う簡易シートの例

＜アルコール2単位は？＞

アルコール種類とその量の組み合わせで正しいのに○を付けて下さい

日本酒	140mL	ブランデー・ウォッカ	60mL
ビール	400mL	発泡酒	360mL
ウイスキー	60mL	スタウトビール	240mL
ワイン	200mL	焼酎（20度）	140mL
焼酎（35度）	80mL	酎ハイ	300mL

とは言え，変化のステージ然り，相手を知らずしての支援はない．知識の確認をするなら，事前に（外来診察前とか）そのまま介入になるようなクイズシート（**表3**）を使って知識をチェックして，行動や意欲に対する時間を確保する．

話し合いでは時間を共有し，**自分の言葉**で答えてもらう（感想でも何でもいい）．この際に相手の**言葉を待つ**（ためる）．その言葉を受けて，アシストのメッセージを返したり，提案をしたりする．

多くのことを話せば話すだけ，本当に伝えたいことが伝わっていないことがある．**沢山言わない**のをコツとする．また，不用意に**脅さない**（→❾）．

行動を**認め**（意外に思うかもしれないが，"通院"は立派な獲得された行動である．「受診して下さってようこそ」である），さらなる行動の連鎖を期待する（好ましい行動が一つ起これば，次が派生する）．褒めたり期待の言葉をかけたりする．

自省的な面であるが，一回の健康支援で一気に意識や行動を変えようと力まないようにする．すべての人が疾病管理を目的やゴールにしているとは言い切れず，また社会との関係性の中で向健康行動の変容に至ることも珍しくはない[7]．むしろ，社会や周囲の環境の方が，意識や行動への変容効果は大きい場合もある．保健医療従事者の健康支援の機会があってこそ，社会環境調整と相乗的な効果が発揮されると心得る．

対象者にはどうあってほしいかとか，自分はどういうエデュケーターでありたいかとかを，場に臨む前によく念じたり，普段から健康支援について自問したりする．疾病管理の視点もいいが，もっと大局的に，支援機会を利して，その疾病と全死亡の関係，国民医療費，生活の質（QOL）などに話を弾ませたり，疾病を切り口に，世の中について（最近，筆者はお互い様社会をテーマにしている）意見交換したりしている．何のための健康づくりかという視点を忘れないように努めている（**図7**）．

❾ 対象者が恐怖を感じると行動が後退したり，通院が中断したりすることさえある（フレーミング効果など）．

「どんな人生を送ってみたいですか？」

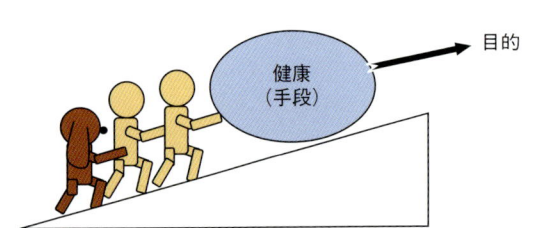

図7 健康支援の考え方の例
健康は，人生の目的を実現する手段と捉えた概念図

◆6. おわりに

　患者教育は，非薬物療法の代表的存在の一つに他ならない．保健医療従事者が健康支援に熱心でない場合，本来，行動変容できた対象者もその機会を逃すと言われている．また，生活習慣病-患者解釈モデルでは，初診時に投薬のみを受けた受診者はその疾病は投薬で対処する病気と学習し，生活習慣支援を受けた受診者はセルフケアの疾病と学習し，その印象は継続するという学者もいる．健康支援は，薬物療法と対峙関係にあるわけではなく，相補的関係にある．特に生活習慣の改善は薬物同様の有効性を示し（安価で薬剤性の副反応はない利点も語られており），現時点では抗加齢現象や精神衛生の向上などの多面的効果も示唆されている．薬物療法と併用できるようでありたい所以は枚挙にいとまない．

<文献>

1) 小谷和彦．『参加者の心と体を動かす健康教室の実践―メタボ健診時代のイラスト保健指導』，羊土社，2008
2) Glanz, K., Rimer, B.K., Viswanath, K. "Health behavior and health education: Theory, Research, and Practice. 4th ed.", Jossey-Bass, 2008
3) 小谷和彦：教育媒体：「佐藤くん」と「尾藤くん」．糖尿病ケア，3：208-209，2006
4) 小谷和彦，他：動脈硬化に関する健康教育における参加型学習の有用性．自治医大紀要，26：129-133，2003
5) 小谷和彦，他：付箋紙を利用した糖尿病教室．検査と技術，31：219，2003
6) 小谷和彦：糖尿病教室の創り方．糖尿病診療マスター，4（増2）：243-247，2006
7) 小谷和彦：ヘルシー・シティ，ヘルシー・コミュニティ：栄養・食生活．JIM，20，360-363，2010

第2章 治療マネジメントの実際とコツ

20 EBMの活用
―その場の1分，その日の5分

名郷直樹

初期研修を終了し専門研修に入った医師は，院内で最も忙しい人たちだろう．その忙しい人にこそEBMは役立つ．情報収集と批判的吟味を簡略化したリアルなEBMの実践は，専門研修に入った医師すべてに共通な大きな武器である．何か疑問が生じたときのその場の1分の勉強，これから帰宅しようとするときの5分の勉強，週に一回のEBM型抄読会，この3つを繰り返すことで，生涯学習の方法を身に付けよう．ここでは，そのうち最も現実的な対応である「その場の1分，その日の5分」について解説しよう．

◆ 1．EBMの5つのステップ

EBMの実践の基本である以下の5つのステップに沿って問題解決に当たる →ⓐ．

ⓐ まずEBMの5つのステップに沿ってやってみよう

1．患者の問題をPECO（Patient，Exposure，Comparison，Outcome）で定式化
2．情報収集
3．批判的吟味
4．患者への適用
5．評価・反省

このステップに沿って問題解決を繰り返すことが重要である．繰り返す中で自分なりのカスタマイズができれば，本物である．それでは具体的な患者を元に，実例を提示しよう．

患者シナリオ

45歳女性，喘息にて外来通院中，サルメテロール50/フルチカゾン250吸入を1日2吸入で使っている．発作時は吸入β刺激薬を使用，1ヵ月前に喘息発作で入院歴あり．退院後から今の治療を継続している．医師の転勤で主治医を交代したのを機会に，新しい主治医に以下のように質問した．
「この薬にしてからずいぶん調子がいい気がします．吸入薬は長く続けても，副作用の心配はないですよね」
主治医は最近，長時間作動型β刺激薬による死亡の増加という話を同僚から聞いたことを思い出し，それについてこの場で1分調べてみることにした．

前述の患者の質問に答えるために，外来中にまず1分情報収集をしてみよう．それがスタートである．

◆2．その場の1分

まずは，どんなに忙しくてもその場で1分勉強してみよう．まず上記の疑問を**PECOで定式化**し，1分を目安に，日本のガイドライン，Web版の教科書にアクセスしてみる．これが「その場の1分」である．

まずPECOは以下のように設定した．

> P：慢性期の成人の喘息患者
> E：長時間型β刺激薬とステロイドの吸入
> C：ステロイド吸入
> O：死亡の増加

■1 日本のガイドライン ➡ ❺

まず日本のガイドラインにアクセスしてみる．以下の2つのページが便利である．

① 東邦大学医学メディアセンター

http://www.mnc.toho-u.ac.jp/mmc/guideline/

② Minds（医療情報サービス）

http://minds.jcqhc.or.jp/to/index.aspx

東邦大学医学メディアセンターでは国内のガイドラインをほぼ網羅しており，該当領域のガイドラインの有無が確認できる．またここからMindsにリンクが張られている場合には，全文をネット上で閲覧することができる．喘息のガイドラインを検索すると，喘息予防・管理ガイドライン2009があることがわかる．しかし，リンクはなく，Web上での全文閲覧は不可能のようだ．

■2 UpToDate

そんなときは，Web版のエビデンスに基づく教科書である**UpToDate**（http://www.uptodate.com/）にアクセスしてみる．喘息の慢性期の治療を参照すると，長時間作動型β刺激薬の項に以下の記述が見つかる．

'there has been a controversy regarding the possibility of an association of chronic LABA treatment with severe exacerbations and increased mortality in a small subgroup of patients'

長時間型作動型β刺激薬で重症発作の増加や死亡率の増加を引き起こしているかもしれない．しかし，「議論がある」という書き方がしてあり，問題はないのかもしれない．

❺ ガイドラインも質の高いものから低いものまで様々であるが，まず日本語のガイドラインを参照するのは最も現実的な戦略である．

3 DynaMed

ここでUpToDateと並んでよく使われる教科書である**DynaMed**（http://www.ebsco.co.jp/medical/dynamed/）を検索してもよい．

実際に検索してみると，喘息に対する長時間作動型β刺激薬の項に以下のような記述がある．

'long-acting beta agonists associated with increased risk for asthma-related intubation or death regardless of inhaled corticosteroid use（level 2 [mid-level] evidence）compared with placebo（OR 1.83，95% CI 1.14-2.95）with concomitant corticosteroids vs. corticosteroids alone（OR 3.65，95% CI 1.39-9.55）Reference- Am J Med 2010 Apr;123（4）: 322'[1]

こちらは議論があるという書き方ではなく，ステロイド吸入の併用に関係なくβ刺激薬が喘息に関連する気管挿管や死亡に関連すると書かれている．

4 CMECジャーナルクラブ

これは厳選された医学論文の日本語要約である．2010秋にスタートしたサービスである．年間契約5,250円で毎週1本の論文の日本語要約が送られてくる．この論文に対応したビデオストリーミングはCMEC–TVとして無料で閲覧できる（**http://www.cmec.jp/**）．

まだまだデータ量が少ないが，そこに情報があれば，日本語なのでさらに短時間で読むことができる．長時間作動型β刺激薬の先ほどの論文は要約が作成されており，DynaMedで手に入れたのとほぼ同様な情報を購入すれば日本語で読むことができる．

UpToDate，DynaMed，CMECジャーナルクラブのいずれかを検索すれば，1分くらいでβ刺激薬による喘息の悪化や死亡の増加に関する記述に至る．ここで患者にどう説明するか．主治医は以下のように説明した．

> 「この薬の長期の副作用については，今いろいろ検討されているところです．この薬にしてから調子がよいとのことなので，退院後1ヵ月しかたっていませんから，まず同じように治療を続けてください．このままの治療を続けるかどうかについては，1週間後に外来予約を取りますので，次回相談させてください．長期間使った場合の副作用については，一度しっかり情報収集してみます」

◆ 3. その日の5分

今日の外来中の「その場の1分」を踏まえて，帰宅前にもう**5分勉強してみる**．ここでは，元になるデータを定量的，統計学的に評価してみる．

1 相対危険による評価

相対危険による評価については，その場の1分で検索したDynaMedで確認することができる．ステロイド併用時で喘息関連の気管内挿管と死亡が増加し，オッズ比3.65，**95% 信頼区間** 1.39〜9.55と記載されている．推定値として3.65倍危険で，信頼区間の下限で見積もっても1.39倍危険，上限で見るとなんと9.55倍危険とある．

2 治療必要数による評価

治療必要数はここまでの情報では確認できない．原著論文やその要約が手に入らないかどうか，DynaMedから元論文をたどってみる．再度DynaMedを検索し，先の元論文であるAm J Med 2010 Apr;123（4）：322の部分をクリックするとPubMedへリンクする（**図1**）．

このPubMed抄録を見ると，この論文にはACP Journal Clubで論文要約が読めることがわかる．ACP Journal Clubでは治療必要数が計算されていることが多いので，ここもリンクをたどって，ACP Journal Clubの論文要約を見てみる（アメリカ内科学会への入会，購読が必要）．すると，ここでは治療群のほうにイベントが多いため，治療必要数ではなくて，害必要数が計算されている

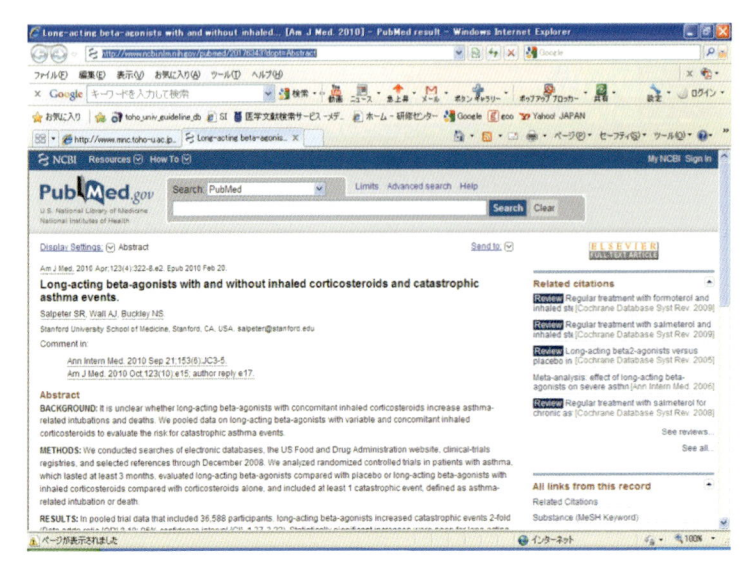

図1 DynaMedから原著論文をたどる

表1 ACP Journal Clubに記載された治療必要数（NNT）[1]

population	number of trial (n)	weighted event rates		at a mean 7 mo	
		β-agonist	control	RRI (95%CI)	NNH (CI)
overall	12 (36588)	0.31%	0.15%	110% (37 to 221)	608 (302 to 1806)
varlable contlcosteroid	5 (29335)	0.29%	0.16%	83% (14 to 194)	756 (323 to 4473)
concomitant contlcosteroid	7 7253	0.33%	0.09%	264% (39 to 848)	421 (132 to 2853)

（**表1**）．ステロイド併用では，害必要数が421，95％信頼区間が132〜2853とある．相対危険の9.55倍危険というようなインパクトはないが，少なく見積もると132人に長時間作動型β刺激薬を投与すると治療により喘息に関連する挿管や死亡が1人増えるという結果である．

4．EBM型抄読会 ▶ⓒ

「その場の1分」，「その日の5分」に引き続いて，その週に元になる論文を使って抄読会を仲間と行うといい．この抄読会の開催方法については拙著[2]を参照されたい．

ⓒ 論文を読むだけではなく現場でどう使うか，抄読会の参加者と議論することが重要である．

5．実際の患者に

今回の勉強結果を踏まえ次の週の外来で以下のように説明した．

「この薬を使ったことは今回の入院後の治療にとても効果があったと思います．しかし，この吸入薬に含まれるβ刺激薬は長期に使うとかえって喘息を悪化させたり，死亡を増加させる危険もあるため，調子がいい今の時点でステロイドのみの吸入に切り替えてみるのがいいと思います．しかし，薬を変えて調子が悪いようなら遠慮なくすぐおっしゃってください．薬を減らしますから面倒ですが来週もまた外来に来ていただくよう外来予約を入れておきます」

<文献>

1) Salpeter, S. R., Wall, A. J., Buckley, N. S.: Long-acting beta-agonists with and without inhaled corticosteroids and catastrophic asthma events. Am. J. Med., 2010 Apr;123 (4):322-328. e2. Epub 2010 Feb 20. PubMed PMID: 20176343.
2) 名郷直樹『ステップアップEBM実践ワークブック』pp.94-104，中山書店，2009

索引

4 points method ········· 54
4疾患5事業 ············· 261
5 points method ········· 54

欧文

A

ABCDサーベイ ·········· 74
ABCs ···················· 218
A/C (assist control) ····· 90
ACLS ····················· 74
acute respiratory distress syndrome
 ························· 237
AED ······················ 57
airway ··················· 185
ARDS ·············· 212, 237

B

basal rate ··············· 104
BCG ····················· 253
Beckの三徴 ·············· 38
Blatchford Score ········ 137
BLS ······················ 57
BOAST (bedside organ assessment with sonography after trauma)
 ·························· 53
breathing ················ 185
BSI (blood stream infection) 228
BURP法 ·················· 87
B型肝炎 ················· 250

C・D

cardiogenic shock ······· 185
CHDF (continuous hemodiafiltration)
 ························· 111
circulation ··············· 185
CKD (chronc kidney disease)
 ························· 119
CMECジャーナルクラブ ···· 291
Cockcroft–Gaultの式 ···· 235
COPD (continuous subcutaneous insulin infusion) 102, 206, 211

CSII ····················· 102
CVP (central venous pressure)
 ························· 186
CVポートシステム ········ 241
distributive shock ······· 185
DPL (diagnostic peritoneal lavage)
 ·························· 49
DynaMed ················ 291

E

EBMの5つのステップ ···· 289
ECF ····················· 191
echo free space ·········· 50
EGDT (early goal-directed therapy)
 ···················· 47, 197
EIS (endoscopic injection sclerotherapy) ········ 128
EVL (endoscopic variceral ligation) ··············· 128

F

Face Scale ··············· 246
FAST (focused assessment with sonography for trauma)
 ············ 38, 48, 188, 198
FEUN ··················· 194
food test ················· 94
free water ··············· 193

H・I・J

Harris–Benedictの公式 ··· 276
HEPAフィルター ········· 229
HOT (home oxygen therapy) 206
hypovolemic shock ······ 185
HとT ····················· 78
ICF ····················· 191
Jacoby (ヤコビー) 線上 ···· 30
JATEC™ (Japan advanced trauma evaluation and care) ··· 38, 48
JPTEC™ ·················· 81

K・L

Kiesselbach部位 ········ 168
Kussmaul徴候 ············ 38

Landmark法 ·········· 46, 61
Larry's point ············ 40

M・N

McBurney点 ············· 21
MDI (multiple daily injection)
 ························· 102
Minds ··················· 290
moist wound healing ···· 144
MWST (modified water swallowing test) ··············· 94
Na欠乏性脱水 ············ 192
NOM (non-operative management)
 ·························· 53
NPPV ·············· 209, 211
NRS ····················· 246
NST ····················· 275

O・P

Oberst麻酔 ·············· 150
obstructive shock ······· 185
OMI ····················· 218
PaCO$_2$ ················· 215
PAE (postantibiotic effect) ··· 234
PaO$_2$ ·················· 215
PaO$_2$測定 ·············· 209
PCA ····················· 248
PCV (pressure control ventilation)
 ·························· 90
PD ······················ 232
PDCAサイクル ··········· 264
PEA ················· 38, 78
PECO (Patient, Exposure, Comparison, Outcome) ··· 289
pharmacodynamics ······ 232
pharmacokinetics ······· 232
PK ······················ 232
prandial bolus ··········· 104
preventable trauma death ··· 38
primary survey ·········· 38
PSV (pressure support ventilation)
 ·························· 90

R・S・T

Rockall Score	137
RSST (repetitive salivary swallowing test)	93
RUSH exam	187
S-Bチューブ	128
Seldinger法	41
self-monitored blood glucose	105
SGA	275
SIMV (synchronized intermittent mandatory ventilation)	90
SIRS	197
SMBG	105
sniffing position	84
SSI (surgical site infection)	228
Sudeck骨萎縮	167
TAE (transcatheter arterial embolization)	53
TDM	232

U・V・W

UpToDate	290
VCV (volume control ventilation)	90
VE (videoendoscopic swallowing study)	95
VF	76, 219
VF (videofluorographic swallowing study)	95
VT	219
wide QRS頻拍	219
WST (water swallowing test)	94

和文

あ

アクアパックネブライザーシステム™	200, 201
圧迫・ずれの排除	176
アドレナリン	75, 181
アナフィラキシー対策	180
アフェレシス療法	120
アミオダロン	75
アルミニウムスプリント	164
安静時流量	208

い

胃管の挿入	123
維持輸液	194, 195
胃洗浄	223
一般病院	262
胃バルーン	130
胃噴門部静脈瘤破裂	128
医療保護入院	225
医療連携	259
イレウス管の挿入	124
インスピロンネブライザー™	201
インスリン頻回注射法	102
インスリン補充療法	104
インスリンポンプ	102
院内サーベイランス	227
インフルエンザ菌	250

う〜お

ウィーニング	211
埋め込み式除細動器（ICD）	60
栄養指導	273
壊死組織	174
エネルギー必要量	280
嚥下	92
嚥下造影検査	95
嚥下内視鏡検査	95
嚥下評価	93
炎症	175
汚染創	141
オピオイド	247

か

ガーゼ	173
介護保険	209
改訂水のみテスト	94
ガイドワイヤー	124
外鼻孔	169
外来	141
回路内圧	115
かかりつけ医	262
覚醒剤	224
活性炭	223
カテーテル	110
カテーテル挿入	18
カテーテルピンチオフ現象	244
カニューラ	201
顆粒球吸着	122
カルディオバージョン	219
換気困難	89
鉗子	155
患者教育	282
がん診療連携拠点病院	262
感染管理	227
感染性ショック	48
感染創	141
がん疼痛	246
陥入爪	147
顔面の解剖	157

き

キーゼルバッハ部位	168
気管支喘息	212
偽関節	166
気管挿管	84, 211
気管内吸引	100
気胸	52
基礎エネルギー消費量の推定式	280
基礎代謝量BEE	276
基礎注入	104
拮抗薬	224
気道粘膜損傷	100

索引

ギプス固定 ………………… 162
ギプスシーネ ……………… 164
奇脈 …………………………… 38
逆紹介 ……………………… 260
吸引圧 ………………………… 99
吸引器 ………………………… 98
吸引チューブ ………… 99, 101
吸気時 ………………………… 44
急性血液浄化療法 ………… 111
急性呼吸促迫（窮迫）症候群 … 237
急性循環不全 ………………… 43
急性薬物中毒 ……………… 222
吸着療法 ……………… 117, 120
胸腔穿刺 ………………… 16, 17
胸骨圧迫 ……………………… 57
胸骨縦切開 …………………… 39
胸骨傍穿刺法 ………………… 40
局所麻酔 …………………… 148
緊張性気胸 …………………… 48
筋肉内接種 ………………… 253

く

空気感染 …………………… 229
グラフ化体重記入紙 ……… 279
グラム染色 …………………… 98
グリコペプチド系抗菌薬 … 235
クリニカルパス … 207, 261, 263

け

経カテーテル動脈塞栓術 …… 53
経腱鞘ブロック …………… 150
警察 ………………………… 224
経静脈栄養 ………………… 276
携帯用ボンベ ……………… 209
経腸栄養 …………………… 125
経皮的動脈血酸素飽和度測定 94
経皮的ペーシング ………… 220
経鼻内視鏡 ………………… 124
頸静脈 ……………………… 186
頸椎カラー …………………… 82
頸部保護 ……………………… 80
痙攣 ………………………… 222
血液透析 …………………… 117
血液流量（Qb） …………… 113

血管穿刺 ………………… 61, 66
血管分布異常性ショック … 185
結節縫合法 ………………… 160
血糖上昇 …………………… 105
健康支援 …………………… 282
剣状突起下穿刺法 …………… 40
献腎移植 …………………… 117

こ

抗癌剤（治療） ………… 20, 241
口腔ケア ……………………… 94
口腔軸 …………………… 84, 85
抗生物質 ……………………… 20
高張性脱水 ………………… 192
抗てんかん薬 ……………… 232
喉頭蓋 ………………………… 84
喉頭蓋谷 ……………………… 86
行動科学 …………………… 283
喉頭鏡 ………………………… 84
喉頭軸 …………………… 84, 85
行動変容 …………………… 283
高度専門医療を行う病院 … 259
高度な気道確保 ……………… 74
高度慢性呼吸不全例 ……… 206
後鼻孔 ……………………… 169
抗不整脈薬 …………… 219, 232
高流量システム …………… 199
コーチング ………………… 270
呼気時 ………………………… 44
骨髄穿刺 ……………………… 34
骨折 ………………………… 164
小宮式骨髄穿刺針 …………… 35
コミュニケーション ……… 269
コンサルテーション ……… 268
コンパートメント症候群 … 166
コンプリートスコア ……… 138

さ

再充満時間 ………………… 194
在宅酸素療法 ……………… 206
細胞外液 …………………… 191
細胞内液 …………………… 191
酸素供給装置 ……………… 209
酸素投与 …………………… 199

し

シーネ固定 ………………… 162
ジェルパッド ………………… 77
ジギタリス製剤 …………… 232
子宮外妊娠 …………………… 25
子宮鉗子 ……………………… 26
止血術 ……………………… 133
自己血糖測定 ……………… 105
自殺企図 …………………… 224
持針器 ……………………… 155
持続血液濾過透析 ………… 111
持続的皮下インスリン注入 … 102
湿潤環境 …………………… 177
ジャクソンリース回路 …… 202
重症肺炎 …………………… 212
重症敗血症 …………………… 43
主観的包括的アセスメント … 275
主観的包括評価 …………… 276
受傷機転 ……………………… 82
出血 ………………………… 128
出血性胃潰瘍 ……………… 133
出血性ショック ……………… 48
守秘義務 …………………… 224
循環血漿量減少性ショック … 185
消化管出血 ………………… 135
小外科 ……………………… 141
症候性鼻出血 ……………… 169
消毒 …………………… 144, 173
抄読会 ……………………… 293
静脈チャンバー …………… 116
初期大量輸液療法 …………… 55
褥瘡 …………………… 83, 173
食道静脈瘤破裂 …………… 128
食物テスト …………………… 94
除細動 …………………… 76, 77
ショック …………………… 48, 184
ショックの5P …………… 184
徐脈 ………………………… 218
腎移植 ……………………… 117
神経原性ショック …………… 48
神経障害性疼痛 …………… 246
心原性ショック ………… 48, 185
心原性肺水腫 ……………… 211
人工呼吸 ……………………… 59

索引

人工呼吸器管理 …………… 90
心室細動 ……………………… 219
心室頻拍 ……………………… 219
侵襲的陽圧換気療法 ……… 212
浸潤麻酔 ……………………… 150
心静止 …………………………… 78
新鮮外傷 ……………………… 141
迅速検査キット …………… 223
身体計測値 ………………… 276
身体障害者福祉法 ………… 209
診断的腹腔洗浄法 …………… 49
心タンポナーデ … 38, 43, 48, 189
心停止 …………………………… 74
心囊開窓術 ……………………… 39
心囊穿刺 ………………………… 38
心肺蘇生 ………………………… 57
真皮の縫合 ………………… 160
心房細動 …………………… 221
心房粗動 …………………… 221
信頼区間 …………………… 292
診療所 ……………………… 259

す
髄液 ……………………………… 32
スキンケア ………………… 176
スキンステイプラー ……… 156
スタンダードプリコーション 228
ステロイド後療法 ………… 237
ステロイド・パルス療法 … 236
ステロイド療法 …………… 237
ずれ力 ……………………… 176

せ
清潔 ………………………… 176
成人学習理論 ……………… 287
生体腎移植 ………………… 117
脊椎・脊髄損傷 ……………… 82
脊椎保護 ……………………… 80
是正輸液 …………………… 194
鑷子 ………………………… 155
摂食障害 ……………………… 92
接触感染 …………………… 229
セルジンガー法 ……………… 41
前・後篩骨動脈 …………… 168

穿刺静脈 …………………… 243
全身状態 …………………… 222
剪刀 ………………………… 155
前腕正中皮静脈 ……………… 67

そ
爪下血腫 …………………… 147
挿管困難 ……………………… 89
創傷被覆材 ………………… 144
創処置 ……………………… 141
相対危険 …………………… 292
即時型アレルギー反応 …… 180
咀嚼法 ……………………… 280
措置入院 …………………… 225
その場の1分 ……………… 290

た
体性痛 ……………………… 246
大腿静脈の穿刺 ……………… 65
大量輸血 ……………………… 43
ダグラス窩穿刺 ……………… 25
脱水 ………………………… 193
卵アレルギー ……………… 182
単純フェイスマスク ……… 201
単相性除細動器 ……………… 77

ち
チアノーゼ型先天性心疾患 … 206
チーム医療 ………………… 267
チームダイナミクス ……… 267
チェストドレーンバック …… 19
腟鏡 …………………………… 26
中心静脈圧 …………… 43, 186
中心静脈カテーテル ………… 61
超音波 ……………………… 187
腸管内容物の排出 ………… 125
蝶口蓋動脈 ………………… 168
腸骨 …………………………… 30
治療必要数 ………………… 292
鎮痛・鎮静薬投与 ………… 221

つ・て
通報 ………………………… 224
槌指 ………………………… 164

ティーチング ……………… 270
低酸素血症 …………… 100, 207
低心機能患者の輸液療法 …… 43
低体温 ……………………… 222
低張性脱水 ………………… 192
低流量システム …………… 199
テオフィリン製剤 ………… 232
電気ショック ………………… 79
電気的交代脈 ………………… 39
電気メス …………………… 155
電極パッド …………………… 60
伝達麻酔 …………………… 150

と
橈骨遠位端骨折 …………… 162
透析液流量（Qd） ………… 113
透析導入基準 ……………… 117
透析療法 …………………… 117
橈側皮静脈 …………………… 67
等張性脱水 ………………… 192
導尿 ………………………… 107
頭皮の解剖 ………………… 156
東邦大学医学メディアセンター
 ……………………………… 290
動脈血ガス分析 …………… 208
動脈硬化 …………………… 278
動脈採血 ……………………… 71
動脈チャンバー …………… 116
トキソイド ………………… 256
特発性鼻出血 ……………… 169
ドライスキン ……………… 176
トラフ値 …………………… 234
トリプトファン固定化吸着器 120
トロッカー挿入 ……………… 18

な〜ね
内頸静脈の穿刺 ……………… 62
内視鏡的硬化療法 ………… 128
内視鏡的止血術 …………… 133
内視鏡的静脈瘤結紮療法 … 128
内臓痛 ……………………… 246
肉芽・上皮化の形成 ……… 175
二相性除細動器 ……………… 77
日本中毒情報センター …… 223

索引

乳酸値 ……………… 187	被覆材 ……………… 174	縫合糸 ……………… 153
ニュートラル位 ……… 80	飛沫感染 …………… 229	縫合処置 …………… 142
尿閉 ………………… 107	ヒューバー針 ……… 244	縫合法 ……………… 160
尿路感染症 ………… 110	病院前救護 …………… 80	ボーラス注入 ……… 104
捻挫 ………………… 164	標準予防策 ………… 228	
粘着性パッド ………… 77	鼻翼 ………………… 170	**ま〜め**

は

排液 ………………… 23	ピロー ……………… 115	末梢静脈穿刺 ………… 66
肺炎球菌ワクチン … 257	ピンセット ………… 155	慢性腎臓病 ………… 119
肺結核後遺症 ……… 206	頻脈 ………………… 218	慢性心不全 ………… 206
敗血症 …………… 47, 197		水欠乏性脱水 ……… 192
肺高血圧症 ………… 206	**ふ**	水のみテスト ………… 94
肺線維症 ……… 206, 207	フィードバック …… 271	無気肺 ………… 99, 100
バイタルサイン …… 186	フィブリンシース … 245	無脈性VT …………… 76
破傷風 ……………… 256	フェニルアラニン固定化吸着器	無脈性心停止アルゴリズム … 75
破傷風予防 ………… 143	………………………… 121	ムンプス …………… 250
バッグバルブマスク … 202	腹腔穿刺 ……………… 20	メチルプレドニゾロン … 237
バックボード ………… 81	腹腔内出血 …………… 25	免疫抑制薬 ………… 232
バッグマスク ……… 202	複合性局所疼痛症候群 … 166	
白血球吸着 ………… 122	腹水 ………………… 20	**や〜よ**
パッド ……………… 77	腹膜透析 …………… 117	薬物血中濃度 ……… 232
針 …………………… 154	浮腫の軽減 ………… 177	薬物中毒 …………… 222
バルーンカテーテル … 107	防ぎえた外傷性死亡 … 38	薬物注入 ……………… 19
パルスオキシメータ … 208	プライマリ・ケア機能を担う診療所	輸液負荷 ……………… 45
バンコマイシン …… 235	………………………… 259	腰椎穿刺 ……………… 29
半消化態栄養剤 …… 276	プライマリサーベイ … 198	予防接種 …………… 250
反復唾液嚥下テスト … 93	プラスチックギプス … 164	
	プリックテスト …… 182	**ら〜わ**
ひ	フルストマック ……… 89	ラップ療法 ………… 175
ピーク値 …………… 234	プレドニゾロン …… 237	ランドマーク法 … 46, 61
ピークフロー ……… 205		リザーバー付き酸素マスク … 201
皮下接種 …………… 253	**へ・ほ**	リドカイン …………… 75
非手術療法 …………… 53	閉塞性ショック … 48, 185	レコーディングダイエット … 279
鼻出血 ………… 168, 169	ヘッドイモビライザー … 81	レスキュー ………… 248
非侵襲的陽圧換気療法 … 211	ヘパロック ………… 244	濾液流量 (Qf) ……… 113
鼻中隔 ……………… 169	ヘモフィルター …… 112	ロード＆ゴー症例 …… 81
ヒトパピローマウイルス … 250	変化のステージモデル … 283	ロープウェイメソッド … 124
皮内反応（試験）… 180, 182	返送 ………………… 260	ワクチン接種 …… 229, 252
	ベンチュリーマスク … 201, 202	
	縫合 ………………… 159	

医学とバイオサイエンスの 羊土社

羊土社 臨床医学系書籍ページ　http://www.yodosha.co.jp/medical/

- 羊土社では，診療技術向上に役立つ様々なマニュアル書から臨床現場ですぐに役立つ書籍，また基礎医学の書籍まで，幅広い医学書を出版しています．
- 羊土社のWEBサイト"羊土社 臨床医学系書籍ページ"は，診療科別分類のほか目的別分類を設けるなど書籍が探しやすいよう工夫しております．また，書籍の内容見本・目次などもご覧いただけます．ぜひご活用ください．

▼ メールマガジン「羊土社メディカルON-LINE」にご登録ください ▼

- メディカルON-LINE（MOL）では，羊土社の新刊情報をはじめ，お得なキャンペーン，学会・フェア情報など皆様に役立つ情報をいち早くお届けしています．
- PC版は毎月3回の配信です（研修医号，エキスパート号，医学総合号）．各号のテーマに沿って情報を配信いたします．また，手軽にご覧いただける携帯版もございます（毎月1回配信）．
- PC版・携帯版ともに登録・配信は無料です．登録は上記の"羊土社 臨床医学系書籍ページ"からお願いいたします．

格段にうまくいく！日常診療実践の手技とコツ
総合的に診療を行う医師のための臨床テクニック

2011年5月20日　第1刷発行

監　　修	名郷直樹
編　　集	小谷和彦，朝井靖彦，南郷栄秀，尾藤誠司，児玉貴光
発 行 人	一戸裕子
発 行 所	株式会社　羊　土　社 〒101-0052 東京都千代田区神田小川町2-5-1 TEL　03（5282）1211 FAX　03（5282）1212 E-mail　eigyo@yodosha.co.jp URL　http://www.yodosha.co.jp/
装　　幀	野崎一人
印 刷 所	株式会社 加藤文明社

ISBN978-4-7581-1709-8

本書の複写にかかる複製，上映，譲渡，公衆送信（送信可能化を含む）の各権利は（株）羊土社が管理の委託を受けています．

JCOPY　＜（社）出版者著作権管理機構 委託出版物＞
本書の無断複写は著作権法上での例外を除き禁じられています．複写される場合は，そのつど事前に，（社）出版者著作権管理機構（TEL 03-3513-6969，FAX 03-3513-6979，e-mail：info@jcopy.or.jp）の許諾を得てください．

消化器診療に役立つ書籍

あらゆる場面に対応できる臨床医を目指す
消化器BOOK

消化器疾患を診るすべての医師に役立つ新シリーズ!!
B5判, 約200ページ, 定価(本体4,200円＋税)

01 胃癌を診る・治療する 早期発見から緩和ケアまで
企画／大津 敦　□ ISBN 978-4-7581-1234-5

02 炎症性腸疾患を日常診療で診る
IBDとは？ その診断と患者にあわせた治療
企画／日比紀文, 久松理一　□ ISBN978-4-7581-1235-2

03 内視鏡診療の安全管理
偶発症や感染の予防と対処法
企画／赤松泰次　□ ISBN978-4-7581-1236-9

04 これでわかる！慢性肝炎の治療戦略
肝癌を防ぐためのマネジメント
企画／井廻道夫　□ ISBN978-4-7581-1237-6

◆ 続刊予定　「第5巻 膵胆道系疾患へのアプローチ」「第6巻 消化管がん化学療法のここが知りたい」(仮題)

すべての内科医に役立つ
肝疾患なるほどQ&A

診断・治療から患者コミュニケーション, 専門医へのコンサルトまで

泉　並木, 黒崎雅之／編

どんなときに薬を中止する？ 薬の効果的な使い方は？ 副作用の対策は？ などなど, 肝疾患にまつわるさまざまな疑問・質問に答えます！ 患者とのコミュニケーションや, 専門医へのコンサルトの要件・内容もわかります！

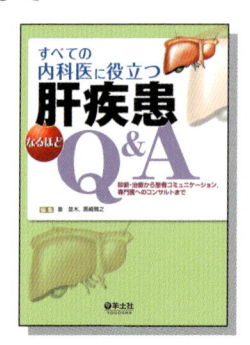

■ 予価(本体4,200円＋税)
■ B5判　■ 182頁　■ ISBN 978-4-7581-1704-3

あらゆる病態・症例に対応できる
消化器がん化学療法の実践

室　圭, 加藤　健, 池田公史／編

消化器がん化学療法をしっかり修得したい方へ！ 標準治療はもちろん, 対応が難しい症例の対処法まで臨床現場でまさに知りたい情報が満載. 根拠と豊富な症例から一人ひとりの患者さんに合った治療方針が見えてくる！

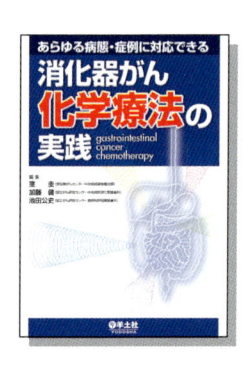

■ 定価(本体 5,500円＋税)
■ B5判　■ 335頁　■ ISBN978-4-7581-0699-3

発行　羊土社 YODOSHA
〒101-0052　東京都千代田区神田小川町2-5-1　TEL 03(5282)1211　FAX 03(5282)1212
E-mail：eigyo@yodosha.co.jp
URL：http://www.yodosha.co.jp/

ご注文は最寄りの書店, または小社営業部まで

日常診療に役立つ書籍

みてわかる臨床力アップシリーズ
診察・検査

名郷直樹／監修
小谷和彦，朝井靖彦，南郷栄秀，尾藤誠司／編

こうしているから上手くいく！各科専門医が使う診察・検査のテクニックを凝縮．医療面接から生検・造影検査までより適切な処置を行うためのアドバイスが充実！この一冊で日常診療の上級テクニックが身につく！

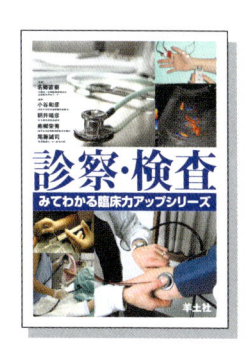

- 定価（本体5,600円＋税）
- B5判　279頁　ISBN978-4-7581-0772-3

よく出合う「困った」を解決！
薬の疑問Q&A
エビデンスと経験に基づいた薬の使い方のコツとポイント

名郷直樹，南郷栄秀／編

日常診療で困ることの多い，薬や処方に関する様々な疑問に読みやすいQ&A形式で答えます！アンケートで集めた医師の生の声86を厳選！薬剤・疾患別から投与方法・合併症等患者に応じた薬の使い方まで幅広く解説．

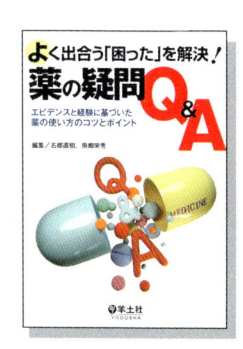

- 定価（本体3,800円＋税）
- A5判　294頁　ISBN978-4-7581-0695-5

感染症診療スタンダードマニュアル 第2版

青木眞／監修
源河いくみ，本郷偉元／編
柳秀高，成田雅／監訳

米国で大好評の感染症テキストの最新版を日本の感染症界の第一人者が翻訳！日常診療に役立つ実践的な内容に加え微生物学や病態生理など，膨大な情報を簡潔に整理しました．初版で好評だった親切・丁寧な訳注も増補！

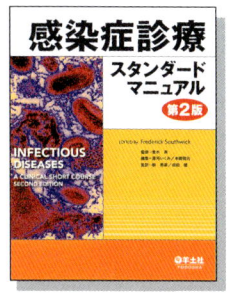

- 定価（本体6,600円＋税）
- B5変型判　534頁　ISBN978-4-7581-1705-0

全ての診療科で役立つ
皮膚診療のコツ
これだけは知っておきたい症例60

山崎雄一郎／監修
木村琢磨，松村真司，出来尾格，佐藤友隆／編

日常診療で出会う皮膚疾患の診かたを皮膚科医が伝授！一般臨床医が行った症例へのアプローチに対して，皮膚科医が治療やコンサルテーションのタイミングなどをわかりやすく解説．症例写真も充実！

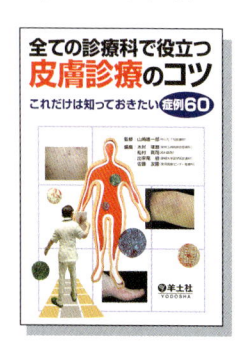

- 定価（本体3,800円＋税）
- A5判　151頁　ISBN978-4-7581-0689-4

発行　羊土社 YODOSHA
〒101-0052　東京都千代田区神田小川町2-5-1　TEL 03(5282)1211　FAX 03(5282)1212
E-mail：eigyo@yodosha.co.jp
URL：http://www.yodosha.co.jp/

ご注文は最寄りの書店，または小社営業部まで

薬の使い方がわかる書籍

循環器治療薬の選び方・使い方
症例でわかる薬物療法のポイントと根拠

池田隆徳／編

種類の多い循環器治療薬について，どんな状況のとき何を選び，どれくらい処方するのか，症例を示して根拠とともにわかりやすく解説．副作用や服薬指導などの具体的な注意点も一目でわかり，臨床ですぐに活かせる一冊．

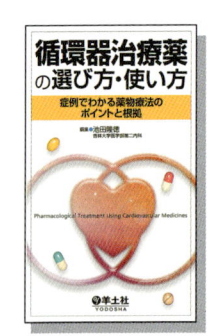

- 定価（本体 4,500円＋税）
- B6変型判　■ 383頁　■ ISBN978-4-7581-0736-5

消化器治療薬の選び方・使い方
症例でわかる薬物療法のポイントと症状別処方のコツ

高橋信一／編

消化器疾患の薬物治療において，第一選択薬でうまくいかない場合の対処法や，重症度別の薬剤選択の基準，多剤併用時に注意すべきこと等，ベテラン医たちがポイントを伝授．患者の状況にあわせた薬物治療ができる．

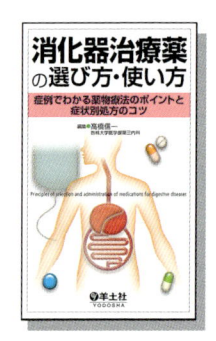

- 定価（本体 4,500円＋税）
- B6変型判　■ 366頁　■ ISBN978-4-7581-1041-9

年齢・体重ですぐわかる！小児の治療薬の選び方と使い方

水谷修紀／監修
土井庄三郎／編

小児医療にかかわる医療者必携！　薬剤編では代表的な治療薬の体重当たり，または年齢別薬用量を網羅し，投与の際の注意点も充実！
また症候編では，症例を呈示し具体的に処方の注意点や投与スケジュールを解説！

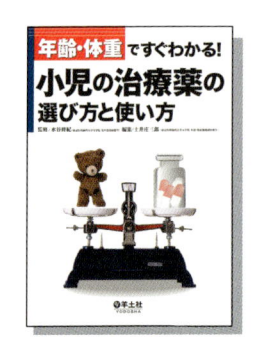

- 予価（本体5,200円＋税）
- B5判　■ 約400頁　■ ISBN978-4-7581-1710-4

よくわかるリウマチ治療薬の選び方・使い方
症例でわかる抗リウマチ薬・生物学的製剤の使い分け

松原　司／編

リウマチ治療薬の入門＆実践書．従来のリウマチ薬はもちろん，生物学的製剤を使いたいという医師におすすめです．同種・類似薬との使い分けをエキスパートが実践的に解説．症例提示で具体的な使い方も理解できます．

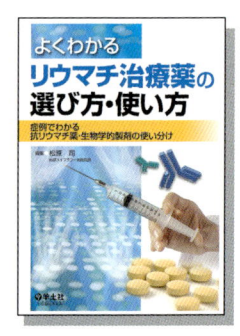

- 定価（本体 5,000円＋税）
- B5判　■ 206頁　■ ISBN978-4-7581-1703-6

発行　羊土社 YODOSHA
〒101-0052　東京都千代田区神田小川町2-5-1　TEL 03(5282)1211　FAX 03(5282)1212
E-mail：eigyo@yodosha.co.jp
URL：http://www.yodosha.co.jp/

ご注文は最寄りの書店，または小社営業部まで

画像の読み方がわかる書籍

正常画像と並べてわかるシリーズ
正常画像と並べてわかる 新編 頭部CT
ここが読影のポイント

百島祐貴／著

頭部CTをテーマに，章立ても新たに書き下ろしました！画像は全て新しいものにし，より多くの症例を掲載．緊急を要する脳血管障害，外傷はもちろん，CTで特徴的な所見が認められる疾患を数多く取り上げています！

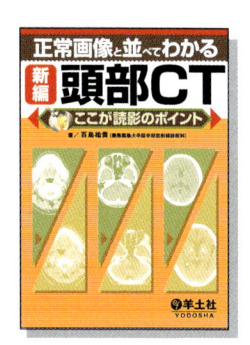

- 定価（本体 2,900円＋税）
- A6判　■ 242頁　■ ISBN978-4-7581-1172-0

できる！画像診断入門シリーズ
腹部・骨盤部画像診断のここが鑑別ポイント
改訂版

桑鶴良平／編
土屋一洋／監修

大人気シリーズ改訂版！押さえておきたい105の疾患の症例画像と鑑別すべき疾患の画像を並べて比較できるので，鑑別に必要な所見の違いが一目でわかる．

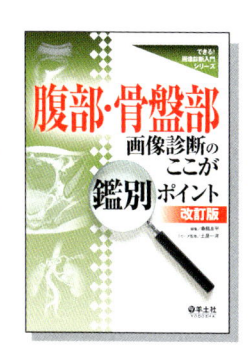

- 定価（本体 5,400円＋税）
- B5判　■ 247頁　■ ISBN978-4-7581-0775-4

胸部X線の正常・異常画像を見極める
日常診療で出合う境界症例アトラス

櫛橋民生／編

一見異常な正常例を迷わず診断できる，胸部X線写真の境界症例アトラス！日常よく出合う症例を中心に，なぜこのような画像になるか，どこをみるべきか等，ポイントを整理して解説しました．正確な読影を目指す方に！

- 定価（本体 4,800円＋税）
- B5判　■ 142頁　■ ISBN978-4-7581-1170-6

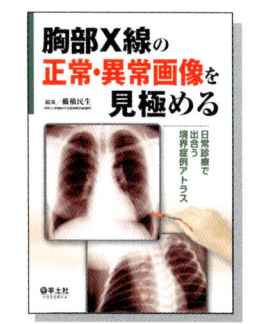

救急・当直で必ず役立つ！
骨折の画像診断
全身の骨折分類のシェーマと症例写真でわかる読影のポイント

福田国彦，丸毛啓史／編

全身50種類以上の代表的な骨折を網羅し，読影のポイントを骨折分類のシェーマと豊富な症例写真を用いてわかりやすく解説！さらに，部位ごとに基本的な撮像方法と正常解剖も掲載．骨折を診るすべての医師必携！

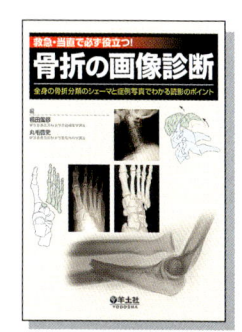

- 定価（本体 5,000円＋税）
- B5判　■ 268頁　■ ISBN978-4-7581-1168-3

発行　羊土社　YODOSHA
〒101-0052　東京都千代田区神田小川町2-5-1　TEL 03(5282)1211　FAX 03(5282)1212
E-mail：eigyo@yodosha.co.jp
URL：http://www.yodosha.co.jp/

ご注文は最寄りの書店，または小社営業部まで

救急診療に役立つ書籍

レジデントノート別冊 救急・ERノート❶
もう怖くない めまいの診かた、帰し方
致死的疾患の見逃しを防ぎ、一歩進んだ診断と治療を行うために

箕輪良行／編

救急診療に携わる全ての医師に役立つシリーズ．第1巻では，めまい診療の苦手の原因となる4つのポイントやステップアップに役立つ知識・スキルを徹底解説．救急でのめまい診療に自信がつきます！

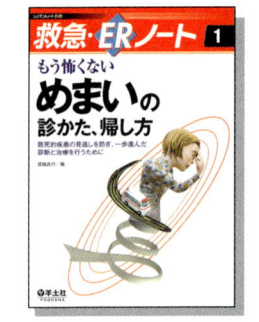

- 定価（本体4,500円＋税）
- B5判　■262頁　■ISBN978-4-7581-1341-0

人工呼吸管理に強くなる
人工呼吸の基礎から病態に応じた設定，トラブル対応まで　誰も教えてくれなかった人工呼吸管理のABC

讃井將満，大庭祐二／編

人工呼吸管理の基本を初学者向けにとことん噛み砕いて解説．用語解説，装置の設定法，患者への適応，トラブルシューティング，一歩進んだ知識など，最新のエビデンスに基づく適切な患者管理の方法が身に付く！

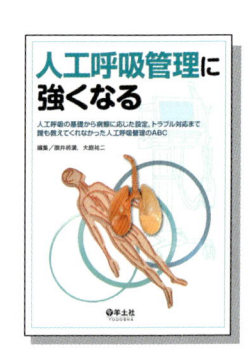

- 定価（本体4,700円＋税）
- B5判　■309頁　■ISBN978-4-7581-0697-9

ビジュアル 救急必須手技ポケットマニュアル

箕輪良行，児玉貴光／編

救急の現場で必須の検査・手技について，豊富なカラー写真とイラストで丁寧に解説．現場の最前線に立つ医師だからこそ知っているポイントを随所に盛り込んであります．携帯に便利なポケット判！初期研修医は必携！

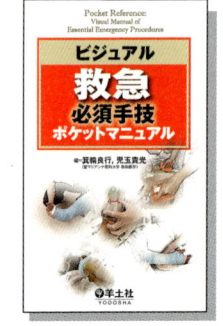

- 定価（本体3,900円＋税）
- B6変形判　■334頁　■ISBN978-4-7581-0677-1

救急医療パーフェクトマニュアル 改訂版
あらゆる角度から救急医療をマスターするための完全実用ガイド

森脇龍太郎，輿水健治／編

大好評をいただいた救急医療の基本を網羅したマニュアルがついに改訂！ケーススタディ，検査・治療手技をはじめさまざまな切り口で解説．よく出会う場面での対応がマスターできます．研修医，当直医に最適！

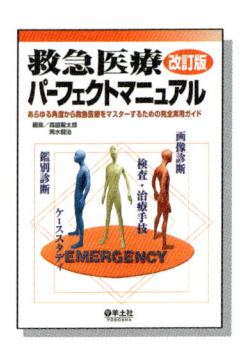

- 定価（本体6,000円＋税）
- B5判　■365頁　■ISBN978-4-7581-0676-4

発行　羊土社　〒101-0052　東京都千代田区神田小川町2-5-1　TEL 03(5282)1211　FAX 03(5282)1212
E-mail：eigyo@yodosha.co.jp
URL：http://www.yodosha.co.jp/
ご注文は最寄りの書店，または小社営業部まで